骨科加速康复
——创伤骨科护理分册

总主编　罗卓荆

主　编　牛志霞　袁　志　毕　龙

副主编　全　伟　赵轶男　李　岩

编　者（按姓氏笔画排序）

王　倩　王玲娟　牛志霞　卢利利　史晓娟

毕　龙　全　伟　刘双欢　孙　欢　李　冰

李　岩　宋　晨　杨亦丹　张　慧　张延琴

罗　鸣　赵轶男　郝　赋　侯　锐　贾　瑛

高　蕾　高嘉凯　韩　莉　韩　蕾　薛宝宝

审　订　孟国林　樊俊俊　李志全　刘艳武

校　对　牛志霞　全　伟

图书在版编目（CIP）数据

骨科加速康复 . 创伤骨科护理分册 / 牛志霞，袁志，毕龙主编 . —— 西安：第四军医大学出版社，2023.6
ISBN 978 - 7 - 5662 - 0980 - 1

Ⅰ . ①骨… Ⅱ . ①牛… ②袁… ③毕… Ⅲ . ①骨疾病—康复医学—手册②骨损伤—护理学—手册 Ⅳ .
① R680.9 - 62 ② R473.6 - 62

中国国家版本馆 CIP 数据核字（2023）第 103749 号

GUKE JIASU KANGFU —— CHUANGSHANG GUKE HULI FENCE
骨科加速康复——创伤骨科护理分册

出版人：朱德强　　　责任编辑：张志成

出版发行：第四军医大学出版社
　　　　　地址：西安市长乐西路 169 号　　邮编：710032
　　　　　电话：029 - 84776765　　　　传真：029 - 84776764
　　　　　网址：https://www.fmmu.edu.cn/press/

制版：西安聚创图文设计有限责任公司
印刷：陕西天意印务有限责任公司
版次：2023 年 6 月第 1 版　　2023 年 6 月第 1 次印刷
开本：787×1092　　1/16　　印张：19.5　　字数：280 千字
书号：ISBN 978 - 7 - 5662 - 0980 - 1
定价：99.00 元

加速康复外科（enhanced recovery after surgery，ERAS）旨在通过采用一系列有循证医学证据的围手术期优化处理措施，减少手术患者生理和心理应激，以达到使患者从疾患和手术应激状态快速恢复的目的。随着《创伤骨科围术期禁食水管理专家共识》《ERAS理念下踝关节骨折诊疗方案优化的专家共识》和《加速康复外科理念下桡骨远端骨折诊疗方案优化的专家共识》等创伤骨科相关专家共识的推出和推广，ERAS理念下围手术期流程优化得到越来越多的创伤骨科医护人员的重视，ERAS理念也在越来越多的医院中得以实施。

空军军医大学西京医院创伤骨科以此为契机，在袁志教授的带领下，成立了创伤骨科加速康复团队。该团队基于本科实际情况，运用多学科合作的ERAS护理专业组管理模式，制定了一系列加速康复流程，规范了临床路径，优化了ERAS实施细则，为ERAS的进一步推进提供了可靠的保障。ERAS的规范化实施，使患者围手术期应激反应与术后并发症发生率显著下降，平均住院日缩短，平均住院费用也明显降低，实现了快速康复的目标。在ERAS的实施过程中，多学科协助的护理专业组管理模式发挥了很大作用。

为了进一步推进创伤骨科加速康复的应用，西京医院创伤骨科多名护理人员及创伤骨科专家从探索到实践、从实践到沉淀，总结临床经验，查阅相关文献、指南，编写了《骨科加速康复——创伤骨科护理分册》。本书内容涵盖创伤骨科ERAS团队建设，创伤骨科加速康复基本流程以及上肢骨折、下肢骨折、骨盆髋臼骨折、显微外科、关节重建外科中围手术期的加速康复护理，创伤骨科加速康复常用评估量表及评估方法。

本书内容丰富、贴近临床、实用性强，规范了 ERAS 护理在创伤骨科方面的临床应用，可为各级医院开展创伤骨科加速康复的临床护理提供指导与示范，从而推动 ERAS 的发展。

ERAS 引领 21 世纪现代外科的发展进步。ERAS 是基于循证医学提出的关于围手术期处理的一系列优化措施，可阻断或减轻机体的应激反应，以尽可能减少手术患者的机能损伤，促进患者术后快速康复，达到缩短患者住院时间、降低术后并发症发生率以及降低再入院风险和死亡风险的目的。其终极目标是达到手术无痛、无风险、无应激。ERAS 于 1997 年由丹麦 Kehlet 首次提出并应用于临床，并于 2007 年由黎介寿院士引入国内。近十余年来，ERAS 的理念及其路径在我国有了较迅速的普及和应用。在 ERAS 理念的推动下，加速康复护理已成为一种新的护理模式并且伴随着 ERAS 的开展广泛应用于临床，其核心是基于循证医学依据，制定有效的围手术期护理方案，给予患者一系列护理干预措施，从而减少其术后并发症，促进其康复。近几年随着 ERAS 的开展，与其紧密相关的护理理念也越来越受到更多护理专家的关注。

在临床实际应用中，由于创伤骨科患者具有病情复杂、手术类型多样、术后康复周期长等特点，ERAS 在创伤骨科的应用中有其独有的特点，故广泛、深入和持久地开展该项工作仍面临许多困难。针对这些问题，在西京医院骨科罗卓荆教授的大力支持下，多名创伤骨科专家及护理同仁总结和分享我科 ERAS 实践经验，引进国内外最新的 ERAS 指南，参阅大量国内外文献编写了《骨科加速康复——创伤骨科护理分册》。全书分七章，详细介绍了 ERAS 护理的发展历程及现状，并结合具体临床实践与国内外最新文献，系统阐述了创伤骨科 ERAS 团队建设，创伤骨科加速康复基本流程以及在上肢骨折、下肢骨折、骨盆髋臼骨折、显微外科、关节重建外科中围手术期的护理，最后总结了创伤骨科加速康复常用评估量表及方法。规范 ERAS 护理在创伤骨科方面的临床应用，对 ERAS 护理的临床发展和学术推广起到一定的指导性作用。

由于编写时间和编写者水平所限，书中难免有错漏之处；同时，书中会涉及一些目前学术上尚有争议的内容，敬请读者在使用中提出宝贵意见，以便再版时补充更正。

在此，感谢参与本书编写的各位专家及护理同仁的辛勤付出！感谢中国医师协会骨科医师分会副会长、空军军医大学西京医院骨科罗卓荆教授的大力支持！没有大家的共同努力，该书不可能在如此短的时间内顺利完成。谨以此书献给为创伤骨科 ERAS 做出贡献的所有同道。

编　者

目 录 | CONTENTS

第一章

概　论

第一节　加速康复外科的发展

加速康复外科（enhanced recovery after surgery，ERAS）也称快速通道外科（fast track surgery，FTS），是基于循证医学依据提出的一系列关于围手术期处理的优化措施，通过阻断或减轻机体的应激反应，促进患者术后快速康复，达到缩短患者住院时间、降低术后并发症发生率以及降低再入院风险和死亡风险的目的。其终极目标是实现手术患者的无痛、无风险、无应激（pain，risk and stress free）。

一、国际 ERAS 发展历程

ERAS 概念由丹麦外科医生 Kehlet 教授于 1997 年首次系统提出，在这之前，以 FTS 应用最多。1994 年，美国 Engelman 医生及其同事率先在一项心脏外科冠状动脉旁路移植手术研究中提出了 FTS 的概念，该研究应用一系列围术期的治疗措施改善冠状动脉旁路移植手术的结局，缩短患者 ICU 住院时间的 20%。其后，这一理念被推广应用于其他类手术。1997 年 Kehlet 正式提出了 ERAS 的概念，其内涵就是应用循证医学的证据，通过梳理影响术后快速康复的一系列因素，以维护患者围术期病理、生理的相对稳定作为出发点，采取一系列成熟的临床技术和手段，最大限度地减轻患者应激反应和脏器功能障碍，减少相关并发症的发生，从而大大缩短患者完全康复所需的时间，加速患者的康复。实践证明，相对于单一的干预模式，将有效证据组合起来的多学科合作的围术期照顾模式能够更加有利于患者术后器官功能的恢复，将患者引向更好的治疗结局。2001欧洲五个国家或地区（苏格兰、荷兰、瑞典、挪威、丹麦）率先成立了ERAS合作组，相对于FTS的概念，ERAS得到广泛应用。2006年至今以使用ERAS为主，概念侧重于以下几个组成部分：①一个围绕患者的多学科团队；②多模式解决引起康复延迟和导致并发症的因素；③基于循证医学的照护策略；④持续性的改进。

ERAS在骨科、妇科、乳腺外科、泌尿外科、胸心外科等领域应用获得了成功，在国际上逐渐被广泛接受并推广应用。欧洲临床营养与代谢学会（European Society for Clinical Nutrition and Metabolism，ESPEN）于2005年提出了围术期ERAS的整体管理方案，最早应用于结直肠手术围术期整体管理方案，奠定了ERAS的基础；英国国民健康服务部（National Health Service，NHS）于2009年5月引入ERAS项目；欧洲ERAS学会于2010年在瑞典成立；加速康复外科协会美国分会于2016年在华盛顿召开创始会议。ERAS学会是一个非营利性机构，创建的目的是促进国际的学术推广、交流、研究。ERAS学会至今已经召开了多次国际大会，制定了结直肠切除、直肠/盆腔手术、胃切除、胰十二指肠切除术等ERAS的专家共识与指南，截至2017年，共发布了16个指南。ERAS学会目前正积极推广ERAS的国际化进程，在欧洲外的许多国家建立了分支机构、网站和公开的数据登记系统。

二、国内ERAS发展历程

我国的ERAS发展始于2007年，黎介寿院士首次将ERAS理念引入我国，后逐渐被外科、麻醉和护理等领域人员所关注。2012年赵玉沛院士主编的研究生教材《普通外科学》首次将ERAS的概念写入外科总论当中。2015年，我国成立了ERAS协作组，发布《结直肠手术应用加速康复外科中国专家共识（2015 版）》，在南京召开了第一届 ERAS 全国大会。同年，中国研究型医院学会肝胆胰外科专业委员会发布了《肝胆胰外科术后加速康复专家共识（2015 版）》。2016 年 2 月，中华医学会骨科学分会关节外科学组发布《中国髋、膝关节置换术加速康复——围术期管理策略专家共识》。2016 年 6 月，普外科、麻醉科、胸心外科和神经外科专家组共同完成并发布了《中国加速康复外科围手术期管理专家共识（2016）》。2016 年 12 月，原国家卫生计生委医管中心成立了加速康复外科专业委员会，并召开了 ERAS 西湖论坛暨中国医师协会外科医师协会分会加速康复外科专家委员会第一届委员会成立大会。这是国内第一个国家级层面的 ERAS 委员会，并在委员会管理下成立了肝脏、胆道、胰腺、肝脏移植、护理、麻醉、骨科、胸外科等学组，对我国的新一轮 ERAS 浪潮起到了巨大的推动作用。2018 年 1 月，中华医学会外科学分会和中华医学会麻醉学分会组织腹部外科和麻醉科部分专家编写的《加速康复外科中国专家共识及路径管理指南（2018 版）》同时发表于《中国实用外科杂志》和《中华麻醉学杂志》2018 年第一期。这标志着我国加速康复外科应用逐步走向规范化与规模化。

三、创伤骨科 ERAS 发展历程

在国家卫生健康委员会的大力倡导下，我国部分三级综合性公立医疗机构已经开始以循证为依据开展 ERAS 实践。目前，我国已经成立了多个全国性 ERAS 学会，创伤骨科学组也应运而生，成立了"中国医疗保健国际交流促进会加速康复外科分会创伤骨科学组"及"白求恩公益基金会创伤骨科专业委员会"，2018 至 2020 年相继发布了《创伤骨科围手术期禁食水管理专家共识》《ERAS 理念下桡骨远端骨折诊疗方案优化的专家共识》《ERAS 理念下肱骨近端骨折诊疗规范专家共识》《ERAS 理念下肱骨髁间骨折诊疗规范专家共识》《ERAS 理念下踝关节骨折诊疗方案优化的专家共识》《ERAS 理念跟骨关节内骨折诊疗规范的专家共识》《ERAS 理念下骨盆骨折诊疗规范专家共识》《ERAS 理念下髋臼骨折诊疗规范专家共识》《ERAS 理念下开放性骨折诊疗规范专家共识》等一系列专家共识。这极大地促进了 ERAS 在创伤骨

科的快速发展，为临床开展 ERAS 提供了指导性意见，受到广大医护工作者的青睐。

四、我院创伤骨科 ERAS 的发展

创伤骨科患者伤后有明显的疼痛，术前有明显隐性失血，卧床时间长，发生贫血、营养不良、肺部感染、尿路感染、静脉血栓栓塞症等并发症的风险较高。因此，ERAS 在创伤骨科的应用有其独有的特点，对创伤骨科患者成功实施 ERAS 更需要对其生理和心理进行全面、细致的评估，积极早期进行干预，制定详细的个体化诊疗护理方案，多关注营养支持、血液管理、早期活动及并发症的预防，加强随访，加强医学人文关怀。至少目前的证据支持在适当的患者中联合应用术前宣教、多模式疼痛管理、血液管理、早期活动及制定出院标准与康复方案将有助于加速患者机体功能的康复。目前关于 ERAS 在创伤骨科患者的临床应用研究较少，创伤患者心理应激反应强烈，暂无统一的 ERAS 方案，有待进一步研究。2016 年在院领导的支持组织下，创伤骨科组建了多学科协作 ERAS 团队，通过几年的临床应用，制定了一系列加速康复流程，规范了临床路径，优化了 ERAS 实施细则。使患者围手术期应激反应与术后并发症发生率显著下降，平均住院日缩短，平均住院费用也明显降低，实现快速康复的目标。在 ERAS 的实施中，多学科协助的护理专业组管理模式发挥了很大作用，ERAS 本身并不仅仅是技术创新，而且包含围术期管理模式创新，提升护士的工作效率和工作质量。另外，ERAS 实践中护士在多学科团队中担当重要的角色。团队管理者、协调者、教育者、组织者、实施者等各个专科的工作人员通过 ERAS 的引入对于护士及护理工作有了全新的认识。在 ERAS 的指引下，护士会更加侧重于以临床问题为导向进行研究和探索。加快了临床护理循证证据的发展速度，进行证据的转化和应用，促进医疗服务工作持续质量改进。ERAS 的推动和发展，代表了现代精准医疗与循证医学的发展方向，借 ERAS 蓬勃发展的东风，护理事业也迎来了行业内难得的发展机遇，ERAS 护理的发展与 ERAS 推广相辅相成，共同提高。

第二节 加速康复外科团队建设

随着医学的发展，在临床实践中，每个学科更多专注自身专业的发展，缺少与其他学科之间的交流和协作，在一定程度上限制了 ERAS 的拓展。创伤骨科 ERAS 是将围手术期有循证医学证据的措施整合在一起，将麻醉、护理和创伤骨科等学科的最新研究完美结合的一种集成创新理念，优化了临床路径。ERAS 临床策略涵盖术前、术中和术后三个部分，强调减少创伤应激、促进器官功能早期康复、减少并发症和缩短住院时间。多学科协作是 ERAS 方案的重要组成部分，麻醉医生、创伤骨科医生、内科医生、理疗师、护士、心理医生、营养师的合作是 ERAS 成功的前提。多学科协作团队模式制定规范化的 ERAS 方案、流程和细则，将有助于 ERAS 的临床实施、质量控制和持续改进，为社会和患者带来巨大的临床获益，其组织、协调、实施和管理均离不开医疗管理部门。ERAS 提升了创伤骨科诊疗的质量和水平，提高了床位周转率和使用率，节省了医疗资源，给患者带来实实在在的好处，减少了并发症，患者受益的程度甚至超过之前的任何新技术。

一、医疗管理部门

医疗管理部门在 ERAS 的实施中占据着重要的地位，搭建由创伤骨科、麻醉科和护理单元等组成的 ERAS 多学科协作平台，改变某个学科单打独斗的局面，整合医院资源，建章立制，收集数据，总结经验，在实践及总结中促进 ERAS 的不断推广及完善。

二、创伤骨科医生

创伤骨科医生是 ERAS 在临床实施的关键人员，负责 ERAS 最重要的环节，即精准微创或少创手术。围手术期使用 ERAS 策略较传统围手术期处理可显著降低术后一般并发症的发生率，如肺炎、肺不张、静脉血栓栓塞症（venous thrombosis embolism, VTE）、尿路感染等。具体职责如下：负责术前营养风险筛查和干预，优化脏器功能，提高患者对手术麻醉的耐受性；术中重视精准操作，尤其是微创手术治疗，以提高手术质量，避免或减少手术直接相关并发症的发生（这是 ERAS 措施中最为重要的环节，因严重手术相关并发症将导致患者无法实现早期康复）；术后监测并记录各项指标、预防性及多模式镇痛、抗血栓治疗、恶心和呕吐预防、合理液体治疗、过度炎性反应和应激反应调控、早期进食和早期活动以及检视出院标准办理出院等。

三、内科医生

对于合并呼吸系统、心血管系统、糖代谢异常等疾病的高危患者，相关学科医师的职责在于术前高危因素患者教育、评估、准备及治疗，强化和指导围手术期管理，降低 ERAS 方案的失败率。

四、麻醉医生

麻醉医生参与 ERAS 术前评估、优化患者的健康状态；术前主要负责对患者及家属进行术前教育，使其尽可能对手术和麻醉有一个理性的认识；缩短禁食水时间，目前推荐术前 6h 禁食固体食物，推荐无胃肠动力障碍患者饮清液（含碳水化合物，不超过 400ml）至术前 2~3h；术中镇痛和止吐，积极保温，优化液体治疗策略，合理使用肌松药，术毕促进呼吸和吞咽功能的早期恢复；与超前镇痛相结合，术中和术后镇痛方案遵循个体化镇痛与多模式镇痛方案，采用阿片类药物、选择性 COX-2 抑制剂等，并注意记录和评价 ERAS 方案效果。

五、护士

（一）病房护士

ERAS 方案的实施更加注重患者的围手术期评估和康复，最为核心的工作是咨询教育、营养筛查、疼痛评估和康复指导。具体职责如下：①详细地告知患者 ERAS 措施执行的时间、方式及对个体造成的影响；②向患者及照顾者清晰明确地讲解加速康复的意义，阐述患者及其照顾者在加速康复实践中的角色，鼓励患者及照护者参与；③宣教加速康复每一个环节的健康知识，让患者和家属了解疼痛、营养、早期离床活动等相关内容和意义；④对患者进行疼痛相关知识宣教，根据患者的不同情况选择适宜的评估工具，让患者了解疼痛控制的意义和重要性，并学会疼痛自我评估；⑤对患者进行营养干预、术前呼吸功能锻炼、床上训练大小便器的应用、预防深静脉血栓、预防肺部感染；⑥术后记录和管理各种引流管、胃管和导尿管；⑦指导患者术后早期进食和早期活动，进行出院指导等。护理团队应确保患者在治疗全程获得及时、高效的照护，真正做到"以患者为中心"的个体化护理。ERAS 也促使护理向着专业化、专科化的方向发展。

（二）手术室护士

要求手术室护士了解 ERAS 国内外应用现状以及临床意义，能够熟练掌握 ERAS 的工作流程，保障手术过程和流程合理和通畅，缩短手术时间。具体职责如下：①术前在病区访视患者，告知其注意事项，减轻其紧张情绪，针对患者手术方式，介绍大致流程，增强患者的安全感；②术中保障手术衔接顺畅，缩短手术时间，严密监测生命体征，摆放患者至合适体位，预防压疮，预防深静脉血栓，重视各种保温措施，控制术中液体速度；③术后整理患者物品，护送患者回病房，与病房护士交接患者术中情况及物品。

六、康复医生

（一）住院康复医生

康复医生与手术医生、病房护士、治疗师组成一体化的康复治疗小组，为患者制定个体化、专业化的康复计划。负责对患者功能训练恢复进度的评估，教给患者必要的医学知识，保证康复训练措施的落实，促进患者加速康复。

（二）社区康复医生

指导患者出院后在社区和家庭进行功能锻炼和日常生活训练，提供康复咨询和心理支持，对需要进行康复的对象制定具体的康复计划，实施必要的、可行的具体康复方案，评估康复治疗效果，根据不同的病情和体质，采取必要的安全措施，最大限度地减少和避免患者痛苦，预防并发症和预防致残因素。

七、营养医生

营养医生、住院医生、病房护士共同参与患者术前营养风险评估，围手术期营养干预,对有营养风险的患者做进一步的营养评估,以确定其风险等级,指导调整其围手术期饮食、缩短围手术期禁食水时间,对于术后严重呕吐不能进食者,可给予肠内营养或要素饮食。

八、心理医生

心理医生对患者心理状况进行评估,根据心理评定的结果,给予必要的心理支持、认知干预,指导其放松训练并酌情给予药物治疗。对患者采取相应的措施,提高患者对手术的依从性;通过心理评定了解患者的潜在能力,对患者回归社会提供指导依据,帮助患者更好地回归家庭、社会。

九、患者及家属

ERAS 的实施离不开患者及家属的信任和参与。术前宣教时,让患者充分了解和认识 ERAS 理念及意义,告知采取措施后的获益和风险,让患者在加速康复实践中积极参与及配合医务人员施行各种措施,如主动戒烟、呼吸功能锻炼、术后早期活动、早期进食等,让患者从被动管理到主动参与,为 ERAS 的实施奠定良好的基础。

第三节　创伤骨科加速康复基本流程

一、术前评估与宣教

(一)术前评估

从患者门诊就诊开始,由手术医师、麻醉师、护士等组成的 ERAS 小组成员应认真采集病史,全面筛查患者的营养状态、心肺功能及基础疾病,对患者心理状态进行评估,并经相关科室会诊予以纠正及针对性治疗,积极进行心理干预,术前将患者调整至最佳状态,以降低围手术期严重并发症的发生率;指导患者调整使用对手术有影响的药物;评估手术指征与麻醉、手术的风险及耐受性,针对伴随疾患及可能的并发症制定相应预案;初步确定患者是否具备进入 ERAS 相关路径的基础和条件,并对患者自理能力、跌倒或坠床等风险进行评估，积极预防不良事件的发生。

（二）术前宣教

大部分患者在术前会有恐慌与焦虑的情绪，他们会担心手术的安全、效果，害怕术中、术后的疼痛及可能出现的并发症，部分患者还会产生严重的紧张、恐惧、悲观等负面情绪，这些都会带来不良的反应，影响手术的顺利进行及术后的正常康复；术前的不良情绪被认为与术后并发症的发生、疼痛、认知障碍、延迟恢复等有相关性。研究指出，良好的术前宣教可以缓解患者的术前焦虑和抑郁症状，增强患者信心，增加依从性，缩短住院时间，降低手术并发症的发生率，并提高患者满意度。建议针对患者的自身情况，运用多元化、多模式的术前宣教方法，向患者及其家属介绍围手术期治疗的相关知识及促进康复的各种建议，以缓解患者紧张焦虑的情绪、减轻其担忧，使患者更好地理解与配合，从而利于促进术后加速康复。宣教的方式应多元化、多模式，包括口头教育、宣传手册、典型病例示范、视频展示、动画模拟、多媒体视频以及亲身示教和演示，将围手术期相关事项向患者详细地介绍、说明，解答患者的疑问，取得患者的配合，从而使患者在围手术期的饮食管理、早期活动、功能锻炼、胃肠道功能恢复、呼吸道管理、疼痛控制等方面均能更好地配合，最终实现降低术后并发症概率。建议具体告知的内容包括但不限于：①告知患者根据实际情况，术前戒烟、戒酒，进行良好的疼痛以及饮食宣教，充分交代围手术期麻醉及手术风险，使患者有充足的思想准备；②告知患者 ERAS 方案的目的和主要项目，鼓励患者术后早期进食、早期活动，宣传疼痛控制及并发症预防等相关知识，增加方案施行的依从性；③强调术后进行合理、规范、适度的康复锻炼，使患者重视自身在术后功能锻炼及恢复过程中的重要作用；④告知患者预设的出院标准；⑤告知患者随访安排和再入院途径及有关注意要点等。宣传教育应贯穿围手术期的整个过程，并延续至出院随访。

《加速康复外科中国专家共识及路径管理指南（2018 版）》，以下简称 ERAS 专家共识，推荐采用多元化、多模式的宣教体系进行术前宣教，充分告知术前注意事项、围手术期风险、术后并发症应对措施及术后康复策略。

二、术前全身支持

（一）心理支持

急性创伤及手术对患者产生许多不良影响，使患者产生极度焦虑和恐惧等负性心理，而手术因素的影响与手术康复密切相关。围术期患者手术前，面临着疾病带来的担忧与恐惧，术后担心疾病的预后及家庭经济等各方面的压力，使其处于强烈的心理应激状态，从而导致一系列神经内分泌功能的紊乱，免疫力下降甚至出现急性应激障碍。急性应激障碍指术前或伤前无精神异常患者在严重创伤或手术后数天内所出现的大脑功能紊乱，导致认识情感行为和意志等不同程度的活动障碍。常发生在创伤、手术后 1~3 天，多出现于夜间，有夜晚加重、早晨缓解的特点，通常持续 1~2 天。严重创伤，大手术后出现意识障碍、幻觉、迫害妄想及兴奋状态，常伴有躁狂和恐惧行为者要高度怀疑。这类心理反应的发生与病前个性特性、伤残程度、社会环境因素有关。对这类患者实施支持性心理治疗是很重要的，对高危患者及时行心理干预，以减少术后并发症，促进患者术后康复。

1. 心理问题严重影响着患者的手术与康复，因此，心理评估对创伤骨科患者显得尤为重要，其临床评估意义主要有以下四个方面：了解患者心理状态；提供心理干预依据；促进快速康复；促进护患关系和谐、提高患者对医护的满意度。护士作为与患者及家属接触最多的对象，必定成为主要的信息收集者。通常综合运用临床观察法、访谈法，非语言信息收集，倾听家属亲友的倾诉，同时收集临床疾病资料，从而确定患者的基本情况。针对有特异性症状的患者可联合采用评估量表、问卷调查法来确定心理情况的性质、强度，以便制定更有针对性的干预措施。

2. 麻醉和手术前患者的心态复杂并且多变，故在术前进行有效的心理干预最为重要。应采取支持性心理干预，包括解释、鼓励、保证、指导、促进环境的改善等。

（1）认知干预　针对患者对麻醉和手术的不恰当认识做好解释工作，应用通俗易懂的语言讲解疾病的相关知识以及麻醉和手术的必要性，使患者对其有比较科学、客观的认识；针对不同的手术，使患者接受相应的术前教育，消除疑虑，稳定情绪；针对围手术期所担心的各种问题，准确并灵活应用规范化语言进行个体化心理疏导。

（2）情绪干预 主要是情绪支持。对患者术前的焦虑给予同情、理解、鼓励和安慰，向患者讲解负性情绪的不良影响，帮助缓解压力，逐渐恢复心理平衡，同时强化家庭和社会支持系统。

（3）行为干预 针对不同手术，使患者术前接受相关教育，从各方面适应麻醉和手术过程。行放松训练，并教会患者行为应对的一些具体方法，如深呼吸、肌肉放松、咳嗽等，应对疼痛和不适。

（4）示范疗法 请手术后恢复期患者现身说法，互相交流，使患者消除术前恐惧。

心理社会因素对心身疾病的发生、发展、转归起着十分重要的作用。患者对麻醉和手术的意义、目的和预后缺乏足够的认识，加上周围环境的不良刺激，以及担心麻醉和手术医师的技术等，都会产生不同程度的焦虑和恐惧。焦虑和恐惧都可影响患者的痛阈，以致轻微的疼痛即可引起剧烈的反应。有效的心理干预可调节患者的心理环境，减轻心理负担，提高痛阈，并可有效调节围手术期患者的应激水平，促进术后心理和生理康复。对患者实施心理支持，将心理支持制度化、规范化、可持续化，有利于护士与患者之间的充分交流，满足患者被尊重、被关爱的心理需求。

（二）营养支持

创伤及手术应激反应会导致机体激素、代谢、免疫系统的改变，进而导致糖原、脂肪和蛋白质的分解增加。高分解代谢影响术后肢体功能恢复、增加围术期并发症风险。围手术期营养支持可以改善临床结局，减少并发症的发生率。术后营养支持对维持术后处于分解代谢为主要阶段患者的营养状况至关重要。

1. 术前营养筛查 营养筛查是患者术前评估的重要组成部分，术前营养风险筛查的目标不是纠正多年的营养缺陷，而是确定和优化患者在手术应激时的营养风险，并使这些患者通过术前营养干预获益。营养评估方法通常从人体测量学指标、实验室检查和综合性评价法三个方面评估患者的营养状况。人体测量学指标包括 BMI、臂肌围、肱三头肌皮褶厚度和机体组成测定等。实验室检查包括血浆蛋白、氮平衡实验、免疫指标等。目前综合评价法在临床应用广泛，国内临床中常用的营养诊断工具包括营养风险筛查法 2002（nutritional risks screening 2002，NRS2002）、围术期营养筛查工具（perioperative nutrition screen，PONS）、主观全面营养评价法（subjective global assessment，SGA）等。推荐在入院 24h 内完成营养筛查，随后对高危患者完成全面评估。术前营养评估采用 NRS2002 进行，NRS2002 由护师（士）、营养师、药师与组内临床医师合作完成。当合并下述任一情况时应视为存在严重营养风险：6个月内体重下降＞10%；营养风险筛查（nutrition risk screening，NRS）评分＞5分；BMI＜18.5kg/m^2；血清白蛋白＜30g/L。对有营养风险的患者进行营养干预。

2. 营养支持策略　当机体处于手术应激状态时，蛋白质需要量显著升高，用于肝脏急性期蛋白质合成。这些合成的蛋白质参与免疫调节和伤口愈合。应激患者的蛋白质供给推荐口服营养补充（oral nutritional supplement, ONS），强化蛋白质摄入，2~3 次 / 天，每次≥18g。为达到每次 18g 蛋白质，在标准蛋白制剂基础上额外添加蛋白粉。有研究结果表明：每餐中摄入 25~35g 蛋白质可最大限度地刺激肌肉蛋白的合成。建议非肿瘤患者术前每餐保证≥18g 蛋白质的摄入，以达到每天蛋白质需要量。对于低危营养风险的患者，推荐术前进食高蛋白质（如鸡蛋、鱼、瘦肉、奶制品）和含碳水化合物的饮食，摄入目标量为 25~30kJ/（kg·d），合蛋白质量为 1.2g/（kg·d）；对于高危营养风险患者，蛋白质摄入目标量至少 1.5g/（kg·d），这类患者多数不能通过正常的食物获得充分的营养补充，除高蛋白质食物以外，推荐术前使用高蛋白 ONS 或免疫营养，建议每日保证 3 顿 ONS，且每日 ONS 的热量至少400~600kJ。当患者不能通过 ONS 的方式补充营养时，应放置肠内营养管，开始≥7d 的管饲肠内营养支持；如果 ONS 和肠内营养支持 2 种方式仍达不到蛋白质和（或）焦耳要求（＜推荐摄入量的 50%），建议术前行肠外营养支持改善患者营养状况。

ERAS专家共识推荐：在入院24h内对患者完成营养筛查，并对有营养风险的患者进行营养干预。术前营养支持强调补充蛋白质，有利于术后恢复。术前营养支持首推口服高蛋白质食物和ONS，次选管饲肠内营养，如热量和蛋白质无法达到目标量，可考虑行肠外营养支持。

3. 术前禁食水   以往，针对创伤骨科择期手术患者的围手术期处理方案认为术前10~12h应开始禁食。现有证据表明，缩短术前禁食时间和术前口服碳水化合物饮品虽不能够显著改善患者营养状况，但其更重要的意义在于术前的代谢准备。缩短术前禁食时间可减轻手术应激反应，缓解胰岛素抵抗，减少蛋白质损失和禁食对胃肠功能的损害。此外，术前禁食增加了患者的不适感受，包括口渴、饥饿、头痛和焦虑等，缩短术前禁食时间有助于缓解患者术前的不适感受，减轻应激反应。目前提倡无胃肠道动力障碍患者麻醉前6h禁食固体饮食，麻醉前2h禁食清流食。若患者无糖尿病史，推荐麻醉前2h饮用400ml含12.5%碳水化合物的饮料，可减缓饥饿、口渴及焦虑情绪，同时降低术后胰岛素抵抗和高血糖的发生率。糖尿病和肥胖病例的应用安全性仍有待进一步评估。

ERAS专家共识推荐：择期手术患者可于术前2h进食清饮料，术前6h进食淀粉类食物或乳制品。

（三）睡眠管理

睡眠是人类不可缺少的生理过程，睡眠的数量和质量直接影响着躯体与精神健康。最常见的睡眠障碍为失眠和睡眠呼吸障碍（sleep-related breathing disorder，SBD）。失眠在手术患者中较为常见，据报道，28%手术患者手术前一晚抱怨睡眠质量差，而术后第一晚失眠率高达42%，并且可持续至术后3~4d，甚至术后数月。睡眠问题是创伤骨科患者围手术期常见的问题之一，偶尔的失眠不用担心，通过去除诱因、自我调节，睡眠能很快恢复。但如较长时间出现睡眠问题可造成自主神经功能紊乱、消化功能障碍等，甚至导致免疫功能降低，不利于康复。研究发现SDB会增加患者围术期并发症的风险，比如低氧血症、心律失常、心肌损伤和可能增加进入重症监护病房风险，甚至导致猝死。围术期睡眠障碍的良好管理可改善患者的预后。因此，在术前利用睡眠筛查工具识别这些患者至关重要。睡眠障碍评估不仅可以判断睡眠障碍是否存在，还有助于评价治疗的效果。良好的睡眠不仅有利于患者的预后，更利于提高其生活质量。

1. **睡眠的评估**　通过全面的评估，及时发现患者的不良情绪及睡眠问题。睡眠数量和质量的评估包括主观和客观两方面。主观评估基于对睡眠的主观体验，评估量表包括筛查 SDB 的问卷、睡眠评估和嗜睡评估问卷。客观评估包括较为精确的多导睡眠图监测（polysomnography，PSG）、较为简单的体动记录仪和日间多次睡眠潜伏期测试等。PSG 并不用于常规的睡眠评估，主要用于睡眠障碍的评估和鉴别诊断，能客观反映睡眠的完整性、区分失眠与睡眠感知错误。若病史和体格检查高度怀疑为 SDB 患者，可用主观量表评估和多导睡眠监测等。

2. **睡眠管理**　管理目标：患者主诉入睡轻松，睡眠连续或中断后亦可再次入睡，对睡眠时长满意（不论是否应用催眠药）；晨起精神饱满，情绪稳定，可适应环境，积极面对困难；明确失眠原因，发现不良情绪及时给予心理干预；患者对催眠药物没有依赖，无不良反应发生；患者有睡眠发作性异常时，无意外发生。根据评估结果给予适当的干预，保证充足的睡眠时间和睡眠质量，帮助患者建立规律的作息时间。为患者创造良好的入睡条件：病室空气新鲜，温度适宜；降低室内外噪声，有监护仪时将仪器报警声调低至 35 分贝；尽量减少陪人；夜间巡视病房时，尽量关亮灯、开夜灯；操作时注意做到"四轻"，即走路轻、操作轻、说话轻、关门轻；嘱患者按时就寝，停止谈话，禁止高声喧哗和剧烈活动，切勿使用电子设备影响睡眠。如暂时不能入睡，应尽量闭眼安静卧床，平静呼吸，切勿下床；疼痛是影响睡眠的主要因素，尊重患者的主诉，细致观察患者反应，及时准确地进行疼痛评估，采取放松法转移患者注意力，心理疏导，遵医嘱合理使用止痛药物等，有针对性地采取措施；建立良好的治疗性护患关系，及时识别患者不良情绪，适时使用相关心理测评量表进行评定；引导患者合理释放不良情绪，注意倾听患者的主诉，有针对性地向患者进行疾病相关知识宣教，消除患者的心理负担，对接触被动或恐惧手术的患者，要多接触交谈，态度温和，耐心细致观察，以了解和排除造成恐惧心理的因素。发现患者有严重不良情绪时，要及时向医生汇报，必要时请心身科医生会诊；药物管理：护士遵医嘱准确给予催眠药助眠。用药后要及时、准确地记录并观察睡眠改善情况及不良反应，如头晕、口干、恶心、呼吸抑制、视物模糊、低血压等，为医生诊疗提供信息。

（四）血液管理

创伤骨科手术出血量大、异体输血率高，患者术前及术后贫血的发生率高。围术期贫血增加术后感染风险，延长住院时间，影响术后功能康复和生活质量；异体输血存在输血相关不良反应风险，增加血液资源紧张局面及患者医疗负担。因此，加强创伤骨科大手术围术期血液管理（perioperative blood management，PBM）是实施加速康复的重要环节。围术期血液管理是指在围术期的各个阶段采取多种技术进行血液质和量的保护，以达到减少失血量、降低贫血及输血发生率，提高手术安全性和增加患者满意度的目的。其主要内容包括：术前、术后优化造血，术中减少出血，提高患者贫血耐受性，合理异体输血。

1. **术前管理**　国外资料显示，创伤骨科手术术前贫血发生率为 42%~45%，髋部骨折患者术前 Hb 下降可超过 20g/L。术前贫血原因：①急、慢性失血性贫血，如创伤骨折所造成的急性失血性贫血，消化道溃疡出血、肠息肉出血、痔疮出血或月经量增多所造成的慢性失血性贫血。②营养缺乏性贫血，属于造血原料缺乏所致贫血，以缺铁性贫血（iron deficiency anemia，IDA）最为常见，叶酸、维生素 B_{12} 缺乏导致的巨幼细胞性贫血较少见。③慢性疾病性贫血，指在一些慢性疾病过程中出现的以铁代谢紊乱为特征的贫血，常见于慢性感染、炎症、肿瘤等合并的贫血。④其他贫血，可能涉及多种复杂致病机制及共病状态。术前贫血的危害包括增加术后感染率；延长住院时间；增加术后死亡率；影响患者术后活动和功能恢复；术后患者 Hb 水平与生活质量呈正相关。术前贫血的治疗：治疗慢性出血性原发疾病；停用非甾体类抗炎药及其他引起出血或影响造血的药物；营养指导与均衡膳食；叶酸、维生素 B_{12} 的补充；铁剂的应用；重组人红细胞生成素（rHuEPO）的应用。铁剂及 rHuEPO 的具体用法、用量推荐参考《中国髋、膝关节置换术加速康复——围术期贫血诊治专家共识》。

2. 术中管理

（1）优化手术操作技术　微创的核心是组织损伤小、出血少、生理机能影响小，根据患者具体情况采用微创操作，并贯穿于手术全过程，保护肌肉和软组织，减少组织损伤，尽可能减少出血；肢体手术优化应用止血带。止血带使用的优势在于保持手术视野清晰，骨面渗血减少，有利于骨水泥与骨界面的整合，但同时也存在术后隐性失血增加，应用时间过长造成止血带麻痹并发症等风险。当止血带使用时间超过 100min，发生切口并发症、深静脉血栓、肺动脉栓塞等风险显著增高。

（2）抗纤溶药的应用　创伤骨科手术围术期总失血包括显性失血量及隐性失血。大量隐性失血的主要原因在于手术创伤及止血带应用导致的纤溶亢进。抗纤溶药主要包括抑酞酶、6- 氨基己酸、氨甲苯酸与 TXA，目前最常用的是 TXA。TXA 是一种人工合成的赖氨酸衍生物，其可竞争性结合纤溶酶原的赖氨酸结合位点，抑制纤溶酶原激活，从而发挥止血作用。TXA 在创伤骨科手术中的应用主要以静脉应用为主。

（3）控制性降压　控制性降压是指利用药物和（或）麻醉技术使动脉血压降低并控制在一定水平，以利于手术操作、减少手术出血及改善血流动力学的方法。将平均动脉压降低至 50~65mmHg，或将动脉收缩压控制在其基础值 30% 以内，以达到减少失血和红细胞输注需求的目的。控制性降压的主要优势在于减少术野的渗血，提供清晰的术野，减少止血带的应用，降低失血量和红细胞输注率，以促进加速康复；自体输血和血液稀释法：主要用于出血较多的手术，具有以下优势：①节约血源；②减少输库存血可能引发的并发症，避免血源传染性疾病；③减少住院费用；④机体免疫功能抑制不明显，可调节手术创伤和麻醉引起的细胞免疫抑制；⑤避免交叉配血试验错误。

（4）术中自体血液回输　自体血液回输在临床上已广泛应用于预期失血量较多的手术，可回收术野、创面或术后引流的血液，经滤过、洗涤和浓缩等步骤后回输给患者。自体血液回输可有效降低创伤骨科手术对同种异体输血的需求，且对患者的临床指标无不良影响，可广泛应用于骨盆或股骨、肱骨近端骨折切开复位内固定术等预期出血量较多的手术。

3. 术后管理 手术创伤造成的显性失血和隐性失血易造成术后贫血、加重贫血或低血容量性休克。国外研究显示骨科手术术后贫血发生率可高达80%以上，术后减少出血措施：密切观察伤口有无渗血、引流管出血量，并注意全身其他部位出血；使用药物预防消化道应激性溃疡出血，减少医源性红细胞丢失；肢体手术切口部位适当加压包扎、冰敷，以减少出血。对于术后贫血患者，应持续进行营养支持，膳食结构以高蛋白（鸡蛋、肉类）、高维生素饮食（水果、蔬菜）为主，必要时请营养科配置营养要素饮食；对于食欲欠佳患者给予促胃肠动力药。术后贫血患者继续使用 rHuEPO 治疗可有效改善贫血。术前诊断为缺铁性贫血而术后仍有贫血应序贯治疗者，可选择铁剂静脉滴注；术后贫血经治疗 Hb > 100g/L 者，可出院后继续口服铁剂治疗或联合 rHuEPO 皮下注射。

创伤骨科手术围术期血液管理的目的是优化造血、纠正贫血、减少失血、降低输血率、减少失血或贫血带来的并发症，以加速患者康复。患者的具体手术时机和方式应根据患者的全身情况和患病情况由医师和患者沟通后决定。应用药物治疗时应参照药物说明书，密切观察用药情况，遇有不良反应时应及时停药并通知医生处理。

（五）合并症管理

1. 肺部管理 术后肺部并发症（发生率为1%~23%）是造成高病死率（术后 30d 病死率为 14%~30%）、医疗费用增加和住院时间延长的主要因素，与围术期管理密切相关。ERAS 围术期肺部并发症干预策略：①术前管理。建议术前要全面评估患者的基础疾病、呼吸道、心肺功能及麻醉风险等基本情况，保证患者在最适宜状态，以降低围术期并发症。术前肺功能的评定、心肺运动试验、6 分钟步行试验能预测围术期肺部并发症的高危因素，且对正确选择肺功能锻炼、降低肺部并发症有一定的意义。评估作为围术期的重要组成部分，对指导患者围术期全程干预，给予针对性的干预起到关键作用，护理人员应该熟悉并掌握围术期的评估方案，了解导致患者术后肺部并发症的相关高危因素，予以针对性的护理。术前运动康复主要包括术前吸气肌的训练、腹部呼吸训练、使用呼吸训练器、爬楼、踩脚踏车等运动，对改善肺功能、控制围术期肺部感染，加速围术期康复起到积极作用。吸烟是术后肺部并发症的独立危险因素，会导致组织氧合下降，引起血管栓塞、伤口感染和肺部并发症。术前戒烟至少4周能降低肺部并发症的发生，但考虑患者病情的进展，在实际的诊疗中术前戒烟2周可能更容易实现。②术中管理。推荐术中采取保护性肺通气策略，术中间断性肺复张等措施，防止术后肺不张、肺泡气压伤等围术期肺部并发症。用保护性肺通气和循环管理能降低术中急性肺损伤，现已经在临床工作中被医务人员认识和实施。③术后管理。术后恶心呕吐（postoprative nausea and vomiting，PONV）是围术期最常见的并发症之一，严重时可以引起吸入性肺炎甚至窒息。预防恶心呕吐能减少吸入性肺炎的风险，围术期对于高危人群可以进行风险分层评估，并予以针对性干预策略。疼痛能影响患者的术后咳嗽、呼吸和下床活动，加重术后肺部并发症的风险。推荐采取多模式镇痛，以减少阿片类药物的用量和不良反应，其中非甾体抗炎药能透过血脑屏障，具有确切的预防性镇痛，减轻应激反应，抑制炎症等作用，并且无阿片类药物恶心、呕吐、呼吸抑制、成瘾性等不良反应，是ERAS中多模式镇痛的基础用药。采用多模式镇痛不仅能减轻患者的痛苦、提高围术期满意度，还能降低术后相关并发症。护理人员熟悉疼痛评估的各项工具和干预措施，正确评估疼痛的严重程度，将疼痛发作程度和频率作为疼痛管理的监测指标，对于轻度疼痛的患者可以采取分散注意力的非药物性干预措施，对于中重度疼痛的患者则采取多模式镇痛来降低术后疼痛。ERAS的成功与术后1~3d早期下床活动密切相关。术后早期下床能有效降低围术期肺部并发症的发生率。推荐术后清醒即可适量在床上活动或者半卧位，无须去枕平卧6h，术后早期下床活动，根据病情建立每日活动目标，逐步恢复到正常的活动量。

制定预防肺部并发症的策略：术前应进行吸气肌训练，对患者的训练进行监督和指导；术中对需要机械通气的患者予以低潮气量和个体化的呼气终末正压（positive end-expiratory pressure，PEEP），使用常规监测避免高氧血症，避免限制神经肌肉阻滞的麻醉方式；术后深呼吸和抬高床头。有效咳嗽和深呼吸、口腔护理、了解患者教育情况、早期下床和抬高床头的集束化方案，使患者围手术期的肺部并发症明显降低。围术期策略对预防术后肺部并发症具有针对性，简单易行，容易实施，应在循证基础上不断完善围术期集束化的干预策略，加速患者康复。

2. **心血管管理**　根据病史、伤前活动能力（采用 NYHA 分级）、查体及辅助检查，快速了解患者的心血管功能。参考欧洲心脏病协会（ESC）、美国心脏病学会（ACC）、中华医学会老年医学分会老年患者术前心脏评估指南及建议。常规完善心电图、心脏超声检查、双下肢血管超声检查，高龄患者完善脑钠肽（brain natriuretic peptide，BNP）和肌钙蛋白检查。存在 1 或 2 个风险因素且 < 4 METs 患者考虑影像学负荷试验。常用评估量表有运动耐量评估表（表 1-1）和改良心脏危险指数（revised cardiac risk index, RCRI）评分（表 1-2）。

表 1-1　运动耐量评估表

代谢当量（METs）	问题：你能够做下列活动吗？
1 METs	能照顾自己吗？ 能自己吃饭、穿衣、使用工具吗？ 能在自己院子里散步吗？ 能按 3~5km/h 速度行走吗？
4 METs	能做轻度家务（打扫房间、洗碗等）吗？ 能上楼或爬坡吗？ 能快步走（6~8km/h）吗？ 能短距离跑步吗？ 能做较重家务（拖地、搬动家具等）吗？
10 METs	能参加较剧烈活动（跳舞等）吗？ 能参加剧烈活动（游泳等）吗？

注： 运动耐量分级，优秀（> 10 METs）、中等（4~10 METs）、差（< 4 METs）。

表1-2　改良心脏危险指数（RCRI）评分

参　数	计　分
高危手术（腹腔内、胸腔内和腹股沟上的血管手术）	1
缺血性心脏病（心肌梗死病史或目前存在心绞痛、需使用硝酸酯类药物、运动试验阳性、ECG有Q波或既往PTCA/CABG史且伴有活动性胸痛）	1
慢性心力衰竭病史	1
脑血管病史	1
需胰岛素治疗的糖尿病	1
术前肌酐＞2.0mg/dl	1
总计	6

注：根据危险评分确定心脏并发症的发生率，1级计0分，心脏并发症发生率0.4%（低危）；2级计1分，心脏并发症发生率0.9%（低危）；3级计2分，心脏并发症发生率6.6%；4级计3分，心脏并发症发生率11.0%。

对于高龄及心脏既往疾病较重的患者，可以完善心脏超声、心肌酶谱等检查，请心内科及麻醉科医生会诊评估。

3. 血糖管理　糖尿病是人群中常见慢性病，需要创伤骨科手术治疗的糖尿病患者数也越来越多，其中相当比例的患者术前并未得到正确诊断和有效控制。围手术期血糖异常（包括高血糖、低血糖和血糖波动）增加创伤骨科手术患者的死亡率，增加感染、伤口不愈合以及心脑血管事件等并发症的发生率，延长住院时间，影响远期预后。合理的血糖控制目标、血糖监测和处理方案是ERAS围手术期管理的重要组成部分。术前评估包括患者的糖化血红蛋白、既往糖尿病史、血糖控制目标（表1-3，表1-4）。

表1-3　血糖控制目标分层

目标分层	严　格	一　般	宽　松
空腹或餐前血糖（mmol/L）	4.4~6.1	6.1~7.8	7.8~10.0
餐后2h随机血糖（mmol/L）	6.1~7.8	7.8~10.0	7.8~13.9

表 1-4　中国成人围手术期住院患者血糖控制目标

病情分类		血糖控制目标		
		宽 松	一 般	严 格
择期手术 (术前、术中、术后)	大中小手术	√	—	—
	器官移植手术	—	√	—
	精细手术(如整形)	—	—	√
急诊手术 (术中、术后)	大中小手术	√	—	—
	器官移植手术	—	√	—
	精细手术(如整形)	—	—	√

　　血糖监测方案:正常饮食的患者监测空腹血糖、三餐后血糖和睡前血糖;禁食患者每 4~6h 监测一次血糖;术中血糖波动风险高,低血糖表现难以发现,应 1~2h 监测一次血糖;危重患者、大手术或持续静脉输注胰岛素的患者,每 0.5~1h 监测一次;体外循环手术中,降温复温期间血糖波动大,每 15min 监测一次;血糖 ≤ 3.9mmol/L 时每 15min 监测一次直至低血糖得到纠正。

　　围手术期的血糖管理也涉及多学科团队,包括创伤骨科医师、内分泌医师、麻醉医师、营养师、护士,需要各部门的合作。糖尿病或高血糖患者需邀请营养师、糖尿病专科医师会诊,制订术前及术后的饮食计划,并根据手术方式及时间、营养方案制订血糖控制方案。应成立糖尿病护理专科小组,针对围手术期患者,发挥专科护理队伍的作用,监督和协调围手术期患者的血糖管理。对于使用降糖药或胰岛素的患者应注意观察用药的效果及副作用,警惕低血糖的发生。严重糖尿病患者手术最好安排在早上第 1 台进行,以缩短空腹时间,必要时提前补液;使用胰岛素泵者应调整胰岛素泵注射的部位,确保不影响手术区域,根据医嘱停用手术当日的餐前大剂量胰岛素,只使用基础量的胰岛素;术后患者恢复正常饮食后,根据医嘱可予胰岛素皮下注射或口服降糖药治疗;手术应激易产生低血糖、诱发糖尿病酮症酸中毒、糖尿病高血糖高渗综合征等急性并发症。围手术期要加强对患者血糖和尿酮体的监测并积极预防低血糖的发生,同时警惕低血糖诱发心、脑血管不良事件的风险。

三、围手术期管理

（一）疼痛管理

疼痛是创伤骨科手术患者术前心理恐惧的主要原因和术后的重要主诉。ERAS围手术期疼痛管理的目标是缓解创伤所致疼痛，减轻手术伤害性疼痛，抑制炎症性疼痛；加速术后康复，降低并发症；预防急性疼痛转为慢性疼痛。术前采用视频、宣传册、座谈会等途径对患者进行医疗、心理和社会因素等多方面的教育，评估患者心理状态，减少患者对手术的焦虑，指导患者准确评估自身疼痛水平，提出镇痛需求，有助于制定个性化的围手术期镇痛方案。病房护士应向患者介绍疼痛评估的方法，并请患者根据自身的主观感受进行评估，按要求记录。采用适当的评估工具对患者静息与运动时的疼痛强度进行评估，评价疼痛治疗效果，评估并积极治疗恶心呕吐、瘙痒、肠麻痹等不良反应。评估的内容包括疼痛的位置、强度、性质、起因、起始及持续时间、缓解因素等。护士应按要求巡视，进行定时和实时的疼痛评估，并根据评估情况，正确执行医嘱，给予患者恰当的疼痛管理措施。

1.疼痛评估方法　准确的疼痛评估是疼痛管理的第一步，也是关键的一步。患者的主诉是疼痛评估的"金标准"，入院2h内对其进行首次评估，在临床工作中应用简单易行的评估工具和记录表格来准确评估和记录患者的疼痛情况。只有主动、客观、持续地评估疼痛，才能采取正确、合适的控制措施，达到控制疼痛的目的。目前常用的疼痛评估方法有以下几种：视觉模拟评估法（VAS）、口述分级评分法（VRS）、数字评估法（NRS）、Wong-baker面部表情评估法（FPS）。

（1）VAS　采用1条10cm长的直线或标尺，两端分别为0和10。0代表无痛，10代表最剧烈的疼痛，让患者根据其感受到的疼痛程度，在直线上标出相应位置，再量出起点至记号点的距离（以cm表示），加以评分，分值越高，表示疼痛程度越重。VAS评分法灵活、方便、易于掌握，在临床上广泛使用。

（2）VRS　该方法是采用形容词来描述疼痛的强度，这些词通常按照从疼痛最轻到最强的顺序排列。最轻程度疼痛的描述常被评估为 0 分，以后每级增加 1 分，因此每个形容疼痛的形容词都有相应的评分，以便定量分析疼痛强度。0 级：无疼痛；Ⅰ级（轻度）：有疼痛但可忍受，生活正常，睡眠无干扰；Ⅱ级（中度）：疼痛明显，不能忍受，要求服用镇静药物，睡眠受干扰；Ⅲ级（重度）：疼痛剧烈，不能忍受，需用镇痛药物，睡眠受严重干扰，可伴自主神经紊乱或被动体位。常用的有四点口述分级评分法（VRS-4）和五点口述分级评分（VRS-5），此方法简单，适用于临床中简单的定量测评疼痛程度以及镇痛疗效的观察指标。

（3）NRS　NRS 是采用 0~10 之间的数字代表不同程度的疼痛，0 为"无痛"，10 则为"剧痛"，让患者自己圈出一个最能代表其疼痛程度的数字。NRS 也是目前较为常用、有效的评估方法，尤其适用于老年人和文化程度较低的患者。此法既简单又容易掌握，护士可以用来宣教，但缺点是分度不精确，有时患者难以对自己的疼痛定位。

（4）FPS　FPS 较为客观并且方便，它是在模拟评分方法的基础上发展起来的，见图 1-1。它用 6 种不同的面部表情，即从微笑至哭泣来表达疼痛程度，将疼痛分成无痛、有一点痛、轻微疼痛、疼痛明显、疼痛严重和剧烈疼痛，每级 2 分，由患者指出可表示其疼痛程度的表情。FPS 较直观、易于理解，适合于任何年龄的患者，没有文化背景要求。

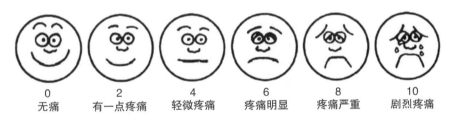

| 0 | 2 | 4 | 6 | 8 | 10 |
| 无痛 | 有一点疼痛 | 轻微疼痛 | 疼痛明显 | 疼痛严重 | 剧烈疼痛 |

图 1-1　面部表情疼痛评定法

2. 疼痛管理方案　ERAS 的疼痛管理主张预防性镇痛、按时镇痛、多模式镇痛。预防性镇痛指应早于疼痛产生的时间实施镇痛，而不是等到疼痛产生后才用药。按时镇痛指按时、有规律地应用镇痛措施，主动持续性镇痛。多模式镇痛指联合应用多种镇痛方法和药物，作用于疼痛的神经化学通路的各个节点，在达到最优镇痛效果的同时降低阿片类药物的用量，从而安全加速患者术后康复。镇痛措施应始于术前，贯穿术中和术后，延伸至出院后，覆盖整个围手术期，而不仅仅局限于术后镇痛。良好的术后镇痛应是个体化的，且与手术方式、创伤范围、疼痛强度息息相关，综合各种外科手术的镇痛要求，术后良好的镇痛目标应充分保证患者安全，给予持续有效的镇痛，包括制止突发痛和运动痛，保持患者意识清醒、感到不痛或仅微痛，不良反应少。为 ERAS 其他实施项目提供基础，增加 ERAS 依从性。

此外，围手术期疼痛管理需重视多学科联合诊疗，涉及麻醉、外科、护理等，各学科应互相合作、合理分工，为患者制订科学有效的疼痛管理方案。护理人员在围手术期疼痛管理中发挥重要作用。病房护士负责疼痛宣教、疼痛评估、镇痛实施以及镇痛效果的评估。麻醉护士按时到病房随访手术患者术后自控静脉镇痛泵（patient-control intravenous analgesia，PCIA）、硬膜外镇痛泵的使用情况、使用效果、不良反应等，对病房护士反映的问题进行处理。

3.疼痛管理方法 药物镇痛是创伤骨科术后多模式镇痛的主要组成部分，术后早期应定时、定量给药以保证镇痛效果。治疗时应按照阶梯给药原则由非阿片、弱阿片、强阿片逐层递增。术后使用 NSAIDs 或选择性 COX-2 抑制剂可有效控制术后疼痛。术后患者饮水后无恶心、呕吐等不适感觉后即可开始定时口服 NSAIDs 或选择性 COX-2 抑制药物。阿片类药物主要用于术后剧烈急性疼痛时的个体化用药。阿片类药物除口服、注射等用药方案外，还可以采用患者自控镇痛的方式给药。使用阿片类药物可能出现恶心、呕吐、便秘、嗜睡、呼吸抑制等不良反应，临床应用时应密切监测药物用量和不良反应。镇静催眠抗焦虑药物（苯二氮䓬类药物或非苯二氮䓬类药物）可发挥抗焦虑、帮助睡眠、缓解肌肉张力等作用，间接提高镇痛效果。外用药物包括各种局部作用的 NSAIDs 乳胶剂、贴剂和全身作用的阿片类贴剂及中成药制剂等，可作为术后用药的备选和补充方案。术后镇痛药物的使用期限应根据患者自身情况进行个性化定制，逐步减少药物用量或延长给药间隔，直至不用药物时疼痛不影响功能康复和日常生活时即可停药。

ERAS 专家共识推荐：术后镇痛药物首选口服 NSAIDs 或选择性 COX-2

抑制剂药物，必要时静脉给药。中重度疼痛患者应联合阿片类药物，必要时辅以镇静催眠抗焦虑药物。外用药物可作为术后用药的备选和补充方案。镇痛药物疗程应覆盖术后康复期，根据患者康复情况逐步调整药物用量。

非药物镇痛方法多种多样，对围手术期疼痛控制有一定的辅助作用。常用非药物镇痛措施包括冷疗、电疗、针灸等。对有内植物的手术，需要慎重使用针灸疗法，以避免有创治疗引起感染。

ERAS专家共识推荐：冷疗、电疗、针灸等方法可作为骨科围手术期疼痛管理的辅助措施，但对于有内植物的手术，围手术期选择针灸等有创治疗需谨慎。

（二）肿胀管理

肿胀是骨折部位周围组织及手术切口周围肌肉、皮肤或黏膜等软组织由于充血、水肿、出血和炎症等因素而出现体积增大。周围肿胀涉及手术切口以远肢体，可继发张力性水疱、诱发深静脉血栓（deep vein thrombosis, DVT）形成，甚至出现骨筋膜室综合征。

1. 形成原因　创伤导致组织损伤后反应性水肿、血肿形成、关节积液；切口边缘的刺激，如异物、凝固的坏死物、大团的结扎线、伤口张力过大（缝合过紧、创缘错位）等；各种原因导致肢体浅静脉、淋巴回流受阻；长期卧床，活动减少，下肢血液回流减缓；术后早期过量活动，如屈曲练习过于频繁、负重行走时间过长等。

2. 预防与处理　周围肿胀会加重疼痛、降低周围肌肉强度、术后关节活动范围减少、步态改变和延迟恢复。因此，预防肿胀应采用以下预防及处理措施：术前抬高患肢，促进静脉回流；合理的微创技术应用，手术操作轻柔，减少止血带使用时间、缩短手术时间；如无使用禁忌证，切皮前和术后静脉应用氨甲环酸有利于减少术后出血及组织炎症、肿胀；根据术中情况可以放置引流管，视术后引流量决定拔管时间，应尽量早期拔除（术后24h以内），针对高风险的患者可以使用预防性负压伤口治疗技术；术后麻醉苏醒后即嘱患者行踝泵功能锻炼；在临床上减轻术后切口肿胀的通常方法有适当抬高患肢、冷敷疗法、应用弹力绷带、使用有利于患者关节活动的高顺应性拉伸性的敷料进行早期功能锻炼以及物理治疗等，如伴有急性深部血肿形成要寻找病因，积极处理；必要时给予消肿药物治疗，如应用迈之灵、七叶皂苷钠、甘露醇等。

水疱影响骨折手术时机及切口选择，也增加切口相关并发症的风险。水疱的常见处理方法包括：①期待疗法，即保持水疱完整，观察水疱，待疱液吸收；②无菌条件下去除疱皮，磺胺嘧啶银软膏覆盖基底，敷料覆盖；③针吸疱液，不去除疱皮。研究表明，不同处理方法的临床效果类似。ERAS理念下，应尽量缩短患者术前等待时间，并尽量减少并发症风险，因此应权衡水疱处理方式对手术时机的影响，选择合适的处理方案。

（三）牵引管理

牵引术是创伤骨科常用的技术手段，利用持续的适当牵引力和对抗牵引力的作用，使骨折、脱位整复和维持复位；也可用于炎症肢体的制动和抬高；挛缩畸形肢体的矫正治疗等。常用的牵引方法有皮牵引和骨牵引，牵引不仅能维持正常力线，还具有消肿和缓解疼痛的作用。影响牵引有效性的因素很多，包含牵引角度、重量、牵引时间等。保证有效的牵引需做到：①选择合适的牵引重量。患者选择牵引锤的重量是自身体重的 1/10~1/7。②保持牵引锤悬空，滑车灵活，牵引绳与患肢长轴平行。防止滑车抵住床尾，防止牵引锤着地，防止牵引绳断裂或滑脱，牵引绳上不能放置枕头、被子等物，以免影响牵引效果，防止发生足部抵住床尾栏杆等情况，定时检查肢体长度，避免牵引过度。③皮牵引注意皮肤的保护，骨突部位给予纱布或减压贴保护。骨牵引注意观察针孔情况，保持牵引针孔清洁、干燥，定时消毒。④严密观察患肢末梢血液循环情况，若出现局部青紫、肿胀、发冷、麻木、疼痛、运动或感觉障碍以及脉搏细弱时及时报告医生，观察足背伸、跖屈及感觉功能，防止足下垂。保证有效牵引的同时也要积极预防相关并发症，如呼吸道、泌尿系并发症，压疮，关节僵硬，肌肉萎缩，足下垂，便秘等。

（四）深静脉血栓防范管理

创伤骨科患者因伤情复杂，术前活动减少、术中制动、术后长期卧床等因素均使静脉血流速度减慢。麻醉及手术创伤促使组织因子释放，同时激活外源性凝血系统，进一步引起高凝状态或血栓形成。患者自身因素如高龄、肥胖、恶性肿瘤等，均增加 VTE 发生风险。而 DVT 发生后，严重时会产生感觉、运动功能障碍以及肢体坏死等后果，影响患者术后康复及生活质量，甚至可能会导致肺栓塞。因此在 ERAS 护理中，预防 VTE 是减少术后并发症、促进快速康复的重要过程。通过采取及时合理的 VTE 预防措施、早期康复及功能锻炼，能够有效减少 VTE 发生，改善患者预后，提高生存质量。血栓防范管理的核心内容包括风险评估及护理干预。

1. 风险评估　患者入院后 24h 内进行 DVT 形成风险的评估，住院期间在转科、治疗以及病情变化时应随时进行评估。临床常用的 VTE 风险评估表为 Caprini 模型。Caprini 评分 0~1 分为低危；2 分为中危；3~4 分为高危；≥ 5 分为极高危。对于 3 分及以上的高危患者，应及时报告医生，同时可在患者床头放置血栓高风险警示标识。

2. 护理干预　下肢 DVT 形成的预防方法主要包括基本预防、物理预防和药物预防。

（1）基本预防　术后指导患者抬高患肢 20°～30°，促进静脉回流；卧床期间协助患者勤翻身，正确指导和鼓励患者床上活动，进行踝泵运动、股四头肌功能锻炼；鼓励患者尽早离床活动，多做深呼吸和咳嗽动作；围手术期适度补液，多饮水，避免血液浓缩；对患者进行预防静脉血栓知识教育，建议患者改善生活方式，如戒烟、戒酒、控制血糖及血脂等；鼓励患者进食低脂、粗纤维、维生素含量较高的食物，保持大便通畅；避免在膝下垫硬枕、过度屈髋、使用过紧的腰带和紧身衣物而影响静脉回流；避免在同一部位反复穿刺或在下肢穿刺；告知患者下肢 DVT 的危害以及预防的重要性，以取得患者的理解和配合。

（2）物理预防　物理预防主要包括使用压力梯度长袜（俗称"弹力袜"）、间歇充气加压装置和静脉足底泵等，其均可促进静脉回流、减轻淤血和水肿，是预防 DVT 发生和复发的重要措施，使用时需经专业人员指导。

（3）药物预防　医生充分权衡患者的血栓风险和出血风险利弊，合理选择抗凝药物。对于出血风险较高的患者，只有当预防血栓的获益大于出血风险时，才考虑使用抗凝药物。抗凝药物包括普通肝素、低分子量肝素、X_a因子抑制剂、维生素K拮抗剂、抗血小板药物。使用方法主要分为皮下注射和口服两类，用药前指导患者正确了解抗血栓药物，指导其刷牙时动作要轻柔，避免抠鼻，防止跌倒等，以避免出血情况的发生；告知遵医嘱服药的重要性，不要擅自增加或停用药物，以免继发出血或形成血栓；用药物预防期间要配合医生做好各项凝血功能及血小板指标的监测，密切观察患者有无出血倾向。在用药期间，一旦发生异常情况，要及时告知医生，遵医嘱做出相应处理。同时尽量减少有创性检查或操作，做好患者心理护理。对已经存在血栓的患者术前应放置滤网，以防手术中出现意外。

（五）感染管理

院内发生的外科感染最常见的是手术部位感染（surgical site infection，SSI）以及发生在外科患者中的导管相关血流感染、肺炎和泌尿道系统感染，其中SSI受到临床的重点关注。SSI是目前最常发生、治疗费用最高的医疗相关感染，并且是最有可能被预防的外科感染。

1. 预防措施

（1）术前预防措施　①评估患者营养状况和感染防御力，进行全面细致的术前检查，对一般情况差的患者改善全身情况，积极治疗原发病，择期手术待患者体质增强后再行手术；②术前筛查并存的感染灶，治疗潜在感染灶；③评估手术区域是否有瘢痕、手术史、皮肤牛皮癣斑块以及血管疾病等；④术前皮肤的准备，淋浴是比较好的方法，不推荐氯己定沐浴，也不推荐剃毛发；⑤尽量缩短患者术前、术后住院时间，减少院内感染的发生率。

（2）手术室预防措施　①遵循手术室人员流动最小化原则，严格限制手术参观人数，减少手术室内的人员流动；②层流系统正常运行，保持无菌环境；③反复冲洗切口，缝合时尽量切除瘢痕，注意皮肤张力和对合情况；④有条件时使用含有三氯生抗菌剂的缝线；⑤有条件时使用免打结缝线，同时减少缝合和手术时间，并使切口张力均匀且对合良好；⑥有条件时可选用阻菌防水薄膜吸收垫敷料或可视防水泡沫敷料；⑦有条件时使用新型带网片的皮肤胶，可以在切口表面形成抑菌屏障，防止皮肤表面和外界的细菌进入体内，使用后无须使用敷料；⑧引流管根据情况酌情使用，保持引流管通畅，减少积血（液），降低感染；⑨有条件时可应用预防性负压伤口治疗系统。

（3）术后预防措施 ①观察术后切口情况，减少血肿产生，早期切口少量渗液可以采用合适的敷料包扎；②改善术后营养和纠正贫血，增强人体抗感染能力；③严格按照相关指南预防性使用抗生素，注意观察抗生素的不良反应。

2. 抗生素应用 预防性抗生素应用须充分了解患者的基础疾病、营养状态、手术部位、是否有侵入性操作及管道停留、手术方式、手术时间、术中出血量等，这些均可导致感染风险增加。应根据手术切口类别、手术创伤程度、可能污染细菌的种类、手术持续时间、感染发生机会和后果严重程度、抗菌药物预防效果的循证医学证据、对细菌耐药性的影响和经济学评估等因素，综合考虑是否预防用抗菌药物。如需要置入内固定物，建议围手术期预防性使用抗菌药物。给药时间应在皮肤切开前 0.5~1h，输注完毕后即可开始手术，抗菌药物有效时间应覆盖整个手术过程。手术时间较短者，术前给药 1 次即可；如手术时间超过 2h 或所用药物半衰期的 2 倍以上，或出血量超 1500ml，术中应追加 1 次药物。清洁手术的预防用药时间不超过 24h，过度延长用药时间超过 48h 可使耐药菌感染机会增加。

ERAS 专家共识推荐: 围手术期预防性使用第一、二代头孢菌素预防感染。手术时间较短，术前给药 1 次即可。如手术时间超过 2h 或所用药物半衰期的 2 倍以上，或出血量超过 1500ml，术中应追加 1 次药物。清洁手术的预防用药时间不超过 24h，过度延长用药时间超过 48h 可使耐药菌感染机会增加。

（六）管道管理

传统观念认为，放置引流管可以降低总体术后并发症发生率。ERAS 理念指导下，多不主张常规放置引流管，而根据手术复杂程度、术中伤口出血情况等综合判断，即使放置引流管，也主张在无漏、无感染的情况下，尽早拔除。

创伤骨科患者术前留置尿管有助于监测术中尿量并指导补液治疗。传统理念认为，术后尿管通常至少保留 2~3 天，待患者膀胱功能完全恢复正常后再给予拔除。此外，临床护士习惯在拔除尿管前进行膀胱功能训练，待患者恢复膀胱"憋尿感"后再拔除，这通常意味着拔除尿管较晚。有研究证明，术后第一天拔除尿管并不增加尿潴留的发生率，且显著降低尿路感染发生率并缩短住院时间。近期一项临床研究的 Meta 分析表明，短期留置尿管后，拔除尿管时不必进行夹闭尿管、锻炼膀胱。

ERAS 专家共识推荐：24h 后应拔除导尿管。

静脉治疗是围手术期治疗和护理实践最重要的组成部分。静脉管道的维护也是临床上非常重要的环节。2016 年美国静脉输液护理学会发布的《静脉输液治疗实践标准》（以下简称标准）及 2014 年我国实施的《静脉治疗护理技术操作规范》（以下简称规范）都对穿刺部位做了明确的规定：应选择能够满足静脉治疗需要的部位进行血管通路留置，选择富有弹性且粗直的静脉，所选静脉的长度与直径应大于导管长度与直径。《规范》推荐与患者讨论对静脉导管部位选择的意愿，并建议选择非惯用手臂。《标准》建议在满足治疗需要的前提下，选择管径最细、创伤性最小的导管。对创伤骨科的患者来讲常规静脉治疗选择 20~24G 的导管即可。有效的固定能够预防静脉治疗导管并发症，尤其是导管脱出的发生。在进行导管固定前，应评估导管周围有无水肿及渗出（外渗）史。应采用透明敷料固定，穿刺点不覆盖纱布、棉片等辅料，以便观察穿刺点有无红肿、硬结、脓性分泌物等。经验研究推荐使用专业的导管固定装置。静脉治疗开始前及结束后均应冲洗管道，《标准》指出对于治疗间歇期的外周静脉留置针应 24h 进行一次冲封管维护；中心静脉导管应每 7 天维护一次；输液港每 4 周维护一次。导管维护首选一次性使用冲封管装置。定期检查输液系统的完整性、辅料的完整性、液体药物流速等。

（七）骨质疏松的防治

一旦发生骨质疏松性骨折，患者住院时间延长，出现各种并发症，不利于快速康复。骨质疏松症（骨折）是可以预防的，预防比治疗更为现实和重要。

初级预防：未发生过骨折但有骨质疏松症危险因素，已有骨量减少者（$-2.5 < T \leqslant -1$）应防止发展为骨质疏松症，避免发生第一次骨折；二级预防和治疗：已有骨质疏松症（$T \leqslant -2.5$）或已发生骨折，避免初次骨折和再次骨折。骨质疏松症预防和治疗的内容包括基础措施、药物干预及康复治疗。

1. 基础措施 调整生活方式，包括增加富含钙、低盐和适量蛋白质的均衡饮食；适当户外活动，增加日照；避免嗜烟、酗酒，慎用影响骨代谢的药物；采取防止跌倒的各种措施；加强自身和环境的保护措施等；增加骨健康基本补充剂，包括钙剂和活性维生素 D。

2. 药物干预 具备以下情况之一者，需要考虑药物治疗：①确诊骨质疏松症患者（骨密度：$T \leq -2.5$），无论是否有过骨折。②骨量低下患者（骨密度：$-2.5 < T \leq -1.0$）并存在一项以上骨质疏松危险因素，无论是否有过骨折。③无骨密度测定条件时，具备以下情况之一，也需考虑药物治疗：已发生过脆性骨折；亚洲人骨质疏松自我筛查工具筛查为"高风险"；骨折风险预测简易工具计算出髋部骨折概率 $\geq 3\%$ 或任何重要的骨质疏松性骨折发生概率 $\geq 20\%$。抗骨质疏松药物包括双磷酸盐类、降钙素类、雌激素类、甲状旁腺素、选择性雌激素受体调节剂类、锶盐、活性维生素 D 及其类似物、维生素 K_2 等。

3. 康复治疗 针对骨质疏松症制定的以运动疗法为主的康复治疗已被大力推广。运动可以从两方面预防脆性骨折：提高骨密度和预防跌倒。康复治疗建议：①运动原则，包括个体原则、评定原则、产生骨效应原则。②运动方式，包括如负重不明确运动和抗阻力运动。③运动频率和强度。建议负重运动每周 4~5 次，抗阻运动每周 2~3 次。强度以每次运动后肌肉有酸胀和疲乏感，休息后次日这种感觉消失为宜。

四、术后康复管理

ERAS 强调患者早期下床活动，其衡量指标侧重于下床活动时间和距离。早期活动是快速康复的关键措施之一，对患者康复起重要影响。每个患者都必须进行早期活动。

（一）功能评估

进行早期活动前，护理人员应评估患者的相关情况，采用适当的方法对患者的活动进行正确的评估，并根据患者实际情况制定相应的活动计划。评估的重点包括患者活动耐力、影响患者活动的主要因素、手术创伤大小、患者对日常生活活动、康复运动的个体化需要、患者的自理能力、患者活动受限对患者的主要影响等；评估的方法有问诊、体格检查和辅助检查。通过询问患者的日常活动能力、活动耐受力的情况及影响因素，以及对患者肌力、机体活动功能、心肺功能的体格检查，辅助实验室结果，综合判断患者的活动需要和活动能力；评估的内容包括病情、心肺功能、疼痛、肌力、管道情况、活动相关风险因素、心理社会因素等。

（二）功能锻炼方法

功能锻炼是运动疗法的一种，包括肌力的训练及关节活动的训练。功能锻炼可以改善全身机能状态，促进全身和局部血液循环；增强肌力，防止肌肉萎缩及软组织粘连；维持和恢复关节功能，预防关节僵硬、关节疼痛；调整运动的协调性；预防并发症，促进疾病康复。对固定稳定的患者，建议术后尽早进行训练。训练的基本原则：动静结合、主动被动结合、循序渐进。患者术后的康复训练，建议由康复医师参与完成。

1. 骨折各个阶段功能训练的目的和原则（表1-5）

表1-5　骨折各阶段功能训练的目的和原则

阶　段	目　的	方法及原则
早期1~2周（血肿机化演进期）	促进患肢血液循环，消除肿胀，防止肌萎缩，预防DVT	以患肢肌肉等长收缩和邻近关节的伸曲活动为主。骨折部上、下关节暂不活动，身体其他部位均应进行康复锻炼
中期2~8周（原始骨痂形成期）	防止肌萎缩和关节僵硬	继续进行增强肌肉力量训练，可进行骨折部上、下关节活动。活动应循序渐进，由被动逐渐转为主动，活动速度由慢到快，活动幅度由小到大
晚期8~12周（骨痂改造塑型期）	消除肢体肿胀和关节僵硬，促进关节活动和肌力恢复	以对抗阻力的活动和加强关节活动范围为主。可增加各关节的主动活动，可做负重和双手对抗推力、拉力练习

2.**肌力练习的原则** ①正确掌握运动量：每次练习应引起一定的肌肉疲劳，但发生持续疼痛时应停止，避免肌肉急性损伤；②正确掌握训练节奏：训练应循序渐进，在患者能承受的范围内逐渐增加强度。不可训练过于频繁或间隔时间过长，强度过大。

3.**关节训练的原则** ①关节活动宜平稳缓慢，尽可能达到最大幅度，用力以引起轻度疼痛为度；②多轴关节的各方向运动依次进行，每一动作重复20~30 次，每天可进行 2~4 次。

功能锻炼注意事项：①力量训练要主动进行；②早期被动训练时力量要轻柔均匀，不可使用暴力，否则会有内固定松动、骨折再移位风险；③锻炼可以与镇痛治疗相互配合；④康复训练需循序渐进。

五、出院标准及康复

根据医院实际情况，制定可行性高、可量化的出院标准。出院时，患者应达到一般情况良好，生命体征平稳，已恢复正常饮食，且伤口无感染迹象、疼痛可控。X 线片提示复位固定满意，无其他需住院处理的并发症，且患者同意出院时，则可允许出院。出院后指导患者进行规律门诊复查，通常于术后 1、3、6、12 个月进行复诊，根据实际情况对患者进行规律随访，指导用药和功能锻炼，观察伤口情况，复查 X 线片观察骨折愈合情况，并对患者功能状态进行评估，及时处理出现的并发症。由于骨折的愈合周期通常较长，ERAS 要求的随访时间一般至少为 6 个月。

ERAS 专家共识推荐：制定切实可行的出院标准，并对患者进行至少 6 个月规律随访。

第二章

上肢骨折手术加速康复外科护理

第一节　肱骨骨折的加速康复护理

肱骨骨折包括肱骨近端骨折、肱骨干骨折、肱骨远端骨折。本文所述内容适用于采用手术治疗的新鲜（受伤至手术时间＜3周）、闭合骨折患者。

肱骨近端骨折（proximal humerus fracture）是指上臂肱骨靠近肩关节的一端骨折，多由间接暴力引起，多发生于骨质疏松的老年人，在老年人意外跌倒、手掌撑地时因力量传导引起。主要表现患处疼痛、肩关节周围及上臂肿胀、患肢活动受限。

肱骨干骨折（fracture of humeral shaft）指肱骨外科颈以下1~2cm至肱骨髁上2cm之间的骨折，占全身骨折的1.31%。多发于肱骨干的中段，其次为中下1/3，上部最少。中下1/3骨折易合并桡神经损伤，下1/3骨折易发生骨不连。直接暴力如打击伤、挤压伤或火器伤等，多发生于中1/3处，多为横行骨折、粉碎骨折或开放性骨折，有时可发生多段骨折。传导暴力如跌倒时手或肘着地，地面反击作用力向上传导，与跌倒时体重下压暴力相交于肱骨干某部即发生斜行骨折或螺旋形骨折，多见于肱骨中下1/3处。旋转暴力如投掷手榴弹、标枪或翻腕赛扭转前臂时，多可引起肱骨中下1/3交界处骨折，所引起的肱骨骨折多为典型螺旋形骨折。

肱骨远端骨折（fracture of distal humerus）的骨折类型复杂，常见的有髁上骨折，肱骨髁间骨折，肱骨内、外髁骨折，骨折极易损伤肘关节前后的血管和神经。肱骨远端骨折占肱骨相关骨折的 1/3，约占所有骨折的 2%。肱骨远端骨折术后出现肘关节僵硬、不愈合、内固定失效、感染、异位骨化等并发症的发生率较高，严重影响患者生活质量。

一、急诊骨折复位和石膏固定后的护理

对肱骨近端骨折可根据损伤类型采用手术或非手术治疗，并不单纯依照骨折类型，更重要的是患者对于功能的要求以及是否有能力进行术后的康复锻炼。从骨折类型讲，复位后稳定的肱骨近端两部分骨折均可非手术治疗。如果患者对于功能要求不高，或者无法进行术后的康复锻炼，除非肱骨头脱位，都可以对骨折进行简单整复后进行非手术治疗，应用颈腕吊带固定。一般经过 2~3 周的制动后，在患者可以耐受的程度下开始肩关节被动活动练习，以最大限度减少创伤性肩关节僵硬的发生。

肱骨干有较多肌肉包绕，骨折轻度的成角或短缩畸形，不影响外观及功能，多采取非手术治疗。无移位骨折包括无神经损伤的闭合性横形、短斜形、粉碎性或线形无移位骨折，用轻柔手法纠正成角或旋转畸形，石膏固定 6 周，X 片显示有初步骨痂后去除外固定，开始练习肢体活动；有移位的骨折，在臂丛或局部神经阻滞麻醉下，手法复位支具或外固定架固定。有条件时，亦可在可视 X 射线机透视下，闭合复位、髓内钉内固定。骨折有明显移位者，桡神经有可能嵌入骨折端之间，不可手法复位，以免造成医源性损伤，应手术探查神经，同时做骨折开放复位内固定。

肱骨远端骨折，首先要患肢制动，避免出现继发性的损伤，如损伤血管、神经等情况。如果有出血的现象，应当立即给予止血包扎，行 X 射线检查，明确骨折的严重程度以及骨折的类型。根据骨折的严重程度，选择合适的治疗方法，有明显移位需行手术切开复位内固定；没有明显的移位，且未累及关节面的可行石膏外固定，6 周以后去除石膏，进行肘关节功能锻炼。大部分

肱骨髁间骨折需要手术治疗，仅在以下情况考虑选择保守治疗：无移位的简单骨折、粉碎性骨折伴骨折块移位的严重骨量减少的老年患者，合并明显内科疾病导致无法手术的患者。对于需要手术治疗的肱骨髁间骨折患者，急诊接诊时应予以前臂中立位、肘关节屈曲90°、长臂后托石膏或者支具临时固定，抬高患肢，以缓解患者疼痛，避免进一步损伤。石膏固定期间，应注意对软组织的护理，避免石膏直接与皮肤接触，观察石膏的松紧程度及患肢感觉、运动，每1~2周复查一次，并根据患肢肿胀消减的程度及时更换石膏。

二、术前急性疼痛管理

骨折为急性伤害性刺激，尤其对于高能量损伤的患者，创伤发生时已受到较严重的疼痛刺激，骨折后急性期的疼痛控制对于调整患者围手术期生理及心理状态至关重要。术前镇痛的目标是将患者的疼痛程度控制在不痛苦的状态（疼痛视觉模拟评分＜4分）。

1. **疼痛评估**　入院24h内向患者宣教疼痛评分并采用创伤骨科患者疼痛评估表指导患者根据自己的情况对疼痛做出正确的评估，并向患者宣教疼痛相关知识及疼痛的控制方法。患者疼痛程度评分采用VAS评分，得分越高表示疼痛程度越强。0分是无痛；1~3分轻微疼痛，不影响休息；4~6分中度疼痛影响休息，需要给予止痛药物；7~10分为重度疼痛，需要联合用药。患者入院时进行评估，之后根据疼痛程度及控制效果进行动态的评估及处理。若疼痛评分＜3分，可给予非药物措施，若疼痛评分＞3分，在给予非药物干预的同时，应给予药物干预，用药后半小时再次进行评估。手术后疼痛患者评估方法同上。

2. **非药物干预**　尽量为患者营造一个安静、舒适的病房环境，室内温度、湿度在舒适的范围内。保证光线充足，通风良好。护理操作集中进行，避免频繁打扰患者。骨折48h内可以用冰袋冷敷和抬高患肢的方法减轻疼痛。指导患者运用音乐疗法、呼吸调节等方式分散注意力，减轻疼痛。护士主动与患者进行有效沟通，让其感受到来自医务人员的支持，提高机体痛阈值，减轻疼痛。

3. **药物干预** 创伤骨科患者术前镇痛首选口服对乙酰氨基酚或 NSAIDs 类药物，镇痛效果差时可加服阿片类药物。为减少液体对循环系统造成的额外负担，不推荐采取静脉途径镇痛。肝肾功能障碍的患者，镇痛药物种类应谨慎选择，避免出现药物不良反应。由于肱骨远端骨折易发生骨筋膜室综合征，对于剧烈疼痛的患者应注意检查患肢动脉搏动情况及皮肤色泽，以及肢体肿胀程度以免延误诊治。由于周围神经阻滞会掩盖急性骨筋膜室综合征的症状，需要行神经阻滞镇痛的严重疼痛患者应在实施前谨慎评估骨筋膜室综合征存在的可能性，根据患者的疼痛程度给予相应的药物治疗。疼痛评分为 1~3 分的患者给予口服布洛芬缓释胶囊、塞来昔布、依托考昔等；疼痛评分为 4~6 分的患者给予口服盐酸曲马多，肌内注射帕瑞昔布钠、地佐辛；疼痛评分为 7~10 分的患者给予应用吗啡、哌替啶，必要时可以多模式联合用药，需避免"天花板"效应。

三、术前宣教

正确合理的术前宣教能够缓解患者术前紧张、焦虑、抑郁的状态，减轻其对麻醉及手术的恐惧心理，提高对术后并发症的认识及术后康复的依从性，缩短其住院时间，提升整体满意度，尽可能避免医患纠纷。物品准备：护理垫、上肢抬高垫等。患者准备：告知患者要保证充足的睡眠，术晨贴身穿病号服，提示患者如果不是第一台手术，在等待手术期间如有任何不适应立即告知护士或主管医生。心理准备：有些患者对手术比较紧张，术前比较焦虑，此情况术前应对患者心理状态进行评估，并进行心理干预，让患者以最佳的心理状态进行手术。除此之外，还应告知患者术前戒烟戒酒，进行疼痛相关知识及饮食的宣教，充分交代围手术期麻醉及手术风险，使患者有充足的思想准备；告知术后可能出现的并发症及其应对措施，如骨不连、肌萎缩、关节僵硬、尺神经麻痹等，降低患者对术后的过高预期；强调术后进行合理、规范、适度康复锻炼的重要性，使患者重视术后的功能锻炼。尽量采用多元化、多模式的宣教形式，包括口头讲授、宣教手册、亲身示教、典型病例示范、视频展示、动画模拟等。

四、术前营养评估及饮食管理

创伤及手术应激反应会导致机体激素、代谢、免疫系统的改变，进而导致糖原、脂肪和蛋白质的高分解代谢。高分解代谢影响手术后肢体功能恢复、增加围术期并发症风险。《加速康复外科理念下肱骨近端骨折诊疗规范的专家共识》推荐在入院24h内完成营养筛查，随后对高危患者完成全面评估。术前采用NRS2002进行营养风险评估，营养风险筛查由护师（士）、营养师、药师与临床医师合作完成。当合并下述任一情况时应视为存在严重营养风险：6个月内体重下降＞10%，NRS2002评分＞5分，BMI＜$18.5kg/m^2$，血清白蛋白浓度＜30g/L。一般骨折患者应给予清淡、易消化、高蛋白、高纤维饮食。

五、慢性病的支持治疗及护理

对糖尿病患者，除常规监测血糖外，建议常规筛查糖化血红蛋白。针对不同患者需制定个体化的血糖控制目标。一般来讲，推荐择期手术患者术前血糖控制标准为：空腹血糖4.4~7.8mmol/L，餐后2h血糖4.4~10.0mmol/L；术后需要重症监护或机械通气的患者，建议将血糖控制在7.8~10.0mmol/L，非糖尿病患者术后血糖控制目标同术前。肱骨骨折择期手术患者按照"一般"控制目标建议将血糖控制在7.8~10.0mmol/L，护理单元配合医生监测血糖变化，出现预警值时提醒医生调整治疗方案。糖尿病患者的饮食应控制热量，均衡饮食。总热量包括主食、零食、副食，糖尿病患者必须防止热量摄入过多，每天主食应控制在200~400g，少食多餐，要做到每日不少于三餐，每餐主食不超过100g，若每日三餐，主食分配应为早1/5、中2/5、晚2/5。保证各种营养比例适宜，避免热量摄入过多，严格控制油脂摄入，少食油炸食品，尽量食用绿叶蔬菜、粗粮及辅以牛奶、蛋清、肉类及高纤维饮食，少食油腻和含胆固醇的饮食及含糖量高的食品，以免造成进食后血糖过高，同时还要限制盐的摄入，不限制饮水，以免造成血糖浓缩加重病情，并向患者说明低血糖的表现、危害及处理措施。

肱骨骨折进行手术时，需对患者进行臂丛神经阻滞或全身麻醉，故建议选择胰岛素强化治疗，包括胰岛素多次皮下注射和胰岛素泵持续皮下注射2

种方式。高危患者（血糖控制差、并发症多、低血糖风险大）推荐使用胰岛素泵控制血糖。控制高血糖的同时必须积极防治低血糖，出现糖尿病酮症的患者应尽快补液以恢复血容量、纠正失水状态、降低血糖、纠正电解质和酸碱平衡紊乱，同时积极寻找和消除诱因，防治并发症。

对高血压患者，1、2 级高血压（BP < 180/110mmHg），麻醉危险性与一般患者相仿，手术并不增加围手术期心血管并发症发生的风险。而 3 级高血压（BP ≥ 180/110mmHg）时，围手术期发生心肌缺血、心力衰竭及脑血管意外的危险性明显增加。除紧急手术外，择期手术一般应在血压得到控制之后进行，并调整受损器官功能至稳定状态。中青年患者血压控制在 < 130/85mmHg，老年患者 < 140/90mmHg 为宜。对于合并糖尿病的高血压患者，应控制在 130/80mmHg 以下。高血压患者多表现有易激动、焦虑及抑郁等心理特点，我们对待患者应耐心、亲切、和蔼、周到。根据患者特点，有针对性地进行心理疏导。同时，让患者了解控制血压的重要性，帮助患者训练自我控制的能力，参与自身治疗护理方案的制订和实施，指导患者坚持服药，定期复查。饮食护理应选用低盐、低热能、低脂、低胆固醇的清淡、易消化饮食。鼓励患者多食水果、蔬菜，戒烟，控制饮酒、咖啡、浓茶等刺激性饮料。对服用排钾利尿剂的患者应注意补充含钾高的食物，如蘑菇、香蕉、橘子等。肥胖者应限制热量摄入，控制体重在理想范围之内。血压持续增高的患者，应每日测量血压 2~3 次，并做好记录，必要时测立、坐、卧位血压，掌握血压变化规律。血压波动过大，要警惕脑出血的发生。在血压急剧增高的同时，出现头痛、视物模糊、恶心、呕吐、抽搐等症状，应考虑高血压脑病的发生。出现端坐呼吸、喘憋、发绀、咳粉红色泡沫痰等，应考虑急性左心衰竭的发生。出现上述各种表现时均应配合医生进行紧急救治。

肱骨骨折常见于老年骨质疏松的患者，对于这类患者建议进行骨质疏松筛查，双能 X 射线吸收法（dual energy X-ray absorptiometry，DXA）测量值是 WHO 推荐的骨质疏松症评估方法，是公认的骨质疏松症诊断的金标准。参照 WHO 推荐的诊断标准，DXA 测定骨密度值低于同性别、同种族健康成人的骨峰值不足 1 个标准差为正常（T ≥ -1.0）；降低 1~2.5 个标准差为骨量低下或骨量减少（–2.5＜T＜–1.0）；降低程度 ≥ 2.5 个标准差为骨质疏松（T 值 ≤ –2.5）；降低程度符合骨质疏松诊断标准，同时伴有一处或多处骨折为严重骨质疏松。

骨质疏松性骨折的病理基础是骨质疏松，骨折后应积极采用规范的抗骨质疏松药物治疗，其目的是缓解疼痛，抑制急性骨丢失，提高骨量，改善骨质量，降低再骨折的发生率。骨质疏松性骨折应用抗骨质疏松药物干预需要根据骨质疏松严重程度，注重个体化原则，考虑药物的适应证和禁忌证、临床疗效、安全性、经济性和依从性等诸多因素，合理应用。骨质疏松性骨折后，早期钙和维生素 D 用药剂量可酌情增加；钙剂应注重元素钙含量，推荐补充元素钙 1000mg/d；普通维生素 D 补充剂量推荐 800IU/d。骨质疏松性骨折发生前，已使用抗骨质疏松药物者，应重新评估骨质疏松状况，不建议盲目停药。骨质疏松性骨折发生前，未使用抗骨质疏松药物者，应在骨折处理后，全身情况稳定时，尽早使用抗骨质疏松药物治疗。骨质疏松性骨折后，规范使用双膦酸盐有利于骨折的愈合。对这类骨质疏松骨折的患者预防再骨折的有效措施是预防跌倒。告知患者穿大小合适的鞋子及裤子，避免穿过长的裤子，鞋子要防滑。起床时动作应缓慢，活动环境应光线充足，无障碍物。

六、围手术期软组织的护理

肿胀是指受伤部位周围肌肉、皮肤或黏膜等软组织由于充血、水肿、出血和炎症等因素而出现的体积增大，是肱骨远端骨折常见的软组织并发症。肘关节周围肿胀影响肱骨远端骨折手术时机的选择，也增加切口相关并发症及术后感染的风险，术后切口周围肿胀会加重疼痛、降低周围肌肉强度、延迟术后康复进程。

肿胀在术前、术后都会发生，消除患肢肿胀是整个围手术期的工作，有效的消肿可降低切口相关并发症及术后感染的风险。围手术期预防、控制及减轻肘关节肿胀的方法包括骨折周围制动、冷敷、激光疗法和抬高患肢等。护士应鼓励患者石膏固定后尽早开始掌指关节和指间关节的主动活动，以帮助尽早消肿。

　　肱骨中下 1/3 处骨折容易发生桡神经损伤，对于有桡神经损伤的患者，术中探查神经，若完全断裂，可一期修复桡神经；若为挫伤，神经连续性存在，则切开神经外膜，减轻神经继发性病理改变。向患者及家属说明翻身及肢体运动的重要性。术前搬动时需小心，保证肢体的轻度伸展，帮助患肢被动运动，防止肌肉萎缩。保持床单位平整、干燥，帮助患者建立一个舒适的卧位。

　　肱骨远端骨折，尤其是肱骨髁上骨折可引起神经（正中神经、尺神经、桡神经）和血管损伤。神经损伤时可有手臂感觉异常和运动功能障碍，伸直型肱骨髁上骨折极易压迫或刺破肱动脉，加上损伤后组织炎性反应，均会影响远端肢体血液循环，导致前臂骨筋膜室综合征。早期的观察和治疗对骨筋膜室综合征发生、发展、杜绝肢体残废至关重要。对患者的观察应做到以下几点：①疼痛的观察。疼痛往往出现在早期，是几乎所有患者都会产生的症状。早期症状表现为麻木感以及异样感，有剧烈的灼痛感，对通常的镇痛药物所产生的作用不敏感，不会因为肢体的固定制动而使得自身的疼痛减轻。对疑似骨筋膜室综合征的患者，应尽快采取相应措施，避免患者出现缺血性肌痉挛等对身体有严重影响的并发症。②水肿的观察。水肿的情况呈加剧的发展趋势，患肢由于敷料绷带包裹与石膏夹板外固定使得患者的感觉出现异常，进而导致肿胀不容易被发现，对治疗产生负面作用。护理人员应对患肢的肿胀程度细致地观察，必要时打开敷料进行观察。③感觉异常的观察。检查受累神经支配区有无异常感觉，过敏或迟钝，两点分辨觉消失，轻触觉异常等现象，晚期则感觉消失。④桡动脉搏动、毛细血管充盈时间及手指血氧饱和度的观察。可出现动脉搏动减弱，毛细血管充盈时间延长，手指血氧饱和度降低。若动脉搏动无法触及，则可能血管损伤或已到骨筋膜室综合征的晚期。⑤皮肤温度及颜色的观察。早期皮肤稍红，温度稍高，当缺血严重时，患肢皮温下降，甚至冰凉，皮肤苍白或呈大理石花纹样。⑥全身情况的观察。如出现体温升高，脉率加快，血压下降，白细胞增多，肌红蛋白血症及肌红蛋白尿，提示本症发展至严重缺血阶段，致大部分肌肉坏死。

七、术前饮食管理

对择期手术患者而言，术前 1 日夜间即开始禁食、禁水的做法并无必要。长时间禁食、禁水会让患者出现口渴、饥饿、焦虑等，增加胰岛素抵抗和提高体内分解代谢水平，进而延长住院时间。目前，已有大量证据表明，择期手术患者可以在术前 2h 口服无渣饮品，包括清水、无渣果汁、碳酸饮料、含糖饮料、清茶和黑咖啡等，推荐使用含 12.5% 麦芽糖糊精的含糖饮料，可于术前 1 日晚 10 时饮用 800ml，术前 2h 饮用 400ml；在缺少此类含糖饮料时，可选择无渣果汁；对于淀粉类食物和乳制品，术前需禁食 6h，而油炸、高脂类食物的禁食时间则要延长至术前 8h 以上。需要注意，缩短术前禁食、禁水时间对以下人群不适用：急诊手术患者；各种形式的胃肠道梗阻患者；上消化道肿瘤患者；继发性肥胖患者；妊娠期女性；胃食管反流及胃排空障碍患者；糖尿病患者（视为相对禁忌）；困难气道患者；其他无法经口进食患者。上述患者胃排空时间较正常人延迟或存在进食禁忌。对于无法经口进食患者，可予以静脉滴注含葡萄糖液体。

八、围手术期尿路管理

肱骨骨折患者手术一般采用臂丛神经阻滞麻醉，此麻醉方式对排尿影响非常有限。因此，无须对所有患者术前进行常规导尿，而且导尿操作会导致相应并发症的发生，如血尿、疼痛、感染、尿道损伤等。导尿操作本身也会对患者产生较大的生理和心理应激反应。围手术期采取一些综合措施，如术前嘱患者排空膀胱，麻醉恢复后鼓励患者站立排尿等，可以大大降低尿潴留的发生率。对于前列腺增生、膀胱功能差以及预计手术时间长的高危患者，可予术前导尿，导尿时切忌粗暴，以减少对患者的刺激。全麻术后 6h 开始夹闭尿管，24h 内即拔出尿管。

九、伤口引流管的护理

肱骨骨折一般都会放置引流管，术后予负压引流 24~48h，给予妥善固定，标识清楚，确保有效负压，保持引流通畅。每 2~4h 挤压一次引流管，观察引流液量、颜色、性质,如有异常及时报告医生。伤口敷料明显渗血时及时更换,防止感染,伤口引流小于20ml予以拔管,置管期间应防止导管滑脱。

十、术后饮食管理

术后30min在确认患者意识清楚、生命体征平稳、没有恶心、呕吐等不适,当患者有饮水需求的前提下,可先饮温凉开水或淡盐水约50ml,可分次少量饮用;饮水后如无不适等,听诊肠鸣音正常,于术后2h进食流质或半流质食物。首次进食量要少于平时饭量的一半,下一次进食时间至少间隔2h。经观察得出患者进食方法为:先饮水50~100ml,观察15~30min,无呛咳、腹部不适等不良反应者即可进食清淡食物,且以流食、半流食为主,首次进食量不超过200g,以后逐渐过渡为普食。

十一、术后体位及早期活动

肱骨骨折手术推荐使用臂丛神经阻滞麻醉,可同期联合使用镇静麻醉或全身麻醉,臂丛神经阻滞麻醉的患者术后无须去枕平卧。而且,术后半卧位更有助于患者呼吸、循环系统的稳定,减少术后误吸的发生率。此外,鼓励患者早期下地活动,有助于患者呼吸、胃肠道、心血管等多个系统功能的恢复,患者术后清醒即可下地活动。全麻术后患者在清醒、生命体征平稳的前提下,恢复期采取有枕并床头抬高15°~30°的体位,既可增加患者舒适度,又可减少麻醉恢复期不良反应,促进患者早日康复。

十二、术后镇痛措施与护理

(一)药物护理

WHO推荐的三阶梯镇痛方案,控制疼痛的有效方法是及早使用镇痛药物,预防疼痛的发生或防止它的加重。但是患者害怕麻醉药物引起的不良反应,过分担心药物的成瘾性是有效镇痛的主要障碍。大量研究表明,无论麻醉药的剂量多大和使用时间多久,在麻醉药镇痛患者中成瘾的发生率<1%。给药的途径:常用的有口服、肌内注射、静脉注射三种。WHO推荐的止痛药应用原则中一个要点为口服,口服给药方便经济,免除创伤性给药的不舒适,又

能增加患者的独立性，但是口服药物起效慢。另外，芬太尼透皮贴剂是目前唯一的阿片类止痛药透皮贴剂。它为经皮给药的方式，适用于吞咽困难、严重恶心呕吐的患者，尤其对疼痛相对持续、发作不频繁、波动较小的患者最为适宜。本科室口服用药有塞来昔布、依托考昔，肌内注射用药有帕瑞昔布钠、地佐辛，一般先用非甾体抗炎药，效果不佳再联合使用弱阿片类药物。

（二）非药物性干预

1. 心理护理 疼痛是一种不愉快的感觉，与患者感受密切相关，心理因素对患者疼痛性质、程度、镇痛效果都会产生影响。

2. 转移注意力 即将注意力集中于其他刺激而不是疼痛的感觉上，可以有效减轻患者疼痛知觉。通过阅读感兴趣的报刊、杂志，收听优美动听的音乐，按摩等来减轻对疼痛的感受程度。大量研究证实，音乐可以明显地促进人体的内稳态，减少紧张、焦虑，有助于放松情绪。

3. 疼痛相关知识宣教 对不同镇痛药物的用药方式和不同镇痛方法的注意事项进行宣教，同时对患者及家属进行宣教，帮助不愿意报告疼痛、害怕成瘾、担心出现难以治疗的不良反应的患者了解疼痛知识，使其配合治疗，同时指导患者进行疼痛的自我管理。通过教育，可消除患者对疼痛的恐惧、焦虑、无助感，稳定情绪，增加患者的信任、安全感，最大限度地提高患者的舒适度和生活质量。

4. 创造良好的环境 建立一个舒适、清静、卫生、安全的住院环境。病室保持安静、清洁、光线充足，室温适中，空气新鲜，避免噪音，可以减少对患者的刺激，从而提高止痛效果。

（三）专科护理干预

1. 合理采用冰敷、冷敷 可抑制细胞的活性，使血管收缩，使神经末梢的敏感性降低而减轻疼痛。冰敷能确切地降低术后隐性失血量及肢体肿胀程度，术后早期冰敷能有效减轻患者疼痛、肢体肿胀、皮下淤血及关节腔积液等。

2. 正确指导患者功能锻炼 患者由于害怕疼痛，术后往往不敢早期活动，易引起肺部感染、压疮、关节僵硬等并发症，因此正确的功能锻炼指导十分重要，防止不正确的活动引起疼痛。术后 6h 鼓励患者做患肢肌肉舒缩活动，活动远端关节、健康肢体，定期协助患者翻身拍背，按摩骨突受压部位，鼓励患者深呼吸、咳嗽，以防并发症的发生。

3. 患肢观察 绷带、石膏固定后主诉疼痛，不能盲目地给予镇痛药，而是要观察患肢肿胀程度、肢体的感觉运动以及血运情况。由于石膏管型坚硬，与肢体贴合严密，所以难以适应肢体在创伤后的反应性肿胀，容易压迫肢体而出现许多并发症，如压迫性溃疡、压迫性神经瘫痪及血液循环障碍等，严重的可导致肢体坏死。所以要针对不同的情况及时进行处理并向医师报告。

十三、PONV 的预防与护理

PONV 主要发生在手术后 24~48h 内，少数患者可能持续 3~5 天。患者有程度不等的不适，严重者可存在水、电解质紊乱，伤口裂开，误吸性肺炎等严重并发症。一般原则，应评估患者发生 PONV 的风险，对中危以上患者应给予有效的药物预防。PONV 临床防治效果判定的金标准是达到 24h 有效和完全无恶心、呕吐。不同作用机制的 PONV 药物联合用药的防治作用优于单一用药，作用相加而副作用不相加。$5-HT_3$ 受体抑制剂、地塞米松和氟哌利多或氟哌啶醇是预防 PONV 最有效且副作用小的药物。无 PONV 危险因素的患者，不需要预防用药。对低、中危患者可选用一种或两种药物预防。对高危患者可用二至三种药物组合预防。如预防无效应加用不同作用机制的药物治疗。预防用药应考虑药物起效和持续作用时间。昂丹司琼、多拉司琼、丙氯拉嗪、阿瑞匹坦应于麻醉诱导前 1~3h 给予；静脉抗呕吐药则在手术结束前静脉注射，但静脉制剂地塞米松注射液应在麻醉诱导后给予；东莨菪碱贴剂应在手术前晚上或手术开始前 2~4h 给予。对未预防用药或预防用药无效的 PONV 患者提供止吐治疗，患者离开麻醉恢复室后发生持续的恶心和呕吐时，在排除了药物和机械性因素后，可开始止吐治疗。如果患者没有预防性用药，第一次出现 PONV 时，应开始小剂量 $5-HT_3$ 受体拮抗剂治疗。$5-HT_3$ 受体拮抗剂的治疗剂量通常约为预防剂量的 1/4，昂丹司琼 1mg、多拉司琼 12.5mg、格拉司琼 0.1mg、氟哌利多 0.625mg 或异丙嗪 6.25~12.5mg。术后恶心的患者给予去枕平卧头偏向一侧，有静脉止痛泵患者可夹闭止痛泵，观察患者恶心、呕吐是否减轻，若不能减轻可静脉注射盐酸帕洛诺司琼或肌内注射盐酸甲氧氯普胺注射液。

十四、术后功能康复

为促进患者肢体功能早期康复，肱骨骨折术后应采取以下措施：①密切观察患肢末梢血运、感觉运动及肿胀情况；②术后48h内给予冰敷以减轻炎症反应，利于肿胀消退、缓解疼痛并减少伤口出血。对于疼痛明显的患者，除冰敷等物理治疗外，可遵医嘱合理应用止疼药物，缓解疼痛的同时更利于术后早期进行患肢康复训练以促进肩、肘关节恢复。

1. 肱骨近端骨折术后康复训练　大致可分为三个阶段，第一阶段（术后1~2周），以邻近关节、远节关节主动活动，肩关节被动活动为主，术后第1天可进行握拳、伸指练习以促进血液循环、减轻水肿，患肢手掌尽量张开至最大限度，维持2秒再握拳并重复该动作；术后第2天患者在握拳练习的基础上主动活动腕关节，以屈伸活动、旋转活动为主，每次30次，每天2~3次；术后第2~3天可进行肘关节屈伸活动，避免肘关节长时间处于屈曲位而发生关节僵硬，肘关节以主动活动为主，但不能做大力量的被动活动或者推拿按摩等；术后1周左右开始在保护下进行肩关节被动活动并逐渐加大关节被动活动度，如扩胸、含胸练习，肩关节被动前屈、后伸、外展练习，以患者可以忍受疼痛和不出现明显对抗为原则，循序渐进，被动活动后可局部冰敷20min，每天2次。第二阶段（术后2~3周），可进行钟摆、环转训练并逐渐增加幅度，在此基础上可开始练习肩关节前屈、后主动活动，先轻度的小范围活动，根据患肩恢复情况逐步增加活动范围。第三阶段（术后4周以后），可进行患肢上举、抗阻力活动并进一步加大肩关节活动范围。

2. 肱骨干骨折术后康复训练

（1）术后1~2周　术后1~3天可以进行手和腕的主动活动，包括握拳、伸指以及腕关节各方向的主动功能锻炼，逐渐过渡到上臂肌群的主动等长收缩练习以改善局部血液循环，消除肿胀，加速周围软组织损伤的修复，防止肌肉萎缩；3天以后疼痛缓解，可在健肢的帮助下开始肩、肘关节的被动活动，根据锻炼情况逐渐增加活动范围；术后 1 周开始进行上肢肌群的主动等张收缩训练。

（2）术后 2~3 周　站立位，主动耸肩练习 10~20 次，肩关节放松自然下垂，10 次为一组，持续 30s；胸上肌、背阔肌群的收缩练习；三角肌保护性的无阻力收缩练习持续时间及次数根据情况掌握，以无疼痛为限；肩部的摆动次数练习，10 次一组，做 2~3 组为宜；增加前臂的旋转练习，10 次一组，做 2~3 组；肘关节屈伸功能练习，等张收缩练习为主，不增加阻力，以患者感觉疲劳为限。

（3）3~4 周以后　除肌力稍弱以外，整个患肢的功能趋于完全恢复。此时康复训练主要涉及肩和肘两个关节，肩关节的活动度及肌力训练如前所述；肘关节训练屈伸功能及前臂的旋转功能，应避免上臂抗阻力旋转活动。

（4）术后 4~6 周　在上述练习基础上，增加肩肘腕的抗阻力练习，加强前臂的旋转功能训练。

（5）术后 6~8 周　患侧上肢以肩关节为轴心，做主动全旋练习，借助肋木、高吊、滑轮、强拉力器、橡皮带、体操棒等器械进一步进行功能练习。

3. 肱骨远端骨折术后康复训练

（1）术后 1~3 天　除进行上述手、腕功能主动活动外，开始进行肱二头肌、肱三头肌等长收缩练习，并进行肩关节的主动或被动全范围运动。

（2）术后 4 天 ~3 周　在上述治疗的基础上，在外固定保护下逐渐进行肘关节被动屈伸活动，夜间交替固定肘关节于"最大"伸直位和"最大"屈曲位。

（3）术后 4~6 周　继续进行肘关节临近关节的主动功能锻炼，进一步加强肘关节被动活动，逐渐开始进行肘关节主动屈伸活动；对于经尺骨鹰嘴截骨的患者，术后 6 周内应避免主动伸肘活动。

（4）6 周以后　开始进行肘关节周围肌肉渐进式抗阻肌力训练，对于经尺骨鹰嘴截骨的患者，伸肘抗阻肌力训练应在术后 10 周后开始。

4. 常用锻炼方法动作解释

（1）钟摆锻炼　患者向前弯腰 90°，使上臂自然下垂与地面垂直，然后做钟摆样左右摆动，活动范围由小到大，每次活动 20~30 次即可，每日 2~3 次。

（2）内旋锻炼　患者手持一根 50cm 的木棍，放在背后向上举起，健侧手由肩部向上拉木棍并坚持几秒钟，以上训练每次 20~30 次，每日 2~3 次，持续 4~6 周。中期康复为术后 6~8 周至 3~4 个月，术后的 6~8 周时已有少量骨痂形成，骨折部位已经可以承受相对较大的外力作用，此时可以加大各个方向上肩部的主、被动运动。至 12 周时，患者肩部的功能可以达到或接近正常，这一阶段要逐步增加三角肌及肩袖肌力，从等长收缩到抗阻力锻炼，循序渐进。

（3）器械练习　利用滑轮练习，做肩关节的上举、外展、内旋运动。双手在胸前握住滑轮的把柄，用健侧拉滑轮锻炼肩关节上举运动。双手在背后握住滑轮的把柄，用健侧拉把柄锻炼肩关节内旋运动；利用木棍（体操棒）做上举、外展、前屈、后伸运动。

（4）主动练习　外旋运动，患侧手放在背后，用健侧手握住患侧手用力向上触摸对侧肩胛骨；内收运动，利用患侧手横过面部去触摸对侧耳朵、肩部，以拉开黏连和改善内收肌等肌肉的功能；联合运动练习肩关节，患者两臂作划船运动或游泳动作。可以内收、外展、内旋、外旋、前屈、后伸及上举等动作联合起来练习肩关节的活动。肱骨近端骨折常涉及大小结节，其为肩袖肌肉止点，因此在术后锻炼过程中应避免肩袖肌肉主动收缩，造成结节骨折移位；同时，肱骨外科颈骨折靠近肱骨上端，其固定也很难达到坚强，手术完成牢固固定即可，因此在肱骨近端康复过程中，早期强调被动锻炼是最重要的，当 6 周骨折初步愈合后才可进行主动锻炼。主动锻炼必须在骨折初步愈合时进行，患者最大进步和满意程度出现在此阶段，因此不能忽视主动锻炼过程。

5. 康复锻炼的目的　增加局部血液循环，消除肿胀，加速周围软组织损伤的修复、防止上肢肌肉萎缩、关节僵硬等并发症、可增加骨折端在纵轴上的挤压力，防止骨断端分离，促进骨折愈合，防止脱钙。

6. 功能锻炼的方法

（1）固定后即可做伸屈指、掌、腕关节活动，患肢做主动肌肉收缩活动，见前臂活动示意图（图 2-1）。

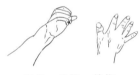
握拳、分指、伸指

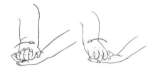
前臂内外旋转

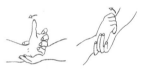
腕、肘屈伸

图 2-1　前臂活动示意图

（2）肩、肘关节的活动　伤后 2~4 周，除继续以上训练外，应逐渐做肩、肘关节活动。其方法是将健手托住患肢腕部，做肩和肘前屈、后伸，然后屈曲肘关节，同时上臂后伸，见肘关节活动示意图（图 2-2）。

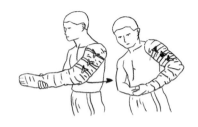

图 2-2　肘关节前屈、后伸

（3）旋转肩关节　患者身体向患侧倾斜，肘关节屈曲 90° 以上，健手握住患侧手腕部，做肩关节旋转动作，即画圆圈动作，见肩关节活动示意图（图2-3）。

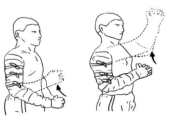

图 2-3　肘关节屈曲旋转肩关节

（4）外展、外旋运动　上臂外展、外旋，用手摸自己的头后部（图2-4）。

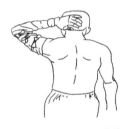

图 2-4　上臂外展、外旋

十五、出院标准及随访

根据医院实际情况，采取可行性高、可量化的出院标准。出院时，患者应达到一般情况良好、生命体征平稳、疼痛程度较轻、已恢复正常饮食、已正常下地活动，伤口无红肿渗出及感染情况、伤口引流管已拔除，术后复查X线片和（或）CT示骨折复位固定满意，无其他需住院处理的并发症，本人同意出院。符合上述标准的患者即可允许出院。出院后对患者进行规律门诊复查，通常于术后1、2、3、6、12个月进行复诊，此后根据实际情况进行定期门诊或电话随访。随访过程中，应观察伤口恢复情况并在术后2周左右拆除缝线，复查X线片或必要时复查CT评估骨折愈合情况，对患者肘关节功能进行活动度、稳定性及疼痛的评估，同时对上肢整体功能进行评估，评估术后并发症，如尺神经麻痹、肘关节僵硬、异位骨化、内固定失效等，并采取合理治疗策略，对于骨质疏松的患者应使用抗骨质疏松药物干预，并定期随访，了解并处理不良反应、骨折愈合情况、临床症状改善情况、再骨折预防实施情况等。

第二节　尺、桡骨骨折的加速康复护理

前臂由尺、桡骨组成。尺、桡骨之间由坚韧的骨间膜相连，若骨间膜发生挛缩，必然导致前臂旋转活动障碍。尺、桡骨骨干有多个肌肉附着，起止部位分散。当骨折时，由于肌肉牵拉，常导致复杂的断端移位，使复位困难。尺、桡骨骨折可由直接暴力、间接暴力、扭转暴力引起，有时导致骨折的暴力因素复杂，难以分析其确切的暴力原因，受伤后前臂出现疼痛、肿胀、成角畸形及功能障碍。严重的尺、桡骨骨折可合并神经血管损伤，或因严重肿胀发生骨筋膜室综合征。

尺骨近端骨折（fracture of proximal ulna）在年轻患者多为高能量创伤，老年患者多为跌倒致伤。尺骨近端骨折主要有两个基本类型，多数需要手术治疗。鹰嘴骨折：占肘部损伤的10%左右。冠状突骨折：占肘关节损伤的

10%~15%，当合并其他部位损伤，多提示肘关节不稳定。尺骨近端的半月形切迹：是肘关节最重要的骨性稳定结构，因此尺骨近端骨折的治疗目标是解剖复位恢复尺骨近端半圆形切迹的关节面，恢复半月形切迹的长度，坚强内固定，允许术后早期功能锻炼。

桡骨头骨折（radial head fracture）大约占肘关节损伤的 20%，桡骨头过去被认为是不重要的结构，经常被随意切除，目前认为桡骨是肘关节稳定的第二重要结构。随着对其重要性认识的不断增加，桡骨头骨折的治疗方法发生巨大转变。在选择桡骨头骨折的治疗方法之前，必须仔细评估肘关节的稳定性，骨性结构的稳定性和软组织结构的稳定性，包括尺骨近端、肱骨远端、内侧副韧带、前臂骨间膜等损伤的综合评估。无论采取何种方法治疗，都应该达到解剖复位、坚强固定、骨性支撑稳定及软组织平衡。肘关节三联征是指肘关节脱位合并桡骨头与冠状突骨折，是一类较为严重的肘关节急性创伤。因为治疗难度大、预后较差，又被称为"恐怖三联征"。

尺、桡骨干双骨折（fracture of ulna and radius）占各类骨折的 6% 左右，以青少年多见，因骨折后常导致复杂的移位，使复位十分困难，易发生骨筋膜室综合征。其受伤机制包括：①直接暴力。多由于重物直接打击挤压或刀砍伤引起，特点为两骨同一平面的横形或粉碎性骨折，多伴有不同程度的软组织损伤，包括肌肉、肌腱断裂，神经血管损伤等，整复对位不稳定。②间接暴力。常为跌倒时手掌着地，由于桡骨负重较多，暴力作用向上传导后首先使桡骨骨折，继而残余暴力通过骨间膜向内下方传导，引起低位尺骨斜形骨折。③扭转暴力。跌倒时手掌着地，同时前臂发生旋转，导致不同平面的尺、桡骨螺旋形骨折或斜性骨折，尺骨的骨折线多高于桡骨的骨折线。尺骨上 1/3 骨折可合并桡骨小头脱位，称为孟氏（Monteggia）骨折；桡骨干下 1/3 骨折合并尺骨小头脱位，称为盖氏（Galeazzi）骨折。

桡骨远端骨折（fracture of distal radius）是指距桡骨远端关节面 3cm 以内的骨折。其在临床上最常见，占全身骨折的 6.7%~11%，占腕部骨折的第一位，常见于有骨质疏松的中老年女性。其受伤机制多为间接暴力引起，跌倒时手部着地，暴力向上传导，导致桡骨（或合并尺骨）远端骨折。根据受伤机制不同，分为伸直型骨折和屈曲型骨折。伸直型骨折多因跌倒后手掌着地、腕关节背伸、前臂旋前所致。屈曲型骨折常由于跌倒后手背着地、腕关节屈曲所致，也可由腕背部受到直接暴力打击所致。

ERAS 理念的引入，对于尺、桡骨骨折的诊治提供了更全面的平台，以患者为中心全面优化围手术期的各个环节，并形成完整路径，也为诊疗方法的选择和优化提供了更为明确的导向和标准。参照全国创伤骨科专家讨论的建议，在循证医学基础上，以 ERAS 理念为指导，根据临床护理实际需要和本团队的护理经验整理形成此文。本文所述内容适用于择期手术治疗的尺、桡骨骨折（手术距伤后三周内）患者。

一、急诊骨折复位和石膏固定后的护理

闭合复位、石膏外固定是治疗尺、桡骨骨折最常用和最有效的方法。良好的复位与固定可最大限度地减轻患者的疼痛，并为可能发生的手术干预提供必要的软组织条件。除了要达到良好的对位、对线以外，特别注意防止畸形和旋转。复位成功后可采用石膏固定，即用上肢前、后石膏夹板固定，待肿胀消退后改为上肢管型石膏固定，一般 8~12 周可达到骨性愈合。也可采用小夹板固定，即在前臂掌侧、背侧、尺侧和桡侧分别放 4 块小夹板并捆扎，将前臂放在防旋板上固定，再用三角巾悬吊患肢。有以下情况时考虑手术治疗：手法复位失败；受伤时间短、伤口污染不重的开放骨折；合并神经、血管、肌腱损伤；同侧肢体有多发性损伤；陈旧骨折畸形愈合或交叉愈合，影响功能。ERAS 理念下，推荐对尺、桡骨骨折患者进行麻醉下闭合复位，不仅能缓解患者被复位时的痛苦，同时能创造更好的肌松环境，进而提高复位成功率。麻醉方式选择包括局部血肿阻滞、臂丛神经阻滞、清醒状态下镇静和全身麻醉等，目前并无何种麻醉方式更佳的证据，可根据医院的实际情况选择。局部血肿阻滞前无严格的禁食、禁水要求且阻滞效果满意，是我院常规使用的复位前麻醉方法，《共识》推荐使用臂丛神经阻滞进行麻醉。复位时，应从缓慢持续牵引开始，减少反复牵拉和复位的次数，最大限度地保护软组织。同时对于手术指征明确的尺、桡骨折患者，避免暴力复位、反复复位。固定方式根

据骨折移位方向和稳定性，选择前臂背托石膏、前臂掌托石膏，我院常规使用四头带石膏固定方式。石膏固定期间，应注意对软组织的护理，避免石膏直接与皮肤接触，每1~2周复查一次，根据患肢肿胀消减程度及时更换石膏。若患者不适宜闭合复位或闭合复位失败，在切开直视下准确复位并使用内固定稳定骨折。

二、术前急性疼痛控制和护理

1. 疼痛评估　在尺、桡骨骨折发生时，患者已感受到了中、重度的疼痛，急性疼痛控制对患者围手术期心理、身体状况的调整，以及术后疼痛控制至关重要。ERAS理念下更应该注重疼痛的控制，降低应激反应，改善患者舒适度。在术前宣教时，帮助患者形成对疼痛正确的认识——疼痛控制的目的并不是完全无痛，而是将疼痛程度控制在不痛苦的状态（NRS评分＜4分），采用VAS评分，让患者为自己的疼痛程度评分，评分越高表示疼痛程度越强。评估时机：发生疼痛时随时评估；疼痛干预后30min再次评估；疼痛评分＞3分，或接受疼痛治疗，至少每2~4h评估一次（清醒状态）。

2. 非药物干预　可采用局部冷敷、抬高患肢、肢体固定等物理方法减轻伤肢肿胀，减轻炎症刺激，起到减轻疼痛的作用。尽量为患者营造一个安静舒适的病房环境，室内湿度、温度在舒适的范围内。保证光线充足，通风良好，护理操作集中，避免频繁打扰患者。患肢疼痛缓解时，护士应主动与患者进行有效沟通，通过聊天辅助指导患者，运用音乐疗法、呼吸调节法等方式，让患者感受到来自医护人员的支持，提高机体痛阈值，减轻疼痛。

3. 药物干预　遵医嘱定时给予镇痛药物，以口服NSAIDs药物为首选，效果不佳时可以加用口服阿片类药物，并注意观察药物效果及有无不良反应。注意术前疼痛控制应以非静脉途径为主，避免给患者增加额外的液体输注负担。对存在肝肾功能障碍者应谨慎选择使用镇痛药物，以避免发生不良反应。如为严重的、系统性应用镇痛药物控制不住的疼痛，可使用区域阻滞镇痛技术控制患者术前疼痛的情况。

三、术前宣教

良好的术前宣教可以缓解患者的术前焦虑和抑郁症状，增强信心，增加依从性，获得患者最好的配合，缩短住院时间，降低手术并发症的发生率，并提高患者的满意度，这也是 ERAS 理念的重要组成部分。患者因创伤后骨折，骨折固定限制了前臂及手部的活动，造成自理能力缺陷，给生活带来不便，以及担心术后恢复情况，易产生焦虑和烦躁心理。护理人员首先应消除患者的紧张焦虑心情，主动关心、体贴他们，通过各种方法帮助患者完成部分和全部自理活动，鼓励患者自己料理生活，应尽量下床活动，做力所能及的事情，以增强患者的信心，获取患者及其家属的理解、信任与配合。运用多元化、多模式的宣教方法，包括口头教育、宣传手册、多媒体视频或动画，以及亲身示教和演示等方式，使其知晓自己在治疗过程中发挥的重要作用。宣教的内容包括疼痛知识、戒烟（吸烟会使小动脉血管痉挛，不利机体康复）、戒酒（饮酒会使肝脏功能受损，使肝脏正常代谢功能降低，增加麻醉风险）、疾病知识和 ERAS 相关知识等。

四、术前营养评估及支持治疗

创伤及手术应激反应会导致机体激素、代谢、免疫系统的改变，进而增加糖原、脂肪和蛋白质的分解代谢。高分解代谢影响手术后肢体功能恢复、增加围术期并发症风险。《共识》推荐在入院 24h 内完成营养筛查，随后对高危患者完成全面评估。术前营养评估采用 NRS2002 进行，营养风险筛查由护师（士）、营养师、药师与临床医师合作完成。当合并下述任一情况时应视为存在严重营养风险：6 个月内体重下降＞10%，NRS 评分＞5 分，BMI＜$18.5kg/m^2$，血清白蛋白浓度＜30g/L。对有营养风险需要营养干预的患者，应根据病情制定和选择最适宜患者的营养支持方案和方式，优先选择胃肠道途径营养，包括 ONS 和肠内营养。ONS 仍不能达到目标营养入量的患者应改用管饲，当肠内营养支持疗法在较长时间仍未达到正常需要量时，应增加补充性肠外营养，严重营养不良者可酌情考虑非手术治疗。手术前需改善机体营养状况，使之能承受手术创伤带来的损害。因此应增加营养，给予高蛋白、高热量、高维生素食物。若有体液、电解质平衡紊乱，手术前应予以纠正，方能保证手术的安全性。

五、围手术期病情观察及软组织的护理

严密观察患者生命体征变化，并准确记录，开放骨折的患者需观察出血情况，如有活动性出血应及时通知并配合医生处理。观察石膏绷带或夹板固定的松紧度，必要时及时调整，以免神经、血管受压，影响有效组织灌注。密切观察前臂血液循环、肿胀程度以及感觉、运动功能，如果出现高张力肿胀，手指主动活动障碍，被动伸指剧痛，桡动脉搏动减弱或消失，手指发凉，感觉异常，即应确定骨筋膜室综合征的存在，须立即通知医师，并做好手术准备。骨筋膜室综合征是指肢体骨筋膜室内的肌肉、神经、血管等组织因急性严重缺血而发生的一系列病理改变所造成的早期综合征，是临床上常见且严重的创伤并发症。表现为持续性的剧烈疼痛，皮肤苍白，皮温升高，肿胀明显，感觉麻痹，不能活动，被动伸指时疼痛加剧，动脉搏动减弱或消失，一旦确诊，最有效的方法是立即将所有的筋膜间隔区切开减压。

肿胀是指受伤部位周围肌肉、皮肤或黏膜等软组织由于充血、水肿、出血和炎症等因素而出现的体积增大，是尺、桡骨骨折常见的软组织并发症。消除肿胀可以减轻疼痛、尽早进行手术、降低伤口感染率、缩短住院时间和减少住院费用等。轻度肿胀时，患者因肿胀引起的疼痛不明显，触诊时压痛不明显，几乎不影响患者功能锻炼。此时应抬高患肢 $15° \sim 30°$，促进血液和淋巴液的回流，减轻肿胀；遵医嘱使用甘露醇等消除组织肿胀，预防骨筋膜室综合征的发生。中、重度肿胀时，导致骨筋膜室压力持续增高，神经、肌肉缺血进一步加重，持续重度肿胀不消退，易导致骨筋膜室综合征发生。此时应加强巡视，禁忌按摩与热敷，不宜抬高患肢，将患肢置于心脏同一水平，并松开外固定，做好各项基础护理。ERAS 理念下，可采取骨折周围制动、冷敷和抬高患肢等物理方法和口服迈之灵或静脉滴注甘露醇等化学方法进行围手术期消肿。术后在指导和保护下进行功能锻炼亦有助于减轻肿胀。伤后 24h 内应严密观察，在骨筋膜室综合征的防治过程中，对肢体肿胀、疼痛及肢端

循环早期观察与护理，可以有效预防骨筋膜室综合征的发生。

创伤性水肿还可因间质压力增加及炎症反应，导致水疱形成。疱液的性状分为清亮和血性两种，血性水疱形成提示损伤严重。水疱形成的常见因素包括患者因素（年龄、性别、药物治疗史、合并症、皮肤条件、受伤部位、受伤暴力方式、骨折脱位类型等）和治疗因素（复位时间、复位手法、外固定方式、温度、松紧度等）。水疱影响骨折手术时机及切口的选择，也增加切口相关并发症及术后感染的风险。水疱的常见处理方法包括：①期待疗法，即保持水疱完整，观察水疱，待疱液吸收；②无菌条件下去除水疱皮，磺胺嘧啶银软膏覆盖基底，敷料覆盖；③针吸疱液，不去除水疱皮。研究表明，不同处理方法的临床效果类似。ERAS理念下，应尽量缩短患者术前等待时间，并尽量减少并发症风险，因此，手术医生应权衡水疱处理方式对手术时机的影响，选择合适的处理方案。

六、术前饮食管理

对于择期手术患者而言，手术前1天夜间开始禁食水并无必要，长时间禁食水会使患者出现口渴、饥饿、焦虑等反应，增加胰岛素的抵抗，增加体内分解代谢水平，进而延长住院时间。目前，已经有大量证据表明，择期手术患者可以在术前2h口服无渣饮品，包括清水、无渣果汁、碳酸类饮料、含糖饮料、清茶和黑咖啡等。对于淀粉类食物和乳制品术前应禁食6h，而油炸、高脂类食物需要的禁食时间则要延长至8h以上。

需要注意，缩短术前禁食水时间对以下人群不适用：①急诊手术患者；②各种形式的胃肠道梗阻患者；③上消化道肿瘤患者；④继发性肥胖患者；⑤妊娠期女性；⑥胃食管反流及胃排空障碍者；⑦糖尿病患者（视为相对禁忌）；⑧困难气道患者；⑨其他无法经口进食患者（该类患者胃排空时间较正常人延迟或存在进食禁忌；对于无法经口进食患者，可予静脉滴注含葡萄糖液体）。

七、围手术期尿路管理

尺、桡骨骨折患者手术一般采用臂丛神经阻滞麻醉，此麻醉方式对排尿影响非常有限。因此无须对所有患者术前进行常规导尿，而且导尿操作会导致相应并发症的发生，如血尿、疼痛、感染、尿道损伤等。导尿操作本身也会对患者产生较大的生理和心理应激反应。围手术期采取一些综合措施，如术前嘱患者排空膀胱，麻醉恢复后鼓励患者站立排尿等，可以大大降低尿潴留的发生率。手术通常持续时间较短，不建议术前常规导尿。

八、伤口引流管护理

ERAS 理念下，建议尺、桡骨骨折患者术后不常规留置引流管，但并没有统一的标准。研究发现不放置引流管，而在关闭伤口前松止血带，严格止血与放置引流管相比，患者术后体温变化、伤口发红和周围肿胀情况、血红蛋白、白细胞、中性粒细胞、疼痛指数等均无显著变化。若必须负压引流时，密切观察伤口出血情况，引流液的颜色、量及性状，如有异常及时报告医生，伤口敷料明显渗血时及时更换，防止感染，伤口引流小于 20ml 予以拔管。若术中止血不彻底，大血管结扎不牢或结扎缝线松脱会引起持续的出血，导致血压下降甚至休克而危及生命，因此，应注意敷料或石膏表面的血迹是否扩大或逐渐变干。石膏内伤口出血的观察，可用铅笔在石膏表面圈出血迹轮廓，隔 1~2h 后再观察血迹是否超出划痕，以判断出血是否停止。

九、术后饮食管理

手术结束后至恢复经口进食的时间没有明确界定，术后禁食、禁水 6h 一直作为临床常规被采用，但该做法缺少临床证据。术后应根据患者耐受情况和麻醉类型尽早恢复经口进食，恢复经口营养摄入。手术未涉及胃肠道，如仅采用臂丛神经阻滞麻醉，术后即可正常饮食；如术中联合使用了镇静或全身麻醉，患者一旦清醒，即可摄入少量无渣饮品，如无不适反应，1~2h 后即可恢复正常饮食；避免进食刺激性食物。使患者了解营养的重要性，多食高蛋白、高热量及富含维生素的食物，如豆类、瘦肉、奶类、蔬菜、粗粮、水果等。早期恢复术后进食，可以改善患者口渴、饥饿、焦虑等不适感受，促进患者恢复。

十、术后体位选择及早期下床活动

尺、桡骨骨折患者多采用臂丛神经阻滞联合术中镇静的麻醉方式，术后无须去枕平卧。而且，术后半卧位更有助于患者呼吸、循环系统的稳定，减少术后误吸发生率。此外，鼓励患者早期下地活动，早期活动有助于患者呼吸、胃肠道、心血管等多个系统功能的恢复，患者术后清醒即可下地活动。

十一、术后镇痛措施与护理

尺、桡骨骨折推荐使用以神经阻滞为主的多模式的镇痛方式。术后疼痛控制的目标是使患者处于无痛或轻度疼痛程度（NRS 评分 < 4 分），以提高患者舒适度，利于早期功能锻炼。推荐常规给予臂丛神经阻滞麻醉，在此基础上每日规律给予"背景剂量"的 NSAIDs 类药物，但应注意非选择性 NSAIDs 的不良反应包括胃肠黏膜损伤。选择性 COX-2 抑制剂虽然胃肠道反应轻，但与心血管不良事件增加有关，应用于老年人群体尤需慎重。将非选择性 NSAIDs 药物与质子泵抑制剂结合使用在避免心血管不良事件及减少胃肠道不良反应发生方面可能具有更大的优势。还可适量给予中枢性镇痛药，并注意避免药物不良反应的发生。如上述措施疼痛控制仍不佳，则按流程进行阶梯化疼痛管理，给予弱阿片类或阿片类药物。其他措施包括局部冷敷、制动等，有助于减少局部肿胀和局部疼痛刺激。

麻醉作用消失后患者即可感觉切口及手术部位疼痛，一般 24~72h 后逐渐减轻。手术后外固定包扎过紧，也可引起患肢肿胀和疼痛。疼痛会影响患者的休息和睡眠，需采取措施缓解疼痛，以使患者舒适：观察患者疼痛的部位、性质及程度，了解疼痛的原因。介绍疼痛的性质及规律，缓解患者的焦虑情绪。指导患者运用无创伤性解除疼痛的方法，如松弛疗法、分散注意力等。术后 2~3 天内规律给予 NSAIDs 类镇痛药物，可配合自控型镇痛泵使用，但需注意恶心、呕吐及其他的药物不良反应。保持患肢功能位，抬高患肢 15°~30°，促进血液回流，减轻肿胀。减少或消除引起疼痛的原因，如石膏、绷带包扎过紧时，可做开窗或剖开，解除石膏、绷带对患部的压迫。局部冷敷、制动等，有助于减少局部肿胀和局部疼痛刺激。

疼痛是个体化差异非常大的一项生命体征。同样的镇痛措施，不同的患者镇痛效果可能差异很大。手术医生、麻醉医生和护理单元共同成立专门的疼痛控制小组，与患者保持密切畅通的联系，患者对疼痛控制不满意可随时联系小组成员，小组也应定期随访患者，及时处理镇痛效果不理想和疼痛控制过程中的不良反应，提高患者的舒适度和镇痛满意度。

十二、PONV 的预防及护理

应积极预防 PONV 的发生。根据 Apfel 模型，有以下危险因素：女性、非吸烟患者、既往 PONV 病史或晕动症患者、使用阿片类药物，即应于手术结束前 30min 给予止吐药物，包括 5- 羟色胺受体拮抗剂（如昂丹司琼等）及抗组胺药（如赛克利嗪等），不同机制药物联合使用效果优于单一用药，作用相加而副作用常不相加，可根据患者 PONV 风险选择联合用药。注意关心、安慰患者，讲解呕吐原因，使患者安静，避免紧张。呕吐时头应偏向一侧，以防呕吐物坠入呼吸道而引起窒息。观察呕吐物颜色、量、性状及次数，大量频繁的呕吐可引起水、电解质丢失，应注意观察患者全身情况，如血压、脉搏等。呕吐停止后应清理呕吐物，并加强口腔护理。

十三、术后患肢血液循环及神经功能的观察

手术后固定包扎过紧，原发创伤和手术创伤所致的肿胀均对肢体形成压迫，能引起血液循环、神经功能障碍。如长时间的缺血会造成肢体坏疽并可导致严重的全身并发症，如休克、酸中毒、高钾血症及肾衰竭等。手术后 1 周内必须严密观察患肢血液循环状况，有无皮肤苍白或青紫，温度降低，肢端有无剧烈疼痛或麻木迟钝，动脉搏动有无减弱或消失。毛细血管充盈时间是否延长，如发现异常应及时处理；观察石膏、绷带包扎不可过紧，术后需严密观察有无肢体受压症状，表现为持久性局限性疼痛；平卧时以枕垫起，离床活动时用三角巾或前臂吊带悬挂于胸前，以促进静脉回流，利于消肿。

十四、术后异位骨化的预防

异位骨化是指在软组织出现成骨细胞并形成骨组织，多半发生在大关节

周围，例如髋关节、肘关节等。常见于神经瘫痪的患者，发病机制不清楚。诱发因素可能是神经和生物电因素，早期局部有明显肿痛，关节活动受限。晚期由于骨组织形成导致关节活动限制，其基本病理改变是在纤维结缔组织中原始细胞增殖活跃，伴有丰富的毛细血管网，钙盐沉积，形成骨。成熟的异位骨化具有骨的结构，外层包裹纤维结缔组织，里面是成骨细胞，具有小梁结构及类骨组织，中心是活跃的原始细胞。异位骨化的病因不是很清楚，因此预防比较困难，其产生可能与损伤早期过度活动肢体有关，一旦发生异位骨化，原则上应避免早期对受累局部进行热疗、超声波、按摩。缓慢柔和的运动可预防挛缩，应采用渐进性运动练习，不当的治疗会使骨化加剧。为防止异位骨化，可在术后3周内口服吲哚美辛25mg，每日3次，注意预防溃疡及消化道出血。

十五、功能康复

尺、桡骨骨折术后早期规范的康复可及早消除肿胀、改善局部循环，预防关节僵硬，从而为骨折愈合提供良好的生物学环境。ERAS主张在手术复位良好、生物学固定稳固的前提下，尽早开始系统的康复治疗以使患者得到最大限度的功能恢复。患者术后的康复训练，建议由康复医师参与完成。一般分为早、中、晚3个时期。

早、中期从复位固定后开始，2周内可进行前臂和上臂肌肉收缩活动。第1~3日：用力握拳，进行充分屈伸拇指，对指、对掌等前臂肌肉的等长活动，做肩前、后、左、右摆动及水平方向的绕圈运动，休息时三角巾悬吊胸前。第4日：开始用健肢帮助患肢做肩前上举、侧上举及后伸动作。第7日：增加患肢肩部主动屈、伸、内收、外展运动。手指的抗阻练习，可以捏橡皮泥、拉橡皮筋或弹簧等。第15日：增加肱二头肌等长收缩练习。用橡皮筋带做抗阻及肩前屈、后伸、外展、内收运动。3周内禁忌做前臂旋转活动，以免干扰骨折的固定，影响骨折的愈合。第30日：增加肱三头肌等长收缩练习，做用手推墙的动作，使两骨折端之间产生纵轴向挤压力。

后期从骨折基本愈合，外固定除去后开始。第1日做肩、肘、腕与指关节的主动运动，用橡皮筋做阻力的肩屈、伸、外展、内收运动，阻力置于肘以上部位。手指的抗阻练习有捏握力器、拉橡皮筋等。第 4 日增加肱二头肌抗阻肌力及等长、等张、等速收缩练习。第 8 日增加前臂旋前、旋后的主动练习，助力练习，肱三头肌与腕屈伸肌群的抗阻肌力练习。有肩关节功能障碍时，做肩关节外旋与内旋的牵引，腕关节屈与伸的牵引。第 12 日增加前臂旋前、旋后的肌力练习，可用等长、等张、等速收缩练习等方法。前臂旋前、旋后的牵引。还可增加作业练习，如玩橡皮泥、玩积木、洗漱、进餐、穿脱衣服、上厕所、沐浴等，以训练手的灵活性和协调性。

功能锻炼注意事项：早期离床活动时予吊带悬吊患肢于胸前，防止肿胀、疼痛；早期被动训练时力量要轻柔均匀，不可使用暴力，否则会有内固定松动、骨折再移位风险；患者常因疼痛不配合活动，必要时可给予镇痛（理疗、药物）和辅助训练；康复训练需循序渐进。

十六、出院健康教育、标准及随访

1. **心理指导** 告诉患者及家属出院后术后功能锻炼的重要性、意义及方法，使患者真正认识其重要性，制定锻炼计划。锻炼要比骨折愈合的时间长，应使患者有充分的思想准备，做到持之以恒。

2. **饮食调理** 多食高蛋白、高维生素、含钙丰富且易消化、刺激性小的食物，多喝牛奶，多食蔬菜及水果。

3. **休息** 不强调卧床，尽可能离床活动。保持心情愉悦，勿急躁。行长臂石膏托固定后，卧床时患肢垫枕与躯干平行，头肩部抬高，离床活动时，用三角巾或前臂吊带将患肢悬吊于胸前。

4. **复查时间及指征** 术后 1 个月、3 个月、6 个月需进行 X 线摄片复查，了解骨折的愈合情况，以便及时调整固定，防止畸形愈合。有内固定者，于骨折完全愈合后取出。对于手法复位外固定患者，如出现下列情况，需随时复查：骨折处疼痛加剧，患肢麻木，手指颜色改变，温度低于或高于正常等。

根据医院实际情况，制定切实可行的、量化的出院标准。一般来讲，患者生命体征平稳、常规检验指标正常、已恢复正常饮食、可下地活动、伤口无感染迹象、疼痛可控、X线片提示复位固定满意、无其他需住院处理的并发症，且患者同意出院时，则可允许出院。尺、桡骨骨折患者一般术后2~3d即可出院。

出院后应对患者进行规律随访，指导用药和功能锻炼，观察伤口情况，复查X线片观察骨折愈合情况，对患者功能状态进行评估，及时处理出现的并发症。由于骨折的愈合周期通常较长，ERAS要求的随访时间一般至少为6个月。

小结

尺、桡骨骨折是创伤骨科最常见的骨折之一。ERAS临床路径涉及多项围手术期护理措施，ERAS团队对每条优化处理措施的实施，是保证ERAS理念真正惠及患者的关键。这需要所有人员互相协调、配合。同时，在实施过程中应考虑到患者病情程度的不同及个体差异，切忌机械套用推荐意见，应在保证患者安全的基础上，结合医院实际条件，合理、有序地开展ERAS临床路径。

第三节　手部骨折的加速康复护理

手部骨折是创伤骨科临床上最常见的骨折类型之一，手部骨折多发生于青壮年，其次为老人及儿童。由于手部功能的特殊化，其承担了人们日常生活中各种精细化的动作任务，所以手功能是否良好会直接影响到人们的生活质量。因此，在选择手部骨折的治疗方案上，医护人员极为慎重，这不仅会影响到骨折愈合的情况，更会影响到手功能的良好恢复。ERAS理念在临床中的引入，为手部骨折的治疗护理提供了更加全面、优化的平台。

手是由27块骨骼组成，是人体的重要组成器官，手的两个重要功能是对物体触觉感知和操纵功能。拇指由指间关节、腕掌关节、掌指关节3个关节组成，其掌指关节和指间关节能完成弯曲和伸展2个自由度，腕掌关节能同时实现外展和内收2个自由度；中指、示指、小指和无名指由近端指间关节、远端指间关节和掌指关节3个关节组成，能完成弯曲及伸展2个自由度，同时掌指关节还能完成外展和内收 2 个自由度。每个手指均能够完成 4 个自由度的动作，总共能完成 20 个自由度的动作，并拥有对物体的捏取、抓握及对精细动作的控制等能力。

一、手部骨折的急诊处理

手部发生开放性损伤时，及时、早期、彻底清创是预防感染的重要措施。对患肢采取正确的修复及处理方法，对手部的功能恢复和保持完好的外观有着至关重要的作用。手部骨折根据部位简单分为指骨骨折、掌骨骨折、腕骨骨折；根据骨折处是否与外界相通，分为开放性骨折和闭合性骨折；根据骨折的程度分为单纯性骨折和粉碎性骨折等。需要手术的骨折，及早地制动复位能降低血管神经的损伤风险、减轻局部肿胀，同时为下一步手术创造良好的皮肤条件。手部开放性骨折，皮肤损伤缺如者，必须在 6~8h 内进行清创缝合内固定，必要时可用 VSD 覆盖、植皮或行皮瓣手术。手指闭合性骨折早期可就地取材，使用木棍、树枝或木板等进行临时固定，也可以把伤指与邻近手指进行简单固定；手指开放性骨折，可以用干净的毛巾等包裹后再进行固定。手腕闭合性骨折，可先用硬的东西或夹板固定腕关节，不能拉拽受伤的部位，悬吊固定，限制活动，同时给予冷敷等；开放性骨折，出血较多时，应立即用清洁的布类，对局部伤口进行加压包扎，包扎时，不宜过松，也不宜过紧，过松会起不到固定骨折的作用，同时也起不到压迫止血的作用；过紧会导致伤肢的缺血性坏死。手部骨折端有外露时，切忌不能将骨折端放回原处，应该继续保持外露，以免引起深部组织感染。若将骨折端放回原处，应做好标注，且在后送时要向医生说明情况。医生需根据骨折的具体情况进行对症处理：轻微骨折或骨折线对位良好者可选用石膏或者夹板外固定；如果位置不好，骨折严重或有开放性骨折，需要手术切开，可以克氏针内固定，也可以螺钉、钢板内固定。ERAS 提出，可在麻醉下对手部骨折进行临时复位固定，以提高复位效果，减少患者的各种应激反应。

二、术前急性疼痛控制

目前，国际疼痛研究学会（International Association for the Study of Pain，IASP）越来越关注对急性疼痛的治疗，医务人员也将保守治疗转变为主动治疗。随着社会活动趋于多元化，骨折的发生率越来越高，疼痛已成为急性骨折患者最常见的主诉之一。手部骨折患者在创伤发生时就已经达到了中度或重度疼痛。ERAS 理念下更注重对患者疼痛的控制，其目的并不是使患者完全无痛，而是将患者的疼痛程度控制在可耐受范围（VAS 评分＜4 分），这样降低了应激反应，有利于改善骨折预后的情况，并加速了患者的康复。首先，要注重健康宣教，应成立无痛病房，制定疼痛评估表、疼痛相关知识及评估方法的宣传册、彩页等放置在病室及床旁，患者及家属可随时翻阅了解。患者入院时疼痛评分≥4 分，告知医生，及时给予镇痛药物等治疗，当班护士按时进行效果评估并记录，以达到良好的镇痛效果。手部骨折术前急性镇痛的三阶梯方案：①第一阶梯，即轻度疼痛时首选口服 NSAIDs 药物；②第二阶梯，即中度疼痛时，在轻度疼痛治疗方案的基础上间断使用弱阿片类药物；③第三阶梯，即重度疼痛时，在中度疼痛治疗方案基础上使用强阿片类药物。

患者术前控制疼痛主要以非静脉途径为主，避免增加患者额外输注液体的负担。如患者的疼痛程度剧烈，系统性地应用镇痛药物控制不佳，可根据患者的个体差异应用区域阻滞镇痛技术来控制患者的术前疼痛。为患者提供一个安静舒适、光线充足、通风良好、温湿度适宜的环境，同时多与患者进行沟通，采用呼吸调节法、音乐疗法等进行疏导等；并指导患者抬高患肢、局部冷敷、支具固定肢体等物理疗法，以减轻肿胀等，最终达到缓解疼痛的目的。

三、术前宣教

手部骨折患者首先需要做好术前常规准备：如禁食水、皮试、配血、介绍手术方法等，其次患者还应在受伤 24h 内，行 TAT 预防注射。同时加强各项宣教也至关重要：有效的术前宣教能够增加患者的依从性，缓解患者的心理压力，增强战胜疾病的信心，缩短住院时间，减少并发症的发生，同时提高患者的满意度等。根据患者的不同情况进行多样化、多模式的术前宣教。宣教形式可采用视频播放、口头讲解、宣传手册、现身演示等。宣教内容包括：术前加强与患者及家属的交流沟通，了解患者的一般情况及心理状态，向其介绍手术效果、成功病历、手术的必要性和重要性等，以取得患者及家属的信任及理解。术后向患者及家属讲解 ERSA 理念的主要的目的及作用、健康饮食、疼痛管理、功能锻炼及并发症预防等相关知识及应对措施，鼓励患者早期下床、早期锻炼等，促进其手部功能的快速康复。告知其戒烟、戒酒对手部骨折患者术后恢复的重要性，以使其引起重视。对高龄患者、并发症多、心理负担重、危险性大的患者需反复研究，根据病情，请多个相关专业科室会诊，最终确定最佳的手术方案，并充分交代围手术期手术及麻醉风险，做好心理疏导，消除其心理障碍，使其积极配合治疗。告知患者预设的出院标准，增加其方案实施的依从性。健康宣教需贯穿于患者整个围手术期的治疗和康复过程中，包括出院回访，实时了解患者手部功能恢复情况，如有问题，可及时给予纠正和处理，以加速术后手部功能恢复。

四、术前营养评估及支持治疗

创伤及手术的应激反应会造成机体代谢、激素、免疫系统等一系列改变，从而引起蛋白质、脂肪、糖原的分解代谢，最终增加围手术期并发症发生的风险及影响术后手部功能的恢复。术前对患者实施 ERAS 理念下的评估及支持治疗，术前评估项目可包括各系统一般状况、日常生活能力、认知能力、生活质量、虚弱指数、营养状态、并发症、实验室各项检查指标等多个方面；住院后，24h 内进行营养风险筛查（由营养师、临床医生、护士、药师共同完成），对高危患者进行全面营养评估，根据风险等级选择和制定最佳的营养支持方案，对有营养风险的患者进行营养干预，首选经胃肠道给予营养，包括肠内营养和口服营养液等，对严重营养不良的患者可酌情选择保守治疗；完成各项实验室检查，进行心、肝、脾、肺、肾等主要脏器功能的检查，如心电图、心脏彩超、腹部 B 超等，发现问题及时给予对症处理，若患者合并有高血压，嘱其严格按要求服药，定时监测血压变化情况；对合并有糖尿病的患者，入院后即监测全天血糖，并进行糖化血红蛋白筛查，必要时请内分泌医生会诊，根据患者血糖的监测情况，采取个体化血糖控制方案，进行专业的治疗。血糖控制目标值为：空腹血糖 4.4~7.8mmol/L，餐后 2h 血糖 4.4~10.0mmol/L，若患者血糖值高于或低于目标值时，须及时提醒医生调整其治疗方案；及时纠正贫血及低蛋白血症，提倡膳食均衡，鼓励其进食高蛋白饮食，贫血患者可增加铁的摄入等；鼓励并指导患者戒烟、戒酒，注意睡眠情况，养成良好的作息习惯等，为手术做好充分的准备。

五、围手术期软组织的护理

手部骨折后，手部软组织损伤会引起局部水肿，甚至会产生张力性水疱。其肿胀的原因主要是骨折后患者的骨膜、骨髓及周围软组织内的血管破裂出血，静脉遭到破坏，造成静脉回流较差及无菌性炎症等，在闭合性骨折周围引起充血、水肿、疼痛等不适症状，严重时会发生骨筋膜室综合征而导致伤肢坏死、致残，同时也会影响手术时机的选择、增加术后感染的风险、延迟功能恢复等，因此，手部肿胀的处理是骨折治疗的关键。临床上多给予抬高患肢、冷敷、骨折局部制动及激光治疗等多种物理治疗方法进行消肿。如石膏或支具固定的患者及行手术的患者，均应指导并鼓励患者早期主动进行指间关节、掌指关节等功能锻炼，必要时也可使用活血化瘀、消肿等药物治疗，有利于减轻肿胀。ERAS 理念下，需手术患者，应缩短患者术前等待时间，尽早手术，以减少并发症的发生。

六、术前饮食管理

研究认为，术前 2h 饮水 300ml 不影响胃排空，甚至饮水 300ml 比 50 ml 时胃的排空更快。因此，目前提倡术前 2h 可摄入清饮料，如无渣果汁、清水、糖水、碳酸饮料、黑咖啡、清茶等无渣饮品，可于术前晚 22：00 饮用 800ml，术前 2h 饮用 400ml（含酒精饮品除外）；术前 6h 可进食乳制品和淀粉类食物，但脂肪类、肉类及油炸类等食物的禁食时间应延长至 8h 以上。缩短术前禁食、禁水时间的患者中，需急诊手术、合并有糖尿病、胃肠蠕动异常胃排空延迟、妊娠期妇女、上消化道肿瘤、继发性肥胖等患者除外。对于无法经口进食的患者，可给予葡萄糖注射液静脉滴注，这样能缓解分解代谢，有助于减少术后胰岛素抵抗。

七、围手术期抗菌药物的预防性使用

目前临床上围手术期抗菌药物的使用仍存在不规范现象：抗菌药物的选择、给药次数、给药途径及无指征的预防用药等。抗菌药物的预防使用对围手术期控制术后感染有着重要的作用，但其使用过滥、过多等错误会导致细菌耐药性等各种不良后果。抗菌药物的使用选择应有一定的预防目的，应根据手术创伤程度、手术持续时间、手术切口类别、可能的污染细菌种类、感染严重程度等因素进行评估，综合考虑是否预防性使用抗菌药物。另外，预防使用抗菌药物的时机也极为关键。对于手部骨折需行内固定术的患者，建议围手术期预防性使用抗菌药物，防止术后伤口感染，常规选择针对金黄色葡萄球菌的第一、二代头孢菌素。有临床研究比较在术前的不同时间段使用抗菌药物对感染的预防及控制效果，研究结果表明在麻醉开始时或术前0.5~1h给药，效果最好；给药太早，起不到有效抗菌作用；过晚给药因错过了细菌发生定植或污染的时间，细菌已经大量繁殖，也达不到预防的效果。同时要根据手术时的具体情况及药物作用的特点追加给药次数。手术时间在2h内，术前可给一次药。手术时间超过3h时或出血量超过1500ml，可在术中追加一次。围手术期大量应用抗菌药物并不能有效地降低术后切口的感染率，而且还有可能因为抗菌药物的筛选作用导致致病菌感染的发生。

八、麻醉管理

手部的解剖结构比较特殊，有丰富的血管和神经，手部骨折在手术治疗中应根据患者情况选择适合的麻醉方法。如果是单纯骨折、手术时间短的患者可选择局部麻醉；如果创伤特别严重，有肌腱断裂等情况，缝合的时间很长，则需要采取臂丛神经阻滞麻醉；如果手部多处骨折、病情复杂且很严重的话就要采取全身麻醉。因此，手部骨折的麻醉方式有很多，应根据骨折的程度来决定。而最常用的麻醉方式为臂丛神经阻滞麻醉，其只作用于患处，患者

在手术时为清醒状态，对手术中出现的情况可及时做出反应，便于随时处理，不良反应少，是临床上应用最广泛的手外伤麻醉方法。

九、围手术期尿路管理

手部骨折患者手术通常采用局部麻醉，如臂丛神经阻滞麻醉，这种麻醉方式对排尿影响不大，应做好健康宣教：术前嘱患者排空膀胱，术后鼓励患者尽早下床排尿等，以减少尿潴留的发生。有研究报道，尿潴留的发生与患者手术时间、术前膀胱功能状态等密切相关，而且留置尿管是一种侵袭性操作，尿管对尿道的机械压迫和摩擦等均会使患者感觉疼痛，导致血尿、尿道损伤、憋胀、尿路感染等并发症的发生，同时患者也会产生躁动、心率加快、血压升高等症状。手部骨折手术，一般持续时间较短，且患者术后即可下床。因此，对所有手部骨折患者术前进行常规导尿并无必要；对于全麻、膀胱功能差、前列腺增生、手术时间较长的高危手术患者，可考虑术前导尿，术后麻醉完全清醒后即可拔除。切记：进行导尿操作时，动作轻柔，方法正确等，以减少对患者造成的不适感。

十、术后饮食管理

目前，患者术后恢复进食的时间还没有明确的界定。术后应根据患者的麻醉方式和耐受情况等，尽早恢复进食水。有研究表明，在禁食情况下，患者胃黏膜缺血，会破坏黏膜屏障，早期进食不会引起患者恶心、呕吐等不良反应，反而会减少患者术后的恶心程度。因此，若手术时采取局麻、臂丛神经阻滞麻醉的患者，术后即可进食水；全麻患者术后清醒后就可给予无渣饮食，如未发生呕吐等不良反应时，术后 1~2h 就可正常饮食，手术当天或第二天就可停止补液治疗。术后早期进食，能改善患者口干、饥饿感等不适反应，有利于患者术后快速康复。手部骨折患者的饮食原则为以清淡为主，禁食辛辣、油腻食物，如肥鸡、骨头汤等。鼓励进食高热量、高蛋白、高维生素、易消化的食物，如蔬菜、蛋类、牛奶、豆制品、水果、鱼汤、瘦肉等。骨折术后末期（8 周以后）注意补充微量元素，如钙、锌、铁等，可食用木耳、动物内脏、菠菜等富含微量元素的食物，注意营养均衡和食物搭配，以促进快速康复。

十一、术后镇痛措施与护理

手部骨折术后采取多模式镇痛，因手部神经丰富，术后疼痛剧烈，容易使儿茶酚胺水平增高，导致手部外周血管痉挛，严重时会造成血管栓塞，影响术后恢复。因此，术后患者的镇痛方式特别重要。术后疼痛控制的目标是患者感觉为无痛或轻度疼痛的状态，以减轻患者的痛苦，利于早期进行功能锻炼。以往的镇痛方法为给予肌内注射或静脉注射镇痛药物，用后会伴有不同程度的并发症，且镇痛效果不理想。ERAS 理念下，根据手术情况、患者的个体差异，采取多模式镇痛方法，效果甚佳。术后加强疼痛评估宣教，向患者及家属反复讲解疼痛相关知识、疼痛治疗方法及其重要性，护士严格按要求进行疼痛评估。我们多采用 NRS 评分法，该法既简单又容易掌握，尤其适用于老年人和文化较低的患者。评估时机：患者入院时即进行评估；发生疼痛时随时评估；疼痛干预后再次评估；疼痛评分 ≥ 3 分或进行疼痛治疗后至少 2~4h 评估 1 次，根据患者疼痛程度及干预效果进行实时评估及处理；即术后返回病室、疼痛评分 ≥ 4 分，使用镇痛药物等治疗前后均进行评估；并做好疼痛评分、采用的镇痛措施及镇痛效果的记录，以便及时给予对症处理。手部骨折患者术后常规使用自控式镇痛泵（patient controlled analgesia，PCA）镇痛方法，携带方便、止痛及时、效果良好，患者可以根据自己疼痛的程度，自行给药，剂量也可自行控制，同时还可以带泵下床活动，能维持血药浓度持续接近最有效镇痛浓度，有利于减少围术期应激反应的发生。同时可联合口服药物进行镇痛，可选择 NSAIDs 类或选择性 COX-2 抑制剂，若以上措施疼痛状态仍未得到缓解，可进行阶梯化疼痛管理，给予非阿片类、弱阿片类或阿片类药物逐层递增；同时术后给予局部冷敷、制动等，有助于减少局部疼痛刺激和肢体肿胀等；科室疼痛控制小组由护士、手术医生和麻醉医生组成，根据患者的个体差异，制定个体化的镇痛方案，随时关注患者的疼痛控制效果及不良反应，及时根据每位患者的镇痛情况调整治疗方案，从而提高患者的舒适度和镇痛满意度。

十二、PONV 的预防

有研究表示，患者术后给予镇痛治疗后，会出现恶心、呕吐等不良反应，发生不良反应的主要原因是止疼药会使迷走神经亢奋，肠蠕动加快，从而引起恶心、呕吐；同时止疼药还可使患者血压下降、脑供血量减少、呕吐神经兴奋，从而引起恶心和呕吐，导致患者食欲不振、精神差、伤口疼痛剧烈等。因此，PONV 处理的重点在于预防。症状较轻时，可采用去枕平卧以及分散注意力等心理疗法；当呕吐严重时，应及时通知医生，可酌情暂停使用镇痛泵或按医嘱给予止吐剂。有报道称，可在患者手术结束前 30min，麻醉情况下给予预防性止吐药物，包括抗组织胺药（如赛克利嗪等）和 5- 羟色胺受体拮抗剂（如昂丹司琼等）；如术后患者使用阿片类镇痛药物时，可给予 0.625~1.25mg 佛哌利多预防，采用这些措施后，有显著的预防效果。

十三、术后康复锻炼

手对人类的外观和功能都特别重要，手部功能是建立在复杂、精细的手部解剖结构基础上的，对于人们完成日常工作、生活及学习有着重要的作用。国内研究表明，早期进行规范化的康复治疗可明显改善手功能的康复，改善局部血液循环，及早消除肿胀、降低致残率，改善患者的心理健康。在患者术后的康复功能训练中，早期的康复训练会使患者产生疼痛等不适感，手部骨折术后需要坚持功能锻炼的时间较长，对患者依从性有较高的要求。根据手部骨折的时期、损伤的部位及程度、术中情况、患者的全身情况和认知度等，制定不同的康复计划，总体的训练原则：目的明确、早期开始、个别对待、循序渐进。为患者发放康复训练宣传册，加强宣教，传授手外伤患者手功能锻炼的技巧，让患者及其家属能够了解手部骨折的治疗方法、锻炼方法等，积极配合医务人员，坚持按时进行训练，使手部功能尽快恢复等。

1. 早期康复训练 一般在术后 3 周内，主要以减轻肌腱粘连、消肿、减少感染为目的。进行非抗阻力主动运动到轻微抗阻力主动运动；可采用物理疗法，如微波间断治疗或红外线持续照射、冷疗等，改善组织通透性、有利于渗液吸收、促进局部血液循环、能使再生的组织按新的应力方向重新塑形，可消肿、止痛、消炎、有效防止粘连等。治疗时间为：每日 1~2 次，每次 10~20min 左右。在伤口愈合后，持续用热水浸泡手，每次 30min 左右，每日多次。但要注意有神经损伤的患者要先用正常的手试温，以免烫伤患手。

2. **中期康复训练** 一般在患者术后的 3~6 周，主要是进行患肢的中度和重度抗阻力主动运动，进行手腕和手指力量的训练，开始使用日常生活工具，并逐渐增加重复练习次数，如抓握瓶子、木棒、床头钢管、乒乓球和一些特殊的训练器械等。当手指有一定的活动度时，进行对指、对掌等方面的训练，同时还可以借助一些特殊的器具进行有对抗锻炼，定期评估康复治疗效果，测量各关节伸屈角度，以不断改进训练方案。按要求坚持锻炼对瘢痕挛缩、肌腱粘连和关节僵硬有显著的治疗效果。

3. **后期康复训练** 后期在 6~12 周进行，主要是针对频次和力度的增强训练。主要是让患者从日常的手工劳动、生活起居、文体活动等方面选择有技巧性的、针对性强的、加速手功能恢复的作业，按时、有效、循序渐进地进行训练。家务活动训练包括使用家用电器、房屋内的清洁；日常生活训练，如洗澡、穿衣、解扣、结扣、进食等；各项技巧训练主要根据手功能损伤程度、个人兴趣等，选择正确的方式进行训练，比如穿针引线、写字、织毛衣、打字等，主要是训练手的协调性和灵活性。

目前，手部骨折后，也可使用支具，其可以矫正和预防肢体畸形、补偿失去的肌力、帮助无力的肢体运动，保持不稳定的肢体于功能位，从而可以减轻残疾程度，加速功能恢复。

十四、出院宣教

ERAS 理念下，在手部骨折术后，患者出院后的延续性康复训练更为重要，对手功能是否能正常恢复有很大的影响，因此，在患者出院前，由护士长负责，各个责任护士组成一个护理单位，为每名患者建立健康档案和回访渠道，并与手术医生一起制定出院后的个体化康复训练计划。责任护士在患者出院前，为患者及家属详细、反复地讲解延续性康复训练的重要性和必要性，指导并教会患者出院后各时间段的手功能的锻炼方法和康复训练过程中的相关注意事项等。手功能恢复训练是根据手术情况分阶段进行的，不同阶段的训练程度也不同，可采用视频等多媒体的方式进行培训。在患者训练过程中，及时纠正患者的错误锻炼方法、鼓励患者提出自己所存在的疑问，责任护士须逐个进行解答与指导。出院前，责任护士须掌握所分管患者的心理状况，根据不同患者的不同心理，及时采取个体化的心理疏导，缓解患者的心理压力，帮助其有信心、正确地进行康复锻炼。患者出院后，按时进行常规随访，使患者回家后仍能得到正确、有效的家庭康复训练。提示患者在锻炼过程中，如有任何问题及不适感，及时去医院复查，若患者是在当地医院进行的复查，应询问并记录患者的复查结果，根据其恢复情况，给出正确、有效的康复治疗的方法。

手对人类完成日常生活、工作及学习有着特别重要的作用。手部骨折患者大部分都是青壮年，骨折后容易造成手功能障碍，造成经济及家庭负担，甚至会引起患者焦虑、抑郁、恐惧等很多心理问题。而 ERAS 理念是手部骨折患者围手术期手功能恢复治疗的关键，从术前、术中、术后、并发症的防治、康复训练及家庭康复锻炼指导等方面，制订出合理有效的个体化康复计划，逐项检查、追踪、指导，及时采取各种办法来处理患者所出现的不同问题，提高了手术成功率、减轻患者的痛苦、降低术后并发症的发生、缩短了住院时间，从而使患者手功能加速康复、最终回归社会和家庭。

第三章

下肢骨折手术加速康复外科护理

第一节　股骨骨折的加速康复护理

股骨是人体最粗、最长、承受应力最大的管状骨,其解剖结构包括股骨近端、股骨干和股骨远端。

股骨近端骨折(proximal femoral fracture)常见股骨头骨折、股骨颈骨折、股骨转子间骨折。股骨近端骨折是下肢骨折中非常常见的骨折类型,多见于老年人,多由于低能量损伤所造成,年轻人发生股骨近端骨折多由于高能量损伤所引起。

股骨干骨折(femoral shaft fracture)指由小转子下至股骨髁上一段骨干的骨折,占成人全身骨折的2.2%,常见于青壮年。股骨干为三组肌肉所包围,由于大腿的肌肉发达,骨折后多有错位及重叠。骨折远端常有向内收移位的倾向,已对位的骨折,常有向外凸的倾向,这种移位和成角倾向,在骨折治疗中应注意防止和纠正。股骨干是全身最粗的管状骨,强度最高,多由于高能量直接暴力造成骨折,以粉碎型及横型骨折常见。

股骨远端骨折(fracture of distal femur)常见股骨髁上骨折,为发生在股骨内外髁上 5cm 以内的骨折，以青壮年多见，常为间接暴力引起。在这类骨折中，严重的软组织损伤、骨折端粉碎、骨折线延伸到膝关节和伸膝装置的损伤常见，多数股骨远端骨折的受伤机制被认为是轴向负荷合并内翻、外翻或旋转的外力引起。在年轻患者中，常发生在与摩托车车祸相关的高能量损伤，这些骨折常有移位、开放、粉碎和合并其他损伤。在老年患者中，常由于屈膝位滑倒和摔倒在骨质疏松部位发生粉碎骨折。

股骨骨折是骨科常见病，手术是其主要的治疗方法，但术后疼痛及长期卧床可导致患者出现各种心理及生理应激反应，影响患者术后康复，延长患者住院时间，增加患者家庭负担。ERAS 理念主要是通过对患者术前的体质和精神两方面进行准备，将麻醉学、疼痛控制及外科手术等方面的新技术与先进的护理方法相结合，减少患者的应激反应，加速患者的康复。将 ERAS 理念运用于股骨骨折患者围手术期护理中，减轻了患者焦虑状况，缩短了患者术后住院时间，得到了患者对护理工作的认可。

一、急诊处理与治疗

1. 股骨近端骨折

（1）非手术治疗　骨折无明显移位，高龄，全身情况差或合并有严重心、肺、肝、肾等功能障碍者可选择非手术治疗。根据患者体重及身体各项指标的情况，可穿防旋鞋或可选用皮牵引或骨牵引。

（2）手术治疗　闭合复位内固定，髋关节置换。

2. 股骨干

为了减轻疼痛，防止软组织进一步损伤，患肢可暂用支具固定，治疗应尽可能达到较好的对位和对线，防止旋转和成角。

（1）非手术治疗　①皮牵引：一般 3 岁以内的儿童，采用垂直悬吊牵引，重量以儿童臀部离开床面为宜，牵引持续 3~4 周后根据 X 线示骨折愈合情况，去掉牵引。②骨牵引：成人股骨干闭合复位后，可采用骨牵引，需持续牵引 8~10 周。

（2）手术治疗　加压钢板内固定、髓内钉固定等。

3. 股骨远端骨折

（1）非手术治疗　一般采用骨牵引及石膏固定。骨牵引与股骨干骨折牵引方法相似，唯牵引力线偏低以放松腓肠肌而有利于复位。牵引 2~3 周后改用下肢石膏固定，膝关节屈曲 120°～150° 为宜；2 周后换功能位石膏。拆石膏后加强膝关节功能锻炼，并可辅以理疗。

（2）手术治疗　凡有下列情况之一者，即考虑及早手术治疗：对位未达功能要求；骨折端有软组织嵌顿者；有血管或神经刺激、压迫损伤症状者。

二、术前疼痛管理

疼痛是患者术后主要的应激因素之一，可导致患者术后早期下床活动或出院时间延迟，阻碍外科患者术后康复、影响患者术后生活质量。因此，疼痛治疗是 ERAS 非常重要的环节，其目标包括：良好的镇痛效果，较小的不良反应和并发症，维护良好的器官功能，有利于患者术后康复，较高的性价比，提高患者的舒适度和满意度，减少术后并发症。术前镇痛方法首选口服对乙酰氨基酚或选择性 COX–2 抑制剂与 NSAIDs 类药物，或镇静催眠、抗焦虑药进行预防性镇痛，效果不佳时可以加用口服阿片类药物。注意术前疼痛控制应以非静脉途径为主，避免给患者增加额外的液体输注负担。

在使用镇痛药物的同时，还可常规采用局部冷敷、抬高患肢、肢体固定、口服消肿药物等方法减轻伤肢肿胀，减轻疼痛。尽量为患者营造一个安静舒适的病房环境，护理操作集中，避免频繁打扰患者。患肢疼痛缓解时，护士应主动与患者进行有效沟通，可引导患者运用音乐疗法、呼吸调节法等方式转移注意力。

三、健康宣教

多数患者在术前存在不同程度的恐慌与焦虑情绪，担心手术的成功与安全，害怕术中、术后的疼痛及并发症，个别患者还会产生严重的紧张、恐惧、悲观等负面情绪，均会造成不良的应激反应，妨碍手术的顺利进行与术后的康复。个体化的宣教是 ERAS 成功与否的独立预后因素，医护人员应在术前通过口头或书面形式向患者及家属介绍围手术期治疗的相关知识及促进康复的各种建议，缓解患者紧张焦虑情绪，以使患者理解与配合，促进术后快速康复。宣教侧重 ERAS 理念、术后疼痛、疾病知识、并发症预防、功能锻炼、个人卫生，告知患者戒烟、戒酒。

四、术前营养评估及支持治疗

营养不良是术后并发症的独立预后因素，筛查与治疗营养不良是术前评估的重要内容，在促进快速康复方面具有重要意义。欧洲临床营养与代谢协会建议采用以下指标判断患者是否存在重度营养风险：① 6 个月内体重下降 10%~15% 或比例更高；②患者进食量低于推荐摄入量的 60%，持续 > 10d；③ BMI < 18.5kg/m²；④清蛋白 < 30g/L（无肝、肾功能不全）。术前营养支持的方式优先选择 ONS 或肠内营养，根据患者个体情况设定每日营养目标，对于严重营养不良的患者，推荐术前 7~10d 行肠内营养治疗。

五、慢性病支持治疗和护理

对糖尿病患者，除常规监测血糖外，建议常规检测糖化血红蛋白。针对不同患者需制定个体化的血糖控制目标。一般推荐择期手术术前血糖控制标准为：空腹血糖 4.4~7.8mmol/L，餐后 2h 血糖 4.4~10.0mmol/L；术后需要重症监护或机械通气的患者，建议将血糖控制在 7.8~10.0mmol/L。非糖尿病患者术后血糖控制目标同术前。术中应用胰岛素控制血糖接近正常（< 10mmol/L），并避免出现低血糖。遵医嘱给予患者按时监测血糖，对糖尿病患者，入院后常规监测血糖，必要时每日 7 次（三餐前后及晚 22：00），术前常规筛查糖化血红蛋白，向患者及家属加强宣教相关饮食知识及低血糖的症状及处理措施等。必要时请内分泌科会诊，通过口服药物、注射胰岛素、安装胰岛素泵控制血糖的波动。

患者的术前饮食应严格按照医护人员要求进食或禁食，进食应定时定量，规则饮食，不胡乱加餐，不擅自服用降糖药。如有意外情况发生，需及时告知医护人员，以便能及时采取有效的补救措施。胰岛素是围术期唯一安全的降糖药物，患者术前应将原有降糖方案过渡至胰岛素。若使用胰岛素泵进行治疗，护士应每日检查输注部位有无红肿、感染，或者针头是否脱出。如有发现上述情况应及时告知医护人员以便及时更换注射部位。应向患者及家属宣教坚持少食多餐，并进行糖尿病饮食及运动，根据身体营养状况合理进食，既要补充足够的营养，也要严格控制含糖食物摄入。对于年龄大、记忆力减退的患者来说，会忘记口服糖尿病治疗药物，或者忘记注射胰岛素，护士应对家属做好宣教，共同监督协助帮助患者完成，以保证药物治疗不中断，保证患者在术前能处于最佳身体状态。护士配合医生监测血糖变化，出现预警值时提醒医生调整药物剂量或治疗方案。在控制高血糖的同时必须积极防治低血糖，出现糖尿病酮症的患者应尽快补液以恢复血容量、纠正失水状态，降低血糖，纠正电解质、酸碱平衡紊乱，同时积极寻找和消除诱因，防治并发症。

六、围手术期呼吸系统的管理与护理

呼吸系统管理是 ERAS 的重要环节且贯穿围手术期整个过程。有研究结果显示，37.8%的外科手术患者合并肺部并发症。对于高危患者应积极进行干预，提高肺功能，降低术后肺部并发症的发生率，缩短住院时间。

术前评估患者肺功能，包括呼吸困难程度、气道炎症情况、吸烟指数、肺功能检查等。术前指导患者至少戒烟2周，制定呼吸功能训练计划，通过指导患者有效咳嗽，正确的翻身拍背，必要时可辅助使用呼吸功能训练器。术后应多鼓励患者深呼吸及有效咳嗽排痰，保持呼吸道的通畅。若出现气道的炎性反应，根据患者的情况使用相应的药物治疗。临床常用的气道管理药物主要包括抗菌药物、糖皮质激素、气道扩张剂以及黏液溶解剂，给药方式可通过静脉、口服及氧气雾化吸入等。对于肺功能下降等高危人群，如年龄＞65岁，肥胖，有吸烟史、哮喘以及其他呼吸道肺部疾病的，推荐术前1周可使用糖皮质激素雾化吸入，缓解反应性高张高阻状态，预防支气管痉挛及其他气道并发症的发生。

七、预防性抗血栓治疗和护理

复杂下肢手术、长时间卧床等是静脉血栓栓塞的高危因素，存在危险因素的患者若无预防性抗血栓措施，术后DVT形成发生率可高达30%，血液瘀滞、年龄、先天性遗传因素，以及后天获得性因素均为血栓发生的危险因素，推

荐使用 Caprini 评分系统对 DVT 进行风险评估,通过相应分值算出患者的风险评分,继而判断患者的风险等级(表 3-1),根据 Caprini 评分情况分为低危、中危、高危和极高危四个等级(表 3-2)。通过相应分值算出患者的风险评分,长期推荐中、高危患者手术前 2~12h 开始预防性抗血栓治疗,并持续用药至术后 14d,临床上常用低分子量肝素钙皮下注射或利伐沙班、阿哌沙班口服。应用药物预防的同时,也可联合物理治疗,如足底静脉泵、间歇充气加压装置及梯度压力弹力袜。ERAS 提倡在适当的止痛后,鼓励患者术后早期下床活动和进行功能锻炼,有利于改善血液循环、增加肺活量、减少血栓的形成。用药时应密切观察血凝状况,若患者有出血倾向应立即停药。围手术期维持患者正常体温,监测患者术中体温变化,术中维持患者体温在 37℃左右,术后前往病房途中注意给患者保暖,调节好病室温度。

八、术前饮食管理

长时间禁食会使患者处于代谢的应激状态,致胰岛素抵抗,不利于降低术后并发症的发生率。择期手术推荐术前可最短在术前 2h 服含 12.5% 碳水化合物饮料,清流质不超 400ml(不应含酒精),避免因为长期禁食导致的体液不足,可缓解饥饿、口渴、焦虑情绪,降低术后胰岛素抵抗和高血糖的发生率。术前 6h 可食用清淡淀粉类食物,进食肉、脂肪或油炸食物后需要禁食 8h。

九、围手术期尿路管理

手术过程中应避免使用尿管或尽早拔除尿管,因其可影响患者的术后活动,增加感染风险,延长住院时间。术后如需留置尿管,留置尿管期间应保持尿管通畅,位置固定妥善,尿袋低于耻骨联合以防止发生逆行性感染。若病情允许,选择在术后 6h 拔除尿管,因术后 6h 麻醉药效消失,征得患者同意后,开始拔除尿管,拔管后,指导患者在有尿意时,进行排尿。拔除尿管前,应指导患者多饮水,让膀胱内有充盈的尿液,根据患者的排尿习惯,提供适宜的排尿环境,尿管拔除后定时询问患者的排尿情况、首次排尿的感觉、排出尿液的颜色及量,加强会阴部卫生,排尿后温水清洗会阴部,给予心理疏导,使患者充满信心。

表 3-1　股骨骨折 Caprini 血栓风险评估量表

A1：每项 1 分	B：每项 2 分
□ 年龄 40~60 岁	□ 年龄 60~74 岁
□ 计划小手术	□ 大手术（＞60min）
□ 近期大手术（＜1 个月）	□ 腹腔镜手术（＞60min）
□ 肥胖（BMI＞30kg/m²）	□ 恶性肿瘤（现在或既往）
□ 卧床的内科病人	□ 限制性卧床＞72h
□ 炎症性肠病史	□ 中心静脉置管
□ 下肢水肿	□ 关节镜手术
□ 静脉曲张	□ 石膏固定（＜1 个月）
□ 严重的肺部疾病，含肺炎（＜1 个月内）	**C：每项 3 分**
□ 肺功能异常（COPD）	□ 年龄≥75 岁
□ 急性心肌梗死（＜1 个月内）	□ DVT/PE 史
□ 充血性心力衰竭（＜1 个月内）	□ 血栓家族史
□ 败血症（＜1 个月内）	□ 肝素引起的血小板减少
□ 输血（＜1 个月内）	□ 未列出的先天或后天血栓形成
□ 其他高危因素	□ 抗心磷脂抗体阳性
	□ 凝血酶原 20210A 阳性
	□ 因子 V Leiden 阳性
	□ 狼疮抗凝物阳性
	□ 血清同型半胱氨酸酶升高
A2：仅针对女性（每项 1 分）	**D：每项 5 分**
□ 口服避孕药或激素替代治疗	□ 脑卒中（＜1 个月）
□ 妊娠期或产后（＜1 个月）	□ 急性脊髓损伤（瘫痪）（＜1 个月）

续表

A2：仅针对女性（每项 1 分）	D：每项 5 分
☐ 原因不明的死胎史，复发性自然流产（≥ 3 次），由于毒血症或发育受限原因早产	☐ 选择性下肢关节置换术
	☐ 髋关节、骨盆或下肢骨折
	☐ 多发性创伤（＜ 1 个月）
总分：	

表 3-2　VTE 的预防方案（Caprini 评分）

危险因素总分	风险等级	DVT 发生风险	推荐预防方案
0~1	低危	＜ 10%	早期活动，物理预防
2	中危	10%~20%	药物预防或物理预防
3~4	高危	20%~40%	药物预防和物理预防
5	极高危	DVT 发生率 40%~80%，患者死亡率 1%~5%	药物预防和物理预防

十、伤口引流管的护理

手术中应用的各类管道，尽量减少使用或尽早拔除，有利于减少感染等并发症，减少对术后患者活动的影响以及术后康复的心理障碍等。传统理念中，术后应常规留置伤口引流管以防止积液、伤口出血、吻合口瘘及感染等并发症，近年来 Meta 分析结果显示，伤口引流管留置与否对患者术后并发症及结局并无明显影响，留置引流管会影响患者的早期活动，增加并发症及延长住院时间，因此不推荐常规留置。对于需要留置引流管者，安返病房后，护士应区分各引流管的引流部位和作用，做好标记并妥善固定。注意观察术后切口的渗血情况，定时巡视病房，经常检查管道有无堵塞或扭曲，保持引流通畅，严密观察并记录引流液的量和性状变化，熟悉不同引流管的拔管指征，便于进行宣教。

十一、术后切口的护理

注意术后切口的观察，及时发现并协助医生处理切口相关并发症，如血肿、伤口裂开、伤口感染等，根据患者的身体基本情况、年龄、营养状况、切口位置等决定拆线的时间。

十二、术后饮食管理

术后患者应尽快恢复经口进食，促进肠功能的恢复。股骨骨折手术大部分选择全麻的方式，可术后约30min在确认患者麻醉已清醒，意识清楚，生命体征平稳，没有恶心、呕吐等胃肠部不适，当患者有饮水需求的前提下，可先饮少量温凉开水或淡盐水（约50ml），可分次少量饮用；饮水后如无恶心、呕吐等胃部不适等，于术后1~2h进食流质或半流质食物。首次进食量要少于平时的一半，下一次进食时间至少间隔2h。术后6h可恢复正常饮食，告知患者及家属若在进食过程中出现不适，及时告知护士。术后饮食常为普食，正常饮食，避免进食辛辣等强刺激性食物。每日进食三次，蛋白质在70~90g，总热量在2200~2600kJ。合理均衡膳食的同时加强营养，进食高蛋白、高热量、高钙、富含维生素的食物，多吃新鲜蔬菜、水果、奶类、蛋类、瘦肉等，定时定量进食，避免暴饮暴食，出院前监测患者的血常规、生化指标、血白蛋白水平，评估离院时营养状态，指导出院后营养及饮食方案。

十三、术后的疼痛控制与治疗

疼痛是患者术后主要的应激因素之一，可导致患者术后早期下床活动或出院时间延迟，阻碍患者术后康复、影响患者术后生活质量。因此，疼痛治疗是ERAS非常重要的环节，其目标包括：良好的镇痛效果，较小的不良反应和并发症，维护良好的器官功能，有利于患者术后康复。提倡建立由麻醉医师、外科医师、护理与药剂人员组成的术后急性疼痛管理团队，以提高术后疼痛治疗质量，提高患者的舒适度和满意度，减少术后并发症。

股骨骨折常选用全麻的方式，术后在此基础上一般可采用持续静脉给药，推荐使用患者自控镇痛方法，达到术后持续镇痛和迅速抑制爆发性疼痛的目的。同时可联合口服药物进行镇痛，可选择NSAIDs类或选择性COX-2抑制剂，若以上措施疼痛状态仍未得到缓解，可进行阶梯化疼痛管理，给予弱阿片类或阿片类药物。将患者安置于舒适体位，局部冷敷、抬高患肢，均有利于减轻疼痛，指导患者在咳嗽、翻身时用手按扶切口部位，减少对切口的张力性刺激。鼓励患者表达疼痛的感受，并提供简单地解释。配合心理疏导，分散患者注意力，减轻对疼痛的敏感性。若患者自诉疼痛，可利用通过 FPS、NRS、VAS 评分法等对患者静息状态和运动时的疼痛进行评估，疼痛控制使患者处于无痛或轻度疼痛程度（疼痛评分＜4 分）。药物镇痛的同时，注意关注镇痛效果及疼痛控制过程中的不良反应，如恶心、呕吐、瘙痒、肠麻痹等。

十四、术后体位

股骨骨折手术麻醉方式多为全麻方式，术后卧位应采取平卧，头偏向一侧，使口腔分泌物或呕吐物易于流出，避免误吸入气管发生窒息及坠积性肺炎。警惕呼吸道梗阻，护理时应注意密切观察患者有舌后坠时应托起其下颌，将其头后仰，必要时用舌钳牵拉舌部，也可以放置鼻咽通气管以保持呼吸道通畅；口腔内分泌物积聚、发绀或呼吸困难时要及时清除咽喉部分泌物；对喉头水肿者，可按医嘱经静脉注射皮质激素或雾化吸入肾上腺素。术后应抬高患肢，利于静脉回流，减轻患肢肿胀。

注意髋关节置换手术患者的卧位需保持患肢外展中立位，足尖向上，卧床期间两腿间放置枕头或三角垫海绵，必要时穿抗旋鞋（"丁"字鞋）。允许向健侧侧卧，患肢在上，两腿间放置枕头，保持患肢外展位。

十五、PONV 的预防及护理

PONV 的预后因素包括女性、不吸烟、晕动症病史、高度紧张焦虑、偏头痛、使用吸入麻醉药、使用阿片类药物、手术时间长等。降低 PONV 基础风险的推荐措施有：尽量避免使用阿片类药物，术后可给予预防性止吐药物，包括 5-羟色胺受体拮抗剂（如昂丹司琼、帕洛诺司琼等）及抗组胺药（如赛克利嗪等）。协助患者采取合适体位，去枕平卧，头偏向一侧，及时清理口、鼻腔分泌物，保持呼吸道通畅。重视患者主诉，关心、安慰患者，讲解呕吐原因，使患者安静，避免紧张。观察呕吐物颜色、量、性状及次数，避免大量频繁的呕吐，引起水、电解质丢失，应注意观察患者全身情况及生命体征，如血压、脉搏、呼吸等。呕吐停止后应清理呕吐物，并加强口腔护理。

十六、功能锻炼

（一）股骨干骨折术后康复锻炼

术后可以下肢支具保护 2~3 周，并鼓励早期下地部分负重锻炼，尤其是对于中 1/3 的横形骨折；但对中下 1/3 者，或是斜度较大者则不宜过早下地，以防骨折移位。

1. 术后 1 日进行踝泵训练、股四头肌等长等张收缩活动及臀大肌训练

（1）踝泵训练　平卧后双腿伸直，主动进行踝关节屈伸运动和以脚踝为中心做 360° 的环绕运动。每次大约锻炼 5~10min，每天 5~10 次。

（2）股四头肌等长等张收缩活动　平卧后双腿伸直，足趾向上，利用伸直腿部的动作，收紧大腿肌肉，使膝关节紧贴床面，持续 5~10s，再放松。每组重复 20 次，每天练习 3~5 组。

（3）臀大肌训练　臀部收紧 5s，放松 5s，每日 3 次，稍感疲劳为宜。

2. 术后 3~5 日进行膝关节被动屈伸及直腿抬高训练

（1）膝关节被动屈伸　把足贴在床面上，缓慢屈膝使足跟向臀部靠拢。然后在最大弯曲度时，保持 5~10s，如此反复，稍感疲劳为宜。

（2）直腿抬高被动训练　嘱患者平卧，双腿伸直，收缩大腿肌肉的同时尽最大力量抬高下肢，维持 5~10s，如此反复，稍感疲劳为宜。

（二）股骨远端骨折术后康复锻炼

术后 1~2 周，以患肢的肌肉收缩活动为主，目的是促进患肢血液循环，减轻肿胀，防止关节僵硬，利于骨痂生长。功能锻炼应循序渐进，以不感到疲劳和疼痛为主。手术当日 6h 后，指导患者进行主动或被动的踝关节和各足趾屈伸运动。术后第 1~2 天监测膝关节的运动和感觉功能，开始指导患者进行患肢足部的跖屈、背伸运动及踝关节的踝泵运动（3~4 次 / 日，每次 5~20min），以及指导患肢股四头肌的等长舒缩（静力舒缩）运动（3~4 次 / 日，每次 5~20min）。术后第 3~5 天待伤口情况好转，膝关节周围肿胀减轻后，可在早期练习的基础上逐步增加直腿抬高，可抬高上身 20°~30°，主动伸膝活动，主动辅助屈膝锻炼，膝关节屈曲可从 30° 开始，有条件者可使用 CPM

机辅助进行。术后第 2 周开始，尽量恢复膝关节活动范围，改善下肢力量，减轻步态和平衡障碍，增强独立从事各种功能活动的能力。在这一阶段中，膝关节屈伸活动的范围应进一步增加，当股四头肌力量改善后，需要进一步将膝关节活动范围屈伸超过 80°，尽早恢复关节活动范围。术后第 8 周开始，康复的目标是最大限度地恢复活动范围，从而使患者能够完成上下楼梯等更加复杂的活动，开始部分负重。

（三）股骨近端骨折术后康复锻炼

1. **术后 0~1 天** 麻醉清醒后即可开始，主要目的是消肿止痛、防止关节僵硬，主要以肌肉的等长收缩运动和远端关节的运动为主。

下肢肌力训练：下肢按摩，方法为自患侧足背开始向心性按摩，即先足底、再小腿，最后大腿的顺序，2min 按摩 1 次，每次按摩 10min。股四头肌练习：平卧于床上，绷紧大腿肌肉，膝关节保持伸直，并用力将膝关节向床的方向压。感觉已经用最大力时，保持 5~15s，然后放松 5s，重复 10 次，每小时 5~10次。臀肌锻炼方法：夹紧两侧臀部，使两侧臀肌向内收缩，坚持 5s，再放松5min，每小时 5~10 次。腓肠肌锻炼：保持膝关节伸直，踝关节先跖屈，足跟向后拉；再让踝关节呈背屈位，足跟向前推。

2. **术后 2~4 天** 主要是加强肌肉的等张收缩和关节运动，目的是在不增加疼痛和肿胀的前提下增强肌力，加强膝髋关节的主动屈伸训练。抬臀运动：仰卧位，双手支撑身体，抬高臀部 10cm，保持 5~10s。卧位到坐位训练：患者平卧，患肢呈外展位。让患者屈曲健侧下肢，伸直患肢，用双手支撑半坐起。利用双手及健侧支撑力，将臀部向患侧移动，然后再移动患侧下肢及上身，使患者移至患侧床旁。进行坐位练习时间不宜过长，4~6 次 / 日，每次20min，且屈髋不能超过 90°。下地站立指导：根据患者自身条件和手术情况在主管医生正确指导下站立或行走。

3. **术后 4~10 天** 患者疼痛已经减轻或消失，可循序渐进地活动，以离床训练为主，目的是改善髋关节的功能，积极预防并发症，促进患者的全面康复。坐下之前须做好准备，备好有靠背和扶手的椅子，加坐垫，缓慢倒退，双手扶稳，再缓缓坐下。侧入路的髋关节置换后应注意屈髋不能超过 90°，要坐较高的椅子。

（1）卧位到坐位训练　患者平卧，患肢呈外展位。让患者屈曲健侧下肢，伸直患肢，用双手支撑半坐起。利用双手及健侧支撑力，将臀部向患侧移动，然后再移动患侧下肢及上身，使患者移至患侧床旁。进行坐位练习时间不宜长，4~6次，每次20min，且屈髋不能超过90°。

（2）站立训练　术后1~2日患者可下床活动，使用助步器辅助行走。2~3次/日，进行站立练习时一定要扶着扶手或助步器。

（3）站立抬腿练习　站立训练时双手握住助步器抬起患侧腿，注意抬腿时膝关节不要超过腰部，每个动作练习2~3次。

（4）站立后伸和外展练习　将患肢慢慢后伸，抬头挺胸，拉伸髋关节囊和屈髋肌群，注意保持上身直立，每个动作2~3次，然后下肢伸直向外抬起，再慢慢收回，拉伸髋关节内收外展肌，每个动作练习2~3次。

（5）正确行走方法　先将助行器摆在身体前20cm处，先迈患肢，再将健肢跟上，如此循环。开始时3~4次/日，每次行走5~10min；待逐渐适应后，增加到2~3次/日，每次行走20~30min。完全康复后，应保持3~4次/日，每次行走20~30min，行走有助于保持髋关节周围肌肉的力量，在助行器的帮助下可自行负重行走。

（6）上下楼梯练习正确姿势　上楼梯时，健肢先上，拐杖与患肢留在原阶；下楼梯时，患肢和拐杖先下，健肢后下。

（7）髋关节置换术后平时做到六不要　不要交叉双腿、不要卧于患侧（如卧患侧，双膝间垫一软枕）、不要坐软沙发和矮椅、坐立时不要前倾、不要弯腰拾东西、不要在床上屈膝而坐，避免跷二郎腿，定期复查。

十七、出院标准及随访

应特别强调，缩短患者住院时间及早期出院，并非ERAS的终极目的。因此，应在患者康复的基础上，翔实制定患者的出院标准并遵照执行。基本标准为：无须液体治疗；恢复固体饮食；经口服镇痛药物可良好止痛；伤口愈合佳，无感染迹象；器官功能状态良好。针对ERAS患者应加强出院后的随访和监测，通过电话或门诊指导患者对切口的护理及功能锻炼，对可能的并发症应有所预料和警惕，建立"绿色通道"，随时满足患者因并发症而再次入院的需求。

出院后1、3、6、12个月进行门诊复查随访。遵医嘱继续使用止痛药物等缓解疼痛。出院后，若需继续服用抗凝药物的，需严密观察有无出血倾向。告知患者避免出现感冒或软组织感染等，若出现应立即就医，在正规医疗场所进行换药，避免出现操作不当引起伤口感染。饮食宜高热量、高维生素、高钙。出院后，应继续适当加强功能锻炼，使用拐杖下地时，患肢应全脚掌着地，注意安全，防止摔倒。

小结

股骨骨折是创伤骨科最常见的骨折之一，发生率高且创伤大，严重影响患者的生活质量。ERAS理念的不断发展为该难题提供了解决方案，ERAS基于多系统、多模式协调干预，ERAS临床路径涉及多项围手术期护理措施，ERAS团队对每条优化处理措施的切实实施，切实地帮助患者早日回归家庭与社会。在实施过程中应考虑到患者病情程度的不同及个体差异，应在保证患者安全的基础上，结合医院实际条件，合理、有序地开展ERAS临床路径。

第二节　胫、腓骨骨折的加速康复护理

胫腓骨骨折在全身骨折中最为常见，10岁以下儿童尤为多见。其中以胫骨干单骨折最多，胫腓骨干双骨折次之，腓骨干单骨折最少。胫骨是连接股骨下方支撑体重的主要骨骼，腓骨是附连小腿肌肉的重要骨骼，并承担1/6的承重。胫骨中下1/3处形态转变，易于骨折，胫骨上1/3骨折移位，易压迫腘动脉，造成小腿下段严重缺血坏疽，胫骨中1/3骨折瘀血可关闭在小腿的骨筋膜室，增加室内压力造成缺血性肌挛缩，造成坏疽。胫骨中下1/3骨折使滋养动脉断裂，易引起骨折延迟愈合。其受伤机制为直接暴力和间接暴力，直接暴力多为打压和压轧所致，间接暴力多由高处坠落、滑倒所致。儿童有时也可见胫腓骨的"青枝骨折"，长跑运动员也可见到腓骨的"疲劳性骨折"。因胫骨前内侧紧贴皮肤，所以多为开放性骨折。小腿筋膜间隙、胫腓骨、骨间膜与小腿筋膜形成四个筋膜间隙，胫前间隙、外侧间隙、胫后浅间隙与深间隙。骨折后出血、血肿以及肌肉挫伤后肿胀使间隙内压力增高，受到筋膜限制时发生筋膜间隙综合征，造成血循环和神经功能障碍，严重者甚至发生缺血性坏死。

一、急诊骨折复位和切开复位固定后的护理

手法复位行外固定、牵引，切开复位行内固定是治疗胫腓骨骨折最常用、最有效的方法。良好的复位与固定能最大限度地减轻患者的疼痛，并为可能发生的手术干预提供必要条件。ERAS 理念下，推荐对胫腓骨骨折患者进行麻醉下复位，不仅能缓解患者被复位时的痛苦，同时能创造更好的肌松环境，进而提高复位成功率。麻醉方式包括股神经阻滞、椎管内麻醉、清醒状态下镇静和全身麻醉等。非手术治疗后采用石膏或支具固定，固定期间，应注意对周围软组织的护理，避免直接接触皮肤，每 1~2 周复查一次，根据患肢肿胀程度调节支具或更换石膏。对于手术指征明确的胫腓骨骨折患者，采用髓内钉或髓内钉加钢板及外固定架固定术，术后加强观察、减轻疼痛、预防感染和指导功能锻炼。

二、术前急性疼痛控制和护理

胫腓骨骨折为急性伤害性刺激，在创伤开始时患者已感受到中度疼痛，急性疼痛控制对患者围术期心理、身体状况的调整，以及术后疼痛控制至关重要。疼痛作为第五大生命体征，ERAS 理念下更注重对患者疼痛的控制，尽可能地提高患者舒适度。在术前宣教时，帮助患者正确地认识疼痛，将患者的感受控制在无痛或轻度疼痛（NRS 评分＜4 分）的范围内。根据患者疼痛的程度选择镇痛药物，目前镇痛主要应用国际三阶梯镇痛治疗办法，对于轻度疼痛选择 NSAIDs 止痛药；中度疼痛选择弱阿片类止痛药；对于重度疼痛选择强阿片类止痛药物，必要时联合用药。疼痛的控制可采取药物疗法和非药物疗法，非药物治疗常规采用局部冷敷、抬高患肢、肢体固定等物理方法。尽量为患者营造一个安静舒适的病房环境，室内温湿度适宜，光线充足，通风良好，护理操作集中且轻柔。此外，护士应主动与患者及家属进行有效

沟通，安抚其紧张焦虑情绪，指导其深呼吸、转移注意力和听音乐等缓解患者疼痛。

三、术前宣教

根据患者的年龄和文化程度等特点，结合其病情，利用图片资料、宣传手册、多媒体视频以及病友现身说教等多种形式进行术前宣教。食物以清淡、高热量、高蛋白、纤维素丰富、易消化为佳，多饮水，保持营养供给，预防便秘。保证充足睡眠，预防感冒，消除不良情绪。女性月经来潮时应告知医生，非急诊手术者需暂缓进行。术前练习床上大小便，连续三天无大便者，告知主管医生或护士使用药物通便；练习深呼吸、咳嗽，预防坠积性肺炎，帮助患者戒烟。术晨测体温、脉搏、血压、呼吸，更换清洁病号服，取下义齿、手表首饰等。缓解患者的紧张焦虑情绪，增强信心，使患者对自己将经历的一系列治疗过程有所了解，增加其依从性，提高治疗护理活动的参与。ERAS理念下，有效的术前宣教还可以缩短住院时间，降低手术并发症发生率，提高患者满意度。

四、术前营养评估及支持治疗

骨折患者由于身体机能下降、生活规律改变、骨折后疼痛等因素会影响机体的消化和吸收。骨折后因为活动量减少，胃肠道蠕动缓慢，吸收能力差，易引起低蛋白、低维生素、贫血等情况，从而导致术后康复延迟，伤口感染。在手术前，向患者提供合理全面的营养支持，可以改善患者营养状况，减少并发症的发生，提升患者免疫力和身体机能，促进患者身体的恢复。对有营养风险的患者采取评分的方法对营养状态进行度量，对于评分＜3分者，暂不进行临床营养支持，每周进行营养风险筛查。对于评分≥3分者，应根据患者病情，由护士、医生和营养师共同制定和选择最适宜患者的营养支持方案和方式，优先选择胃肠道途径营养，包括ONS和肠内营养。ONS仍不能达到目标营养入量的患者应改用管饲。当肠内营养支持疗法在较长时间仍未达到正常需要量时，应加补充性肠外营养。严重营养不良者可酌情考虑非手术治疗。

五、慢性病支持治疗和护理

合并糖尿病的胫腓骨骨折患者在临床中很常见。对糖尿病患者，除常规监测血糖外，建议常规筛查糖化血红蛋白。通常情况下，中小手术可使血糖升高 1.11mmol/L 左右，大手术可使血糖升高 2.05~4.48mmol/L，麻醉药可使血糖升高 0.55~2.75mmol/L 。糖尿病患者由于胰岛素缺乏或用量不足，术前血糖未得到控制，手术危险性大大增加，往往容易发生严重的高血糖，甚至诱发酮症或酮症酸中毒。糖尿病患者在限期和择期手术时，术前应将空腹血糖及餐后 2h 血糖维持在接近正常水平，以减少手术后酮症酸中毒、心律失常、伤口感染及伤口不愈合的危险性。对低血糖的发生，应采取密切观察、预防为主的原则，以确保糖尿病患者的手术安全。因此，针对不同患者需要制定个体化的血糖控制方案。首先应该给患者进行糖尿病的饮食和运动教育，必要时请内分泌科医生会诊，根据患者的血糖水平选择口服降糖药、注射胰岛素或者安装胰岛素泵，将患者的血糖值控制在合理的范围内。对于老年人来说，记忆力减退，经常会忘记口服糖尿病治疗药物，或者忘记注射胰岛素，护士应对家属做好宣教，共同监督患者，以保证药物治疗。与此同时，护士配合医生监测血糖变化，出现预警值时提醒医生调整药物剂量或治疗方案，高危患者（血糖控制差、并发症多、低血糖风险大）推荐使用胰岛素泵控制血糖，在控制高血糖的同时必须积极防治低血糖。出现糖尿病酮症的患者应尽快补液以恢复血容量、纠正失水状态；降低血糖，纠正电解质、酸碱平衡紊乱；同时积极寻找和消除诱因，防治并发症。

六、围手术期软组织的护理

肿胀是指受伤部位周围肌肉、皮肤或黏膜等软组织由于充血、水肿、出血和炎症等因素而出现的体积增大，是胫腓骨骨折常见的软组织并发症。消除肿胀可以减轻疼痛、尽早手术、降低伤口感染率、缩短住院时间和减少住院费用等。轻度肿胀时，患者因肿胀引起的疼痛不明显，触诊时压痛不明显，几乎不影响患者功能锻炼。中、重度肿胀时，导致骨筋膜室压力持续增高，神经、肌肉缺血进一步加重，持续重度肿胀不消退，易导致骨筋膜室综合征发生。ERAS 理念下，可采取骨折周围制动、冷敷和抬高患肢等物理方法，口服迈之灵或静脉滴注甘露醇等化学方法进行围手术期消肿。术后在指导和保护下进行功能锻炼亦有助于减轻肿胀。骨筋膜室综合征是指肢体骨筋膜室内的肌肉、神经、血管等组织因急性严重缺血而发生的一系列的病理改变所造成的早期综合征，是临床上常见且严重的创伤并发症。表现为持续性剧烈疼痛，皮肤苍白，皮温升高，肿胀明显，感觉麻痹，不能活动，被动伸指时疼痛加剧，动脉搏动减弱或消失。伤后 24h 内极易发生，应严密观察。在骨筋膜室综合征的防治过程中，对肢体肿胀、疼痛及肢端循环应早期观察与护理，可以有效地预防骨筋膜室综合征的发生。一旦确诊，最有效的方法是立即将所有的筋膜间隔区切开减压。

创伤性水肿还可因间质压力增加及炎症反应，导致水疱形成。疱液的性状分为清亮和血性两种。血性水疱形成提示损伤严重。水疱形成的常见因素包括患者因素（年龄、性别、药物治疗史、并发症、皮肤条件、受伤部位、受伤暴力方式、骨折脱位类型等）和治疗因素（复位时间、复位手法、外固定方式、温度、松紧度等）。水疱影响胫腓骨骨折手术时机及切口的选择，也增加切口相关并发症及术后感染的风险。水疱的常见处理方法包括期待疗法，即保持水疱完整，观察水疱，待疱液吸收；针吸疱液，不去除水疱皮；无菌条件下去除水疱皮，磺胺嘧啶银软膏覆盖基底，敷料覆盖。研究表明，不同处理方法的临床效果类似。尽量缩短患者术前等待时间，并尽量减少并发症的风险，因此手术医生应权衡水疱处理方式对手术时机的影响，选择合适的处理方案。

七、术前饮食管理

对择期手术患者而言，术前 8h 禁食鸡蛋、肉类等固体食物，麻醉前 6h 禁食蛋白类流质（牛奶、肉汤），麻醉前 4h 禁食碳水化合物（稀饭），麻醉前 2h 禁饮清亮液体，在一些 ERAS 报道中，手术前 2h 饮用碳水化合物饮料可降低患者的胰岛素抵抗、减少口渴、饥饿和焦虑，并不增加术中返流及误吸并发症的发生率。采用全身麻醉者，清醒后先进饮再进食；采用细针腰麻或硬膜外麻醉者，返病房后可进饮和进食，控制输液。需要注意，缩短术前禁食水时间对以下人群不适用：急诊手术患者、各种形式的胃肠道梗阻患者、上消化道肿瘤患者、继发性肥胖患者、妊娠期女性、胃食管反流及胃排空障碍者、糖尿病患者（视为相对禁忌）、困难气道患者、其他无法经口进食患者。该类患者胃排空时间较正常人延迟或存在进食禁忌，可予静脉滴注含葡萄糖液体。

八、呼吸系统的管理

呼吸系统的管理包括做好术前评估，嘱患者禁烟。对于合并胸部损伤、脊髓损伤和痰液黏稠的患者，给予雾化吸入，稀释痰液，有利于痰液咳出；合并呼吸系统慢性病患者，遵医嘱给予解痉、消炎、激素等治疗，减少分泌物，消除呼吸道黏膜炎症、水肿；对老年人、吞咽障碍、意识障碍、鼻饲及急诊术前饱餐者，做好防误吸的宣教，主要是饮食和体位管理。在临床治疗过程中要保持床头抬高 30°～40° 半卧体位，指导患者有效进行呼吸功能锻炼和咳嗽，深呼吸法可增加肺活量和肺泡通气量，改善吸入气体分布不均状态和低氧现象，提高气体交换效能。缩唇呼吸法可延缓呼气流速，便于肺泡内气体排空。做好疼痛管理，因疼痛影响咳嗽、咳痰时，一手扶住患者肩部，一手张开手指按压伤口，避免振动引起患者伤口疼痛加重。

九、围手术期下肢 DVT 的预防

胫腓骨骨折是静脉血栓栓塞的高危因素，推荐使用 Caprini 评分系统对 DVT 进行风险评估，根据 Caprini 评分情况分为低危、中危、高危和极高危四个等级（表 3-3、表 3-4）。详细询问病史，做好入院评估，完善相关检查，并做好预防 DVT 的健康宣教。诊断患者血栓的辅助检查有以下几种：① D-二聚体检测。D- 二聚体是凝血酶激活及继发性纤溶的特异性分子标志物，即交联纤维蛋白降解产物。在急性 VTE 患者中 D- 二聚体明显升高，但多种非血栓因素也可致 D- 二聚体升高，如感染、恶性肿瘤、手术及创伤等，故其用于 VTE 诊断的特异性不强。②静脉超声。静脉超声的灵敏度和准确性较高，是 DVT 诊断的首选影像学手段（灵敏度为 97%、特异度为 94%）。由于静脉超声具有无创、简单易行、可重复、无并发症、便宜等优点，推荐为诊断

DVT 的首选影像学检查。③静脉造影。静脉造影过去是诊断 DVT 的金标准，通过足背静脉注入含碘造影剂，观察血管腔的充盈缺损，判断血栓的部位、范围、形成时间和侧支循环情况。但静脉造影为有创检查、花费高、设备在基层医院难以普及，以及有对肾功能不全及造影剂过敏患者禁用等缺点，静脉造影在临床上已很少使用。但对于某些难以确诊或排除 DVT 的患者仍然可以选择静脉造影。④ CT 静脉成像。一般经肘静脉注射造影剂后行螺旋 CT 扫描可清楚地显示靶血管形态，无须置入导管，但仍需注射造影剂，因此也存在静脉造影的绝大部分缺点。⑤ MRI 静脉成像。无须使用造影剂即可准确显示髂、股、腘静脉，但对小腿静脉显示不满意。

围手术期的患者给予抬高患肢措施，促进静脉回流减轻肿胀，正确指导和鼓励患者床上活动，如踝泵运动、股四头肌功能锻炼，鼓励患者尽早离床活动，多做深呼吸和咳嗽动作。围手术期适度补液，多饮水，避免血液浓缩，对患者进行预防静脉血栓知识教育，建议患者改善生活方式，如戒烟、戒酒、控制血糖及血脂等，鼓励患者进食低脂、粗纤维、维生素含量较高的食物，保持大便通畅。避免在膝下垫硬枕、过度屈髋、用过紧的腰带和紧身衣物而影响静脉回流，避免在同一部位反复穿刺或在下肢穿刺。告知患者下肢 DVT 的危害以及预防的重要性，以取得患者的理解和配合。使用间歇充气加压装置和静脉足底泵等，其均可促进静脉回流、减轻淤血和水肿，是预防 DVT 发生和复发的重要措施。医生根据患者情况可给予抗血栓药物，例如利伐沙班、阿哌沙班、低分子量肝素钠注射液及磺达肝癸钠注射液等。用药前指导患者正确了解抗血栓药物，指导其刷牙时动作要轻柔，避免抠鼻，防止跌倒等，以避免出血情况的发生。告知患者遵医嘱服药的重要性，不要擅自增加或停用药物，以免形成血栓或继发出血。用药期间应加强观察，查看有无鼻腔、牙龈出血及血尿，做好各项凝血功能指标及血小板的监测，密切观察患者有无出血倾向，一旦发生异常情况，要及时告知医生，遵医嘱做出相应处理。同时尽量减少有创性检查或操作，做好患者心理护理。对已经存在血栓的患者术前应放置滤网，以防手术中出现意外。

表 3-3 胫、腓骨骨折 Caprini 血栓风险评估量表

A1：（每个危险因素 1 分）	B：（每个危险因素 2 分）
□ 年龄 40~59 岁	□ 年龄 60~74 岁
□ 计划小手术	□ 大手术（＜60min）*
□ 近期大手术	□ 腹腔镜手术（＞60min）*
□ 肥胖（BMI＞30kg/m²）	□ 关节镜手术（＞60min）*
□ 卧床的内科患者	□ 既往恶性肿瘤
□ 炎症性肠病史	□ 肥胖（BMI＞40kg/m²）
□ 下肢水肿	**C：每个危险因素 3 分**
□ 静脉曲张	□ 年龄≥75 岁
□ 严重的肺部疾病，含肺炎（1 个月内）	□ 大手术持续 2~3h*
□ 肺功能异常（COPD）	□ 肥胖（BMI＞50kg/m²）
□ 急性心肌梗死（1 个月内）	□ 浅静脉、深静脉血栓或肺栓塞病史
□ 充血性心力衰竭（1 个月内）	□ 血栓家族史
□ 败血症（1 个月内）	□ 现患恶性肿瘤或化疗
□ 输血（1 个月内）	□ 肝素引起的血小板减少
□ 下肢石膏或支具固定	□ 未列出的先天或后天血栓形成
□ 中心静脉置管	□ 抗心磷脂抗体阳性
□ 其他高危因素	□ 凝血酶原 20210A 阳性
	□ 因子 V Leiden 阳性
	□ 狼疮抗凝物阳性
	□ 血清同型半胱氨酸酶升高
A2：仅针对女性（每个危险因素 1 分）	**D：（每个危险因素 5 分）**
□ 口服避孕药或激素替代治疗	□ 脑卒中（1 个月内）
□ 妊娠期或产后（1 个月）	□ 急性脊髓损伤（瘫痪）（1 个月内）
	□ 选择性下肢关节置换术
□ 原因不明的死胎史，复发性自然流产（≥3 次），由于毒血症或发育受限原因早产	□ 髋关节、骨盆或下肢骨折
	□ 多发性创伤（1 个月内）
	□ 大手术（超过 3h）*

注：①每个危险因素的权重取决于引起血栓事件的可能性，如癌症的评分 3 分，卧床的评分是 1 分，前者比后者更易引起血栓。

②*只能选择 1 个手术因素。

表 3-4　VTE 的预防方案（Caprini 评分）

危险因素总分	风险等级	DVT 发生风险	推荐预防方案
0~1	低危	< 10%	早期活动，物理预防
2	中危	10%~20%	药物预防或物理预防
3~4	高危	20%~40%	药物预防和物理预防
5	极高危	DVT 发生率 40%~80%，患者死亡率 1%~5%	药物预防和物理预防

十、围手术期血液管理

对有贫血的患者积极治疗原发病，给予饮食护理：均衡饮食、定时定量、细嚼慢咽、少食多餐、多吃含铁丰富且吸收率高的食物；搭配富含维生素 C 的蔬菜和水果，忌与浓茶、咖啡同服。观察原发病及贫血症状和体征，生命体征变化，监测心脏功能，了解红细胞计数和血红蛋白浓度。嘱患者多休息，忌疲劳。为减少不必要的输血，在围手术期的各个不同段采取不同的或联合使用多种技术进行血液质和量的保护，减少失血。包括严格掌握输血指征；麻醉手术中进行合理的血液稀释及手术中自体血的回收再利用；提高手术技能，术中良好的止血等。对必须输血的患者，做好检测血型和交叉配血准备，严格查对制度，密切观察输血情况及不良反应。

十一、围手术期尿路管理

胫腓骨骨折患者手术一般采用椎管内麻醉或全身麻醉，此麻醉方式会对排尿产生影响，因此多数患者术前会进行常规导尿。由于导尿操作会导致相应并发症的发生，如血尿、疼痛、感染、尿道损伤等。导尿操作本身也会对患者产生较大的生理和心理应激反应。围手术期采取一些综合措施，如选用抗反流集尿装置、妥善固定防逆流、选用温清水进行会阴护理、密切观察拔管指征，有效地预防了留置尿管后尿路感染的发生，改善患者的生存质量。临床研究显示，尿管留置超过 3h，尿路感染的发生率达 31%，超过 5h，尿路感染的发生率超过 70%，长期留置尿管的患者感染率达到 100%。因此，应缩短尿管留置时间，改善患者的排尿感受，一般术后第一天即可拔除尿管。对于前列腺增生、膀胱功能差以及病情危重的患者，可适当延长尿管留置时间，在此期间鼓励患者多饮水，做好会阴部护理。

十二、伤口引流管护理

传统路径中，引流管在胫腓骨骨折术中应用广泛，但并没有统一的标准。负压封闭引流治疗开放性胫腓骨骨折，具有清除彻底、创面小等优点，能够从一定程度上提高治疗的效果，加上对患者进行细致操作和护理，便能够将该方法的优点得以完全体现，可以巩固治疗的效果，同时提升患者对护理的认可度。对于闭合性胫腓骨骨干骨折，研究发现不放置引流管，而在关闭伤口前松止血带严格止血与放置引流管相比，患者术后体温变化、伤口发红和周围肿胀情况、血红蛋白、白细胞、中性粒细胞、疼痛指数等均无显著变化。为了进一步减少对患者不必要的操作，ERAS 理念下，建议胫腓骨骨干骨折患者术后如无必要不常规留置引流管。

十三、术后饮食管理

手术结束后至恢复经口进食的时间没有明确界定。ERAS 理念下，术后禁食 4h、禁水 2h 一直作为临床常规被采用，但该做法缺少临床证据。术后应根据患者耐受情况和麻醉类型尽早恢复经口营养摄入。胫腓骨骨折患者，手术未涉及胃肠道，椎管内麻醉患者术后 2h 进水，如无不适，1~2h 后即可清淡饮食，次日恢复正常饮食；如术中联合使用了镇静或全身麻醉，患者清醒后 2h，即可摄入水；如无不适反应，1~2h 后即可清淡饮食；次日恢复正常饮食。早期恢复术后进食，可以改善患者口渴、饥饿、焦虑等不适感受，促进患者恢复。

骨折初期，即骨折后 1~2 周，由于患肢肿胀、疼痛，加上精神紧张，常常不思饮食，进食宜少而精且富含蛋白质、维生素及纤维素的食物，如瘦肉、鸡蛋、鱼、大豆及其制品，多吃蔬菜和水果（青菜、芹菜、豆芽、紫菜、苹果、梨等），防止便秘。饮食原则上以清淡为主，忌酸辣、油腻，尤不可过早食用肥腻滋补之品，如骨头汤、肥鸡、炖水鱼等，否则瘀血积滞，难以消散，会拖延病程，使骨痂生长迟缓，影响日后关节功能的恢复。

骨折中期，即骨折后 3~4 周，正是骨折的愈合期，患者需要大量的蛋白质，特别是含胶原蛋白较高的食物以及含钙质和维生素 D 高的食物，可适当增加骨头汤、鸡汤、鱼、蛋类、肉皮、猪蹄、豆制品等食物。对于骨折老年人，要特别供给维生素 D 丰富和高钙食物，可采用少食多餐的方法。

骨折后期，即骨折后 5~6 周直至恢复阶段，可恢复正常饮食，但仍需多吃新鲜的蔬菜和水果，以及富含钙、维生素 D 的食物。食物要合理搭配，做到膳食平衡和合理营养。

十四、术后体位选择及早期活动

胫腓骨骨折患者多采用椎管内麻醉或全身麻醉的方式，椎管内麻醉患者术后需去枕平卧 4~6h，以防脑脊液漏出导致颅内压降低和颅内血管扩张而引起的血管性疼痛。硬膜外阻滞患者术后即可睡软枕平卧位，生命体征平稳后可采取半卧位。全麻未清醒时取平卧位，头偏向一侧；麻醉清醒后，若无禁忌，可取斜坡卧位。术后半卧位更有助于患者呼吸、循环系统的稳定，减少术后误吸发生率。患者术后患肢给予抬高，有利于血液回流，可预防患肢肿胀。此外，鼓励患者早期活动，有助于呼吸、消化、心血管等多个系统功能的恢复。

十五、术后镇痛措施与护理

术后疼痛是骨科手术最常见的问题之一，传统镇痛药物以阿片类为主，不仅容易引起术后恶心呕吐、尿潴留、肠梗阻等不良反应，而且单一镇痛药物和方法难以达到满意的镇痛效果，还会延长患者恢复时间。目前 ERAS 推荐多模式镇痛方式，是指将多种不同作用机制的镇痛药物和方法联合应用，发挥最佳镇痛效应，有效减少单种药物或方法引起的不良反应。

随着大家对疼痛意识的加强，镇痛泵已广泛应用于临床，在很大程度上缓解了患者的疼痛问题。由于每个人疼痛的阈值不同，同样的镇痛措施，不同的患者镇痛效果可能差异很大。医生也可根据患者的具体情况每日规律或者按需给予 NSAIDs 类药物。但应注意非选择性 NSAIDs 的不良反应包括胃肠黏膜损伤，选择性 COX-2 抑制剂虽然胃肠道反应轻，但与心血管不良事件增加有关，在老年人群体尤需慎重。如上述措施疼痛控制仍不佳，则按流程进行阶梯化疼痛管理，给予弱阿片类或阿片类药物，必要时给予联合用药。其他措施包括局部冷敷、制动等，有助于减少局部肿胀和局部疼痛刺激。同时，手术医生、麻醉医生和护士组成的疼痛管理小组可随时观察或定期随访患者对疼痛的感受，及时处理镇痛效果不理想和疼痛控制过程中的不良反应，保证患者充分的睡眠和休息，提高患者的镇痛满意度和舒适度，利于早期功能锻炼和康复。

十六、术后并发症的预防与护理

PONV 是骨科术后常见的并发症之一，术前应使用 Apfel 模型预测患者发生恶心呕吐的风险，Apfel 模型包括 4 个引起 PONV 的危险因素，即女性、晕动症或 PONV 史、非吸烟患者、术后使用阿片类药物，患者合并的危险因素越多，术后发生 PONV 的风险越大。高风险患者尽量避免使用可能引起呕吐的药物，如新斯的明、阿片类药物等，可使用副反应少的其他药物。患者应在手术结束 30min，麻醉情况下接受预防性止吐药物，包括 5- 羟色胺受体拮抗剂（如昂丹司琼等）及抗组胺药（如赛克利嗪等）。不同作用机制的抗 PONV 药物联合使用，作用相加而副作用常不相加，可根据患者 PONV 风险选择联合用药。当患者出现恶心感时应使患者头偏向一侧，防止呕吐物误吸入气管；嘱其行缓而慢的深呼吸，并用指压内关穴或按摩耳背；重视患者主诉，及时遵医嘱使用止吐药。

外固定支架有利于患者术后关节功能锻炼，使关节不受石膏外固定的限制，关节功能恢复与骨折愈合同步进行。外固定支架治疗骨折可因穿针不当，损伤肢体的主要血管及神经，因此在术后 24h 内需要密切观察患肢末梢皮肤的颜色、温度以及动脉搏动情况，了解有无神经损伤，发现异常，立即通知医师给予妥善处理。术后患肢抬高 20°~30°，以促进静脉回流，减轻肿胀，保持外固定架位置正确，注意锁钮是否松动，支架接连处有无变形，保持其稳定牢靠，以免固定松动而导致骨折再移位，影响骨折愈合。螺丝钢针松动是常见的并发症，会影响到外固定的稳定，导致骨折愈合不良或继发骨折，与穿钉技术及生物力学因素也相关。其发生的原因与钢针部位骨折处骨密度有密切关系，也与不稳定骨折和过早负重引起钢钉松动有关。应每日检查外固定器螺钉的松弛度，紧固连接螺钉，保持有效固定，适当延长患肢不负重的时间，防止钢钉松动；由于外固定支架的螺钉直接与体外相连，容易继发感染，故要重视针孔护理，保持针道周围皮肤洁净、干燥，及时更换渗湿敷料。严格执行无菌操作，并用纱布覆盖。可用 2~3cm 小纱布垫枕在支架与皮肤之间，确保支架离皮肤 1cm 左右，以防止针孔处皮肤与外固定支架接触。注意保持垫枕清洁、柔软，防止伤口皮肤受压过久发生坏死。密切观察体温变化，体温超过 38℃者，观察创面有无红、肿、热、痛等情况，同时按医嘱合理使用抗生素。

骨筋膜室综合征的病因与预防：原始损伤或钢钉横行通过骨筋膜室及骨折后渗血、出血使骨筋膜室内压力增高所致。预防措施为抬高患肢，并鼓励患者在床上进行肌肉等长收缩及伤肢远端的关节活动，以促进淋巴及静脉回流，密切观察肢体肿胀、疼痛、活动、牵拉痛及动脉搏动情况等变化，做到及早发现，及时处理。肿胀明显时，遵医嘱静脉滴注 20% 甘露醇 250ml，1~2 次/日。如出现患肢疼痛且进行性加重、麻木、手指或足趾不自觉屈曲，患肢肿胀、触痛明显，皮肤苍白、发凉，脉搏减弱或消失，应及早手术切开，以免造成肢体坏死等严重后果。

十七、功能康复

胫腓骨骨折术后早期规范的康复可尽早消除肿胀、改善局部循环，从而为骨折愈合提供良好的生物学环境。现代骨外科康复理念主张在手术复位良好、生物学固定稳固的前提下，尽早开始系统的康复治疗以使患者得到最大限度的功能恢复。患者术后的康复训练，建议由康复医师参与完成。对固定稳定的患者，建议术后尽早开始以下训练措施。

1. **功能锻炼** 术后 24h 开始指导患肢踝背伸肌及股四头肌的等长收缩锻炼，收缩 10s，放松 10s，患肢 15~20 次/组，健侧 20~30 次/组，2~3 次/天。健侧可练习直腿抬高，抬高时慢慢抬起，当抬到 10~20cm 时停止 3~5s，再缓慢放下，反复练习，以不疲劳为宜。伤后 3~6 周：指导患者进行膝关节挺直、抬腿练习及下床负重练习，患肢由伸直位，逐渐屈曲90°，以防止关节强直，注意循序渐进训练。伤后6~8周：不仅强调局部的锻炼，还必须进行全面的肌肉和关节锻炼，坚持全身活动，逐步恢复肢体功能。

2. 功能锻炼注意事项 早期锻炼时抬高患肢，防止肿胀、疼痛。早期被动训练时力量要轻柔均匀，不可使用暴力，否则会有内固定松动、骨折再移位风险。患者常因疼痛不配合活动，必要时可给予镇痛（理疗、药物）和辅助训练，康复训练需循序渐进。

十八、出院标准及随访

根据医院实际情况，制定切实可行的、量化的出院标准。一般来讲，患者生命体征平稳、常规检验指标正常、已恢复正常饮食、可下地活动、伤口无感染迹象、疼痛可控、X线片提示复位固定满意、无其他需住院处理的并发症，且患者同意出院时，则可允许出院。

出院后应对患者进行规律随访，指导用药和功能锻炼，观察伤口情况，复查X线片观察骨折愈合情况，对患者功能状态进行评估，及时处理出现的并发症。由于骨折的愈合周期通常较长，ERAS要求的随访时间为1个月、3个月、6个月、1年。

第三节　足踝部骨折的加速康复护理

足部是人体负重、站立和行走的重要结构。足包括26块不同形状的骨、32块肌肉和肌腱，由109条韧带和45个关节连接而成。足部骨折是指发生于足部距骨、跟骨、跖骨及趾骨部位的骨折。成年人多见，多由于高处坠落、交通事故、踢及硬物、重物压砸及运动损伤等造成。足部的骨折移位，如其严重性未得到充分的认识或治疗不恰当可造成严重的残疾。治疗足部骨折时必须尽可能恢复足部正常的解剖关系和生理功能，才可能避免发生严重的功能障碍。

距骨颈骨折是最常见的距骨骨折，由于足部的强力背伸，距骨颈的背缘与胫骨下端前缘相互撞击而发生，多在交通事故或坠落伤时出现。距骨体骨折最常见的损伤机制是高处坠落产生纵向压缩力引起该部位骨折，可伴有踝关节骨折。距骨后突及外侧突骨折多是由受伤当时止于该处的肌肉韧带强烈收缩造成。距骨头骨折较少见，常由来自跖骨方向的暴力经跗骨传导作用于距骨头而发生。

跟骨前部骨折表现为跟骨前结节撕脱骨折与压缩骨折，其中撕脱骨折最常见。多发生在足内收及跖屈位时暴力损伤。压缩骨折系前足部的强力外展挤压了跟骰关节面而发生。跟骨结节骨折主要由于局部附着的跟腱突然强烈收缩所致，少数为直接暴力损伤引起。跟骨载距突骨折是由于足在内翻位时遭受纵向暴力，应力经过跟骨内侧作用于跟骨载距突而引起。跟骨体骨折为足跟部直接接触地面，跟骨遭受纵向暴力引起，骨折线常常呈纵形或斜形经过后距下关节面的后方，形成简单或粉碎骨折。

足舟骨骨折以足舟骨撕脱骨折最常见。根据暴力作用方向的不同，足舟骨体可出现水平面、冠状面或矢状面骨折，骨折块移位时可出现距舟关节半脱位。

跖骨骨折多由直接暴力引起，如重物打击、车轮碾压等，常导致第2、3、4跖骨骨折，而且多以多发骨折的形式存在。间接的扭转暴力可导致螺旋骨折。

趾骨多为直接暴力损伤，如重物高处落下直接打击足趾，或走路时踢及硬物等。重物打击伤常导致粉碎骨折或纵形骨折，同时合并趾甲损伤，开放骨折多见。踢碰硬物致伤多发生横形或斜形骨折。

踝部骨折是指构成踝关节的胫骨远端、腓骨远端和距骨所发生的骨折，在下肢负重骨骨折中发生率仅次于股骨近端骨折，包括内踝、外踝、前踝、后踝骨折。踝关节骨折可由于直接或间接暴力受伤，其中后者更常见，包括旋转、平移或轴向暴力。踝关节骨折是一种关节内骨折，对复位要求高，同时，骨折与关节周围韧带损伤通常相伴出现，损伤后踝关节稳定性多受影响。

一、急诊骨折的复位和固定

足部及踝关节骨折治疗的目的是维持稳定匹配的关节，从而允许早期活动、促进骨折愈合，最终防止关节炎的发生。稳定的踝关节骨折，可采取非手术治疗。非手术治疗指征有：韧带结构完好无移位的稳定骨折；严重骨质疏松、对行走功能要求有限的患者；预期寿命很短的患者。对于移位的足部及踝关节骨折，尽管闭合复位可能获得满意的复位甚至解剖复位，基于对足部及踝关节骨折复位要求高及维持复位后稳定的要求，目前足部及踝关节骨折主要治疗手段是切开复位和内固定。手术治疗的指征是：闭合复位无法获得解剖复位；骨折移位明显；骨折不稳定。对于需要手术的骨折，及时复位制动能减轻足部及踝关节肿胀，减少血管和神经损伤的风险。推荐在麻醉状态下对足部及踝关节骨折进行临时复位固定，以降低患者痛苦，并提高复位效果。麻醉下复位更符合 ERAS 减少患者应激反应的理念。研究表明，血肿阻滞或静脉镇静都能获得良好的镇痛效果。超声引导下的坐骨神经阻滞可以为足踝关节骨折提供良好的镇痛及肌松效果，当骨折累及内踝时，应加用股神经阻滞。采用标准化的复位流程，重点纠正关节脱位和明显的骨折移位，减少复位时反复牵拉和复位次数，最大限度上避免关节面的二次损伤并减少软组织肿胀。在急诊施行麻醉下复位，要更加轻柔、避免暴力、反复复位。固定方式可采用石膏或支具固定，相比管型石膏更方便拆除，通过缠绕绷带的松紧调节石膏的松紧程度，注意观察患肢末梢血运，避免缠绕过紧导致小腿骨筋膜室综合征的发生。

二、术前急性疼痛控制和护理

疼痛是足部及踝关节骨折患者最常见的主诉，大多数骨折患者的疼痛都在中度以上，甚至达重度疼痛。术前急性期患者疼痛尤为剧烈，在有效地干预下往往能快速得到缓解。疼痛治疗是 ERAS 中非常重要的环节，其目标包括良好的镇痛效果，较小的不良反应和并发症，维护良好的器官功能，有利于患者术后康复。首先应及时采用适当的评估工具对患者静息与运动时的疼痛强度进行评估，同时评估疼痛治疗后的镇痛效果。术前宣教时，帮助患者正确的认识疼痛，将患者的感受控制在无痛或轻度疼痛的范围内（NRS 评分＜4分）。评估内容包括疼痛的位置、强度、性质、起因、起始及持续时间。应经常巡视患者，对其进行定时和实时的疼痛评估，并根据评估情况正确执行医嘱，给予患者恰当的疼痛管理措施。疼痛的控制可采取药物疗法和非药物疗法，非药物治疗常规采用局部冷敷、抬高患肢、肢体固定等物理方法减轻伤肢肿胀，起到减轻疼痛的作用。尽量为患者营造一个温湿度适宜、光线充足、通风良好、安静舒适的病房环境，护理操作集中且轻柔。此外，护士应主动与患者及家属进行有效沟通，安抚其紧张焦虑情绪，指导其通过深呼吸、转移注意力和听音乐等方式缓解疼痛。对于轻度疼痛，可以选择 NSAIDs 类止痛药；中度疼痛可以选择弱阿片类止痛药；重度疼痛可以选择强阿片类止痛药物。可采用超前镇痛、多模式镇痛及联合用药的方式。

三、术前宣教

良好的术前宣教可以缓解患者的术前焦虑和抑郁症状，增强信心，增加依从性，缩短住院时间，降低手术并发症发生率，并提高患者满意度。责任护士根据患者的年龄和认知程度等特点，通过面对面交流、宣教册、展板、床旁智能交互终端等多种方式，采用通俗易懂的语言对患者进行宣教，使患者对手术治疗方案有所了解，解除患者思想顾虑，使其能够主动配合各项护理和治疗。术前宣教可与麻醉医师及手术室护士的术前患者访视相结合。建议针对患者的自身情况，运用多元化、多模式的术前宣教方法，使患者知晓自己在治疗计划中所发挥的重要作用并获取患者及其家属的理解、配合。宣教的方式包括口头教育、宣教手册、多媒体视频或动画以及亲身示教和演示等。

四、术前营养评估及支持治疗

足部及踝关节的急性创伤及手术应激反应会导致机体激素、代谢、免疫系统的改变，进而导致糖原、脂肪和蛋白质的分解代谢。高分解代谢影响术后肢体功能恢复、增加围术期并发症风险。推荐在入院 24h 内完成营养筛查，随后对高危者完成全面评估。术前营养评估采用 NRS2002 进行。NRS2002 由护师（士）、营养师、药师与组内临床医师合作完成。当合并下述任一情况时应视为存在严重营养风险：6 个月内体重下降 > 10%；NRS > 5 分；BMI < 18.5kg/m^2；清蛋白浓度 < 30g/L。对有营养风险需要营养干预的患者，应根据病情制定和选择最适宜患者的营养支持方案和方式，优先选择胃肠道途径

营养，包括 ONS 和肠内营养。对 ONS 仍不能达到目标营养量的患者应改用管饲。当肠内营养支持疗法在较长时间仍未达到正常需要量时，应加补充性肠外营养。严重营养不良者可酌情考虑保守治疗，加强高蛋白、高维生素饮食。大多数患者应选择清淡、高热量、高蛋白、高维生素、易消化的食物为佳，多饮水，保持大便通畅，预防便秘。

五、慢性病支持治疗和护理

合并糖尿病的足部及踝关节骨折患者在临床中很常见。对糖尿病患者，除常规监测血糖外，建议常规筛查糖化血红蛋白。针对不同患者需制定个体化的血糖控制目标。推荐择期手术术前血糖控制标准为：空腹血糖为 4.4~7.8mmol/L，餐后 2h 血糖 4.4~10.0mmol/L；术中血糖 5.0~11.0mmol/L；术后需要重症监护或机械通气的患者，建议将血糖控制在 7.8~10.0mmol/L，其他患者术后血糖控制目标同术前。足部及踝关节骨折择期手术患者按照"一般"控制目标建议将血糖控制在 7.8~10.0mmol/L。在血糖调控方面，应根据患者糖尿病类型、目前治疗方案、血糖控制情况、外科手术性质和级别进行个体化治疗。建议将胰岛素治疗作为所有糖尿病或高血糖住院患者控制血糖的优选方法。足部及踝关节骨折手术属于中等或大手术，故建议选择胰岛素强化治疗，包括胰岛素多次皮下注射和胰岛素泵持续皮下注射两种方式。高危患者（血糖控制差、并发症多、低血糖风险大）推荐使用胰岛素泵控制血糖。胰岛素强化治疗血糖仍不能达标的患者，可联合 α-糖苷酶抑制剂和二甲双胍。在控制高血糖的同时必须积极防治低血糖，遵医嘱按时监测患者血糖，向患者及家属加强宣教相关饮食知识，必要时请内分泌科会诊，通过口服药物、注射胰岛素、安装胰岛素泵控制血糖的波动。出现糖尿病酮症的患者应尽快补液以恢复血容量，纠正失水状态，降低血糖，纠正电解质、酸碱平衡紊乱，同时积极寻找和消除诱因，防治并发症。

六、围手术期软组织肿胀处理

肿胀是指受伤部位周围肌肉、皮肤或黏膜等软组织由于充血、水肿、出血和炎症等因素而出现体积增大的情况。足部及踝关节周围肿胀影响踝关节骨折手术时机的选择，也增加切口相关并发症及术后感染的风险。术后切口周围肿胀会加重疼痛、降低周围肌肉强度、延迟术后康复进程。预防、治疗肿胀应采用以下预防及处理措施：术前抬高患肢，促进静脉回流，冷敷疗法、激光治疗、弹力绷带应用、使用有利于患者关节活动的高顺应性、拉伸性的敷料进行早期功能锻炼以及物理治疗等；合理应用微创技术，手术操作轻柔，减少止血带使用时间、缩短手术时间；根据术中情况可以放置引流管，视术后引流量决定拔管时间，应尽量早期拔除（术后24h以内），针对高风险的患者可以使用预防性负压伤口治疗技术；术后麻醉苏醒后即嘱患者行踝泵运动锻炼；必要时给予药物治疗，如迈之灵、七叶皂苷钠、甘露醇等。建议根据患者具体情况采用多种物理方法进行围手术期消肿处理。

七、术前饮食管理

对于择期手术患者，从手术前一天夜间即开始禁食、禁水的做法并无必要。长时间禁食、禁水会使患者出现口渴、饥饿、焦虑等反应，增加胰岛素抵抗和体内分解代谢水平，进而延长住院时间。已经有大量证据表明，择期手术患者可以在术前2h口服无渣饮品，包括清水、无渣果汁、碳酸类饮料、含糖饮料、清茶和黑咖啡等，首先推荐含12.5%麦芽糖糊精的含糖饮品，可于手术前一天晚10点饮用800ml，术前2h饮用400ml，在缺少此类含糖饮品时，可选择无渣果汁类饮料。对于淀粉类食物和乳制品，术前需禁食6h，而油炸、高脂类食物需要的禁食时间则要延长至8h以上。需要注意，缩短术前禁食、禁水时间不适用于以下人群：急诊手术患者；各种形式的胃肠道梗阻患者；上消化道肿瘤患者；继发性肥胖患者；妊娠期女性；胃食管反流及胃排空障碍者；糖尿病患者（视为相对禁忌）；困难气道患者；其他无法经口进食的患者。对于无法经口进食患者可予静脉滴注含葡萄糖液体。

八、围手术期尿管管理

足部及踝关节骨折手术通常采用椎管内麻醉，患者椎管内麻醉后发生尿潴留的比例据文献报道为10%~27%不等。尿潴留的发生与患者术前膀胱功能状态、手术时间等密切相关。经过适当筛选的患者，椎管内麻醉后尿潴留的发生率显著降低。因此，对所有患者术前进行常规导尿并无必要，而且导尿操作会导致相应并发症的发生，例如血尿、疼痛、感染、尿道损伤等，导尿操作本身也会对患者产生较大的生理和心理应激反应。围手术期采取一些综合措施，例如术前嘱患者排空膀胱，麻醉恢复后鼓励患者排尿等，也可以大大降低尿潴留的发生率。踝关节骨折手术通常持续时间较短，不建议术前常规导尿。对于前列腺增生、膀胱功能差以及预计手术时间长的高危患者，可予术前导尿，术后 24h 内即拔出尿管。

九、伤口引流护理

传统路径中，引流管在足部及踝关节骨折术中应用广泛，但并没有统一的标准。研究发现不放置引流管，与关闭伤口前松开止血带严格止血相比，患者术后体温、伤口和周围肿胀情况，血红蛋白、白细胞、中性粒细胞、疼痛指数变化等均无显著变化。

十、术后饮食管理

手术结束后恢复经口进食的时间没有明确界定，术后禁食禁水 6h 一直作为临床常规被采用，但该做法缺少临床证据。术后应根据患者耐受情况和麻醉类型尽早恢复经口进食，恢复经口营养摄入。踝关节骨折患者，手术未涉及胃肠道，患者术后一旦清醒，即可正常饮食，当天或第二天停止静脉补液。术后早期恢复进食，可以改善患者口渴、饥饿、焦虑等不适感受，促进患者康复。

十一、术后体位选择及早期活动

对于椎管内麻醉患者，既往观点认为，为了防止脑脊液漏导致头痛，术后需去枕平卧 6h，目前国内绝大多数创伤骨科医师也延续着这一做法。然而，随着技术的进步，术后脑脊液漏发生率大大降低，术后无须去枕平卧。而且，对于全身麻醉患者，术后半卧位更有助于患者呼吸、循环系统的稳定，减少术后误吸发生率。此外鼓励患者早期下地活动，早期活动有助于患者呼吸、胃肠道、心血管等多个系统功能的恢复，患者术后当天或第二天即可下地进行必要的活动，但早期需注意活动时间，避免患肢肿胀加重。

十二、术后镇痛措施与护理

ERAS 理念强调多模式镇痛，包括多种机制和多种途径的镇痛药物，此理念可以降低阿片类药物的不良反应。多模式镇痛中多种镇痛药物联合使用可使疼痛评分降低，减少不良反应，使患者满意率提高。术后疼痛控制的目标是使患者处于无痛或轻度疼痛程度（VAS 评分＜4 分），以提高患者舒适度，利于早期功能锻炼。推荐常规给予神经阻滞，坐骨神经阻滞能很好地解决术后踝关节后方及外侧疼痛的问题。股神经阻滞可以更好地处理累及内踝的疼痛，在神经阻滞的基础上，若无禁忌证，推荐每日规律给予"背景剂量"的 NSAIDs 类药物。但应注意非选择性 NSAIDs 的不良反应包括胃肠黏膜损伤，选择性 COX-2 抑制剂虽然胃肠道反应轻，但与心血管不良事件增加有关，在老年人群体应用时尤需慎重。近年来一些新技术（如脂微球技术）的应用可能有助于减少非选择性 NSAIDs 的胃肠道反应。还可适量给予中枢性镇痛药（推荐使用 PCA 模式），并注意避免药物不良反应的发生。在此基础上如疼痛控制不佳，则按流程进行阶梯化疼痛管理，给予弱阿片类或阿片类药物。其他措施包括局部冷敷、制动等，有助于减少局部肿胀和局部疼痛刺激。需强调的是疼痛是个体差异非常大的一项生命体征。同样的镇痛措施，不同患者镇痛效果可能差异很大。创伤骨科和麻醉科可共同成立专门的疼痛控制小组，与患者保持密切畅通的联系，患者对疼痛控制不满意可随时联系小组成员，小组也应定期随访患者，及时处理镇痛效果不理想和疼痛控制过程中的不良反应，提高患者的镇痛满意度和舒适度。

十三、PONV 的预防和护理

PONV 是麻醉术后常见的并发症，发生率为 20%～30%，高危患者发生率为 70%～80%。PONV 会降低患者术后舒适度和满意度，影响早期功能锻炼，术后可给予床头抬高 40°～50°，避免使用可引起恶心、呕吐的药物，可根据医嘱术后预防使用盐酸帕罗司琼静脉注射有效降低 PONV 的发生率。也可指导患者取舒适的卧位，关心、安慰患者，讲解呕吐原因，使患者安静，避免紧张。呕吐时头应偏向一侧，以防呕吐物坠入呼吸道而引起窒息。观察呕吐物颜色、量、性状及次数，大量频繁的呕吐可引起水、电解质丢失，应注意观察患者全身情况，如血压、脉搏等。呕吐停止后应清理呕吐物，并加强口腔护理。

十四、功能康复

踝关节骨折术后早期功能锻炼，有促进功能恢复的作用，对进入关节面的骨折端有"造模塑形"的作用。骨折复位固定后即可做小腿肌肉收缩活动及足趾屈伸活动，3~4周后可做踝关节屈伸活动。去除外固定后，加强踝关节功能锻炼并逐渐负重行走。康复锻炼可有效改善静脉回流、降低或消除肿胀、预防肌肉萎缩、防止关节僵硬、加速骨折愈合，还可促进软骨细胞和关节液的新陈代谢，利于软组织修复，降低术后并发症发生率。患者术后的康复训练建议由康复医师参与完成。对固定稳定的患者，建议术后尽早进行以下训练措施：抬高患肢，促进消肿；全范围背伸跖屈足趾，促进远端血液循环，促进消肿；相邻关节的活动度和肌力训练，如髋膝关节屈伸练习、直腿抬高练习股四头肌、外展髋关节练习臀中肌、屈膝后伸髋关节练习臀大肌；无痛或者微痛范围下，缓慢轻柔地练习踝关节主、被动屈伸活动（早期暂不做内外翻活动），防止关节粘连；早期下床无负重活动，预防卧床并发症；冷敷，可有效降低组织耗氧量，从而减轻局部炎症反应，提高局部痛觉阈值，降低痛觉信号传导，减轻疼痛，同时能增加患者的运动范围、复原进度与承受能力。功能锻炼注意事项：力量训练要主动进行；早期被动训练时力量要轻柔均匀，不可使用暴力，否则会有内固定松动、骨折再移位风险；锻炼可以与镇痛治疗（理疗、药物）相互配合；康复训练需循序渐进。

十五、出院标准及随访

据医院实际情况，制定切实可行的、量化的出院标准。一般来讲，患者生命体征平稳、常规检验指标正常、已恢复正常饮食、可拄拐下地活动、伤口无感染迹象、疼痛可控、X线片提示复位固定满意、无其他需住院处理的并发症，且患者同意出院时，则可允许出院。足部及踝关节骨折患者一般术后 2~3d 即可出院。出院后应对患者进行规律随访，指导用药和功能锻炼，观察伤口情况，复查 X 线片观察骨折愈合情况，对患者功能状态进行评估，及时处理出现的并发症。由于骨折的愈合周期通常较长，ERAS 要求的随访时间为术后 1 个月、3 个月、6 个月、1 年。

第四章

骨盆髋臼骨折加速康复外科护理

第一节　骨盆骨折的加速康复护理

　　骨盆环损伤较为少见，约占全身骨折的3%，在多发伤患者中，其发生率可达25%，而在高能的交通伤中的发生率则高达42%，因此在多发伤的诊断时必须将骨盆损伤作为严重创伤的重点。骨盆骨性结构与韧带结构共同形成盆腔，盆腔器官包括神经、血管、空腔脏器及泌尿生殖结构等，以上结构紧密相邻，骨折移位会导致广泛严重的损伤及晚期后遗症。所以对于这些损伤如果不能获得早期诊断和治疗都会造成严重的后果，甚至死亡。而且二期手术难度大，出血多。ERAS在采用有循证医学证据的前提下，优化围手术期措施，包括并发症的预防、手术优化、术后康复计划等，使患者从创伤和手术应激状态中快速恢复，为骨盆骨折的优良治疗提供良好的理论基础。

一、骨盆基础知识

　　1. 骨盆解剖及特点　骨盆由两侧的髂骨、骶骨骨性结构及周围的韧带结构组成的骨环，并且有两侧骶髂关节及耻骨联合结构。骨盆环后方的结构传导绝大部分（60%）的负荷，骨盆环稳定性进行评估时后环结构是否完整具有重要意义。骨与骨之间由韧带结构相连，所以韧带结构的完整性对于维持骨盆环的稳定性至关重要。盆底大量的韧带结构形成骨盆底，托举盆腔内脏器及密集的血管、神经等组织，对骨盆损伤的急性期（如出血）和晚期（如神经损伤及泌尿系统损伤）预后具有重要意义。构成骨盆环的骨性及韧带结构的损伤，以及伴发的骨盆周围软组织及器官的损伤，包括空腔脏器、泌尿生殖系统及神经血管的损伤，均会导致死亡率显著增加，预后影响较大，因此被定义为复杂骨盆损伤。如果存在骨盆环的严重移位，如骨盆（B1 型）开书样损伤及垂直（C 型）损伤，会出现危及生命的大出血，出现血流动力学不稳定，失血量往往会超过 2000ml，死亡率高。

2. **骨折诊断**　骨盆骨折常为高处坠落、车祸伤等高暴力损伤，往往合并有脊柱、长骨骨折，头部、胸腹部和盆腔脏器的损伤，这些损伤可能是致命的。患者要立即优先处理危及生命的损伤。初期由于情况紧急，难以详细问诊及进行详细体格检查，也缺乏必要的影像学分析，容易造成漏诊、误诊。患者在转运过程中也容易出现病情加重，因此，伤者送入急诊后，必须再进行二次检查评估，这一项尤其重要。

对于骨盆环损伤必须做直肠和阴道检查，以排除开放性骨折，如发现血尿要仔细检查，并留置尿管，探查尿道是否损伤，并同时观察尿量，这对于帮助判断预防治疗休克很有用。在骨盆骨折急救中，移位较大的骨折出现血流动力学不稳定，或血细胞比容明显下降，并排除胸腹腔出血，输血补液等无效情况下用以下两种方法止血：①盆腔内填塞压迫止血，适用于骨盆外架等初步固定，但血流动力学仍不稳定；②动脉出血时，需要做盆腔动脉造影以排除盆腔内血管损伤，介入手术时可同时进行出血部位栓塞止血。对于存在垂直不稳定时，需要做胫骨结节或股骨髁上骨牵引，股骨髁上骨牵引更适用于膝关节损伤未明确时及需要大重量牵引时。牵引总量应不超过患者体重的 1/6。

根据病史、体格检查、影像学检查，可以初步对骨盆骨折进行诊断。骨盆骨折为高能量损伤，故容易合并头、胸、腹等重要脏器损伤，也常合并下肢关节等损伤，比如仪表盘损伤时容易出现膝关节骨折及后侧交叉韧带损伤，为避免漏诊，应在患者初步治疗后进行二次评估。

3. 分型 骨盆环由骨性结构及大量韧带组成，十分稳定，单处的骨折一般不会导致骨盆环力学结构不稳定，只有骨盆环多处骨折才会导致力学结构不稳定。在治疗计划的制订中，评估骨盆环的力学结构稳定性十分重要。

根据解剖位置分型：如骶骨 Denis 1、2、3 区骨折、侧方挤压造成的髂骨后部骨折（新月形）类型及耻骨支骨折 Starr 分型等。按照损伤机制 Young-Burgess 分型，LC 侧方挤压分为 LC-1：一侧挤压造成的骶骨前缘压缩；LC-2：造成一侧的新月体骨折；LC-3：在 1、2 型基础上出现另一侧的开书样损伤，例如刮风样损伤。APC 型骨折，即前后挤压型损伤分为 APC-1：前环开书样损伤，但骶髂前后韧带完整；APC-2：伴有盆底韧带及骶髂前韧带损伤，但骶髂后韧带完整；APC-3：半侧骨盆完全分离，骶髂前后韧带均断裂。一般可以根据耻骨联合分离距离判断，耻骨联合分离＜1cm 为 APC-1 型，耻骨联合分离 1~2.5cm 为 APC-2 型，耻骨联合分离＞4cm 为 APC-3 型。垂直方向暴力造成垂直不稳定，指半侧骨盆上方后方移位，包括了前环的完全移位骨折或耻骨联合分离，也包括后环的骨折及韧带断裂。Young-Burgess 分型被骨科医生及其他外科急诊医生等认可，据一篇包含 1248 名患者的研究表明，该分型能够预测输血量，也能初步预判死亡率。此种分型相对简单、易记忆，对于非骨科专科医生的外科医生容易掌握，基于 X 线片及 CT 结果进行分型有利于医生制定治疗方案及救治生命。

根据稳定性分型：Tile 分型及基于 Müller 的 AO 分型系统，是基于骨盆损伤机制及所导致的骨盆环的稳定性的评估。骨盆环从稳定到不稳定是一个连续变化的过程，为了便于实际操作及治疗计划的制订，将 A、B、C 三种基本的骨折类型，进一步分成组、亚组及特殊类型。

A 型：稳定的骨盆环损伤；

B 型：部分骨盆骨折不稳定，有旋转不稳定，但骨盆在垂直及后方保持稳定；

C 型：骨盆环的绝对不稳定，指所有平面均不稳定。

鉴别骨盆后环部分不稳定还是完全不稳定，即 B 型或 C 型可能十分困难，必要时应重新进行诊断、分型及制订治疗计划。A型：只有在特殊情况下才需要手术进行固定；B型：仅固定骨盆前环即可；C型：需要对骨盆环前后侧进行复位及固定，以降低继发移位的风险。

二、骨盆骨折的急救

1. 早期评估与治疗计划　评估骨盆损伤最主要的目的是：判断骨盆骨折类型，评估其力学稳定性，判断内出血的位置及量，诊断骨盆周围软组织及器官的损伤。骨盆骨折的急救，需要有骨折救治经验的医生参与。绝大多数骨盆损伤的病例中，仅有轻微的血流动力学不稳定。诊断为骨盆损伤所致血流动力学不稳定时，应立刻进行外科复苏，最好按照治疗原则所描述的治疗程序进行。骨盆骨折的急诊处理评估一定要基于以下几个方面：反复检查患者的各项生命指标，主要是血流动力学指标，详细的临床评估检查，包括骨盆稳定性、伴随的骨盆周围损伤、神经系统损伤。治疗计划可分为两个阶段，急诊时检查并处理危及生命的损伤；二次评估骨盆损伤的诊断与详细分型，进行术前计划，详细的临床及影像学检查对于骨盆损伤的诊断与分级仍然重要。

2. 损伤控制　骨盆环损伤为高能量损伤，可能合并头、胸、腹、四肢等多发损伤。多发伤不只是多处损伤的和，多发伤指多处损伤的ISS评分之和，一般指ISS评分＞17分，是多发损伤的一组综合征。严重创伤后机体免疫反应大致可以分为以下过程：创伤、系统炎症反应综合征（生理性可逆）、机体防御衰竭疾病（病理性不可逆）。急诊接诊后的第一个小时是救治黄金期，是提高生存率及减少发病率最关键时期。对于多发伤患者第一时间对重要脏器功能复苏情况评估，采取有重点迅速诊断流程和适当外科治疗，包括急性复苏期后损伤控制以及后续ICU对患者重要脏器功能稳定。需要理解的是严重损伤的三峰分布：第一峰是指现场突发死亡，常常在现场数分钟发生；第二峰值是黄金时间，指高级创伤生命支持（ATLS），死亡在数小时后；第三峰值为全身炎症反应综合征，多器官衰竭出现在数天或数周之后。多发伤患者复苏在事发地即应开始，必须严格执行早期插管、积极补液并且迅速转运。

到达医院急诊后复苏同时开始损伤控制程序恢复和维持重要脏器功能，而不是依次处理。美国外科医师学院的 ATLS 程序规定对于多发伤治疗应该是：入院前复苏、早期插管、转运、急诊室救治、ATLS、诊断、损伤控制、降压、净化、骨科损伤控制等。对于初步复苏不佳患者，在诊断性和紧急危害控制性处理的过程中，要持续进行重要脏器功能的再评估。对于 2h 内已经给予足够的补液和输血，仍旧有休克表现，在有一定灌注压后，进行诊断性检查，以确定出血来源。对于出血的控制，可以包括骨盆外固定架、骨盆钳临时固定、股骨骨牵引等，尤其是腹膜外骨盆填塞操作。骨盆出血大部分为静脉出血，仅仅 10% 可能合并动脉系统出血，如合并动脉出血，介入下栓塞是很有效的办法。

3.**止血、救治生命程序** 骨盆损伤导致的大出血85%以上为静脉性渗血，通过恢复骨盆容积，临时稳定骨折，减少出血容积，可以显著控制静脉性出血。对于骨盆环损伤的急性处理原则可以分步、分阶段处理，总体分为血流动力学稳定组及血流动力学不稳定组：血流动力学稳定且骨盆环稳定组，可以最终评估治疗措施；血流动力学稳定、骨盆环不稳定组，一定要注意隐性出血，可能会出现生命体征变化，考虑继续评估骨盆环损伤，早期手术治疗。对于血流动力学不稳定者，评估分为骨盆环稳定组及不稳定组，对于稳定组评估非骨盆环出血点，如合并胸腹腔脏器出血，则骨盆不需固定处理，仅仅针对其他脏器出血处理；对于血流动力学不稳定、骨盆环不稳定组，需要骨盆复位，急救时的床单、绷带、外固定架等固定骨盆，如果此时血流动力学仍不稳定，可以考虑血管造影并行骨盆填塞，生命得到保证后，再进行骨盆骨折最终治疗。

三、临床检查

1.**查体** 骨盆稳定性的手法检查为前后方向和侧方骨盆挤压试验，有时还可以附加下肢的推拉检查。早期形成的血凝块对于止血非常重要，因此在骨盆不稳定的情况下应尽量避免反复检查，以防诱发进一步的失血。

2.**影像学评估** 对于高能量损伤及多发伤，要考虑存在骨盆环骨折的可能性。骨盆的前后位平片是急诊首选检查方式，可以初步对骨盆骨折进行诊断，并对严重程度进行预判。骨盆骨折的详细评估要加拍出口位、入口位平片，并行 CT 检查。在急诊条件下，对后环损伤不明时，CT 检查至关重要，在腹部盆腔平扫时也可以观察骨盆后环损伤情况，在 X 线片诊断后环损伤难以确定时是诊断的金标准。一旦怀疑有腹腔脏器的损伤，则应采用超声、尿道造影、EMG 等其他辅助检查技术。急诊腹部盆腔 CT 平扫利于了解骨折移位程度及血肿情况，三维 CT 检查有助于提高对损伤的理解及制定手术计划。

四、术前急性疼痛控制

疼痛早期可以出现严重的应激反应，内分泌、呼吸、循环系统等有严重地影响，受伤急诊时期的疼痛控制至关重要，可缓解高度紧张情绪，利于预防控制创伤性休克，改善内分泌应激紊乱，并且对整个围手术期疼痛控制有积极效果。急性疼痛的控制对围手术期生理状况的调整及术后疼痛控制的影响至关重要。骨盆骨折的患者多数为高能量损伤，明显移位的骨折，常为 NRS 评分＞7 分，为中、重度疼痛，患者主要以强迫体位，不敢活动患侧关节。在患者就诊时就应对患者进行宣教，医生及护士均应参与，使患者对疼痛有初步认识。疼痛控制目标是减轻疼痛，不是使患者完全无痛，而是使疼痛控制在不痛苦程度，即 VAS 评分＜4 分。急诊的剧烈疼痛要遵循个性化、阶梯化、联合用药的模式。对于 6~7 分中等疼痛的患者，术前镇痛方法首选 NSAIDs 类药物，效果不佳时可加用短效阿片类药物。创伤较大的疼痛可直接用短效强阿片类药物。对于合并肺部损伤、存在呼吸障碍或颅脑损伤的患者应谨慎使用阿片类药物，避免药物过量抑制呼吸，注意监测生命体征。急诊给药主要是静脉或肌注给药，尤其是胃肠道损伤不详的情况下，口服给药困难，起效慢。对于急性疼痛，生命体征稳定患者，排除胃肠道损伤患者，给药方式首选口服，以减少患者不必要的液体负担。对于明显骨折移位的患者，初期的肢体制动固定，能有效缓解疼痛。如合并关节脱位，则急诊复位有利于控制疼痛，复位后关节不稳定的患者必要时骨牵引制动。对于儿童、肝肾功能障碍、脑外伤及老龄患者要遵循个性化的镇痛方案，谨慎使用镇痛药物及剂量。

五、术前宣教

有效的术前宣教可以缓解患者的术前焦虑和抑郁情绪，使患者增强对疾病治愈的信心，增加患者的依从性，缩短住院时间，降低手术并发症发生率，提高患者满意度。遵循多元化、多模式的术前宣教方法，使患者知道自己所患疾病的治疗过程，及自身的配合在治疗过程中的重要作用，激发患者积极配合治疗的主观能动性，并能对骨折预后有客观认识。术前宣教的主要内容包括诊断、大致的治疗方法、围术期主要的并发症及预防方法（包括静脉血栓的预防、坠积性肺炎预防方法、压疮预防）、疼痛管理、康复治疗、营养支持、卧床大小便训练方法、呼吸功能训练、心理辅导等方面。术前宣教需要医护共同完成，包括的科室可能有临床、麻醉、营养、心身科等多科室。宣教的方式包括口头教育、宣传手册、多媒体视频动画及演示等。术前宣教可以由多个模块化结构组成，可由不同的小组共同分块完成，也可在不同的时间分次完成。

六、术前营养评估及支持治疗

急诊创伤及手术应激反应会导致机体激素、代谢、免疫等多个器官系统发生变化，机体肝糖原、肌糖原和蛋白质高分解代谢，增加围术期并发症发生风险。患者入院 24h 内就应完成营养评估，随后对高危患者完成全面评估。术前营养评估采用 NRS2002 进行。当合并下述任一情况时应视为严重营养风险：6 个月内体重下降 > 10%，NRS2002 评分 > 5 分，BMI < 18.5kg/m²，血清蛋白浓度 < 30g/L。对于有营养风险并需要营养干预的患者，应请营养科积极会诊，介入治疗方案，根据患者病情制定最适宜患者的个性化营养支持方案。对胃肠道没有疾病的患者，优先选择经口胃肠道途径，包括 ONS 和肠内营养。对于不能主动进食者改用管饲。当肠内营养支持疗法在较长时间仍未达到正常需要量时，应加补充性肠外营养。

七、术前心肺功能评估

术前心肺等重要脏器内科评估是 ERAS 重要环节，并且贯穿围术期全程。尤其对于老年骨盆骨折患者，70% 患者合并内科疾病，部分患者可能合并严重的内科慢性疾病，围手术期风险明显增加。全身麻醉对心肺功能影响较大，轻度的可能造成拔管困难，严重的影响患者死亡率，术前充分评估患者基础疾病非常重要，尤其心肺功能等直接危及患者生命的评估措施，麻醉师及临床医生及 ICU 医生可共同评估手术、麻醉的风险及耐受性。

1.心血管系统 根据病史、伤前活动能力（NYHA 分级）、查体及辅助检查，快速了解患者的心血管功能。RCRI 可作为围术期心血管风险分层依据，包括缺血性心脏病病史、充血性心力衰竭病史、脑血管疾病病史、胰岛素依赖型糖尿病、慢性肾脏病（血清肌酐 > 176.8 μ mol/L）。对于高龄及心脏既往疾病较重的患者，可以完善心脏超声、心肌酶谱等检查，请心内科及麻醉科医师会诊评估。

2.呼吸系统 因骨盆骨折创伤较大，手术难度高、出血多、需要肌松剂等原因，一般选择全麻的方式，对患者呼吸功能影响较大。但患者术前多牵引卧床，无法完成肺功能 GOLD 分级测试，建议进行动脉血气分析。术前进行呼吸功能锻炼，积极治疗肺部原发损伤，例如合并肺部损伤的患者应注意肋骨骨折、血气胸、纵隔及膈肌损伤可能带来的问题，建议术前对可疑患者进行充分评估。

八、围手术期血糖的控制

糖尿病是人群中常见慢性病，分为 1 型、2 型。1 型糖尿病是由胰岛 β - 细胞严重损害引起的，患者自身不能分泌胰岛素，需要终身使用胰岛素。2 型糖尿病体内胰岛素分泌能力并未完全丧失，有的会增加，但胰岛素的作用效果减低，胰岛素处于相对缺少状态，早期可以口服药物刺激胰岛素分泌，后期可以注射胰岛素治疗。合并糖尿病的老年骨盆骨折患者在临床中很常见，入院后常规监测血糖，必要时一日 7 次，三餐前后及晚 22：00，术前常规筛查糖化血红蛋白。骨盆骨折多为严重创伤，创伤应激状态会给患者内分泌系统带来严重紊乱，对血糖造成很大的波动，临床观察可以见到受伤前血糖控制良好，伤后血糖达到 20~30mmol/L 的患者，故需密切监测患者血糖变化，应根据患者糖尿病类型、目前治疗方案、血糖控制情况、外科手术性质和级别进行个体化治疗。建议将胰岛素治疗作为所有糖尿病或高血糖住院患者控制血糖的优选方法。推荐择期手术术前血糖控制标准为空腹 4.5~7.8mmol/L，餐后 2h 血糖 4.4~10.0mmol/L，术中血糖 5.0~11.0mmol；术后需要重症监护或机械通气的患者，建议将血糖控制在 7.8~10.0mmol/L 间，其他患者术后血糖控制目标同术前。骨盆骨折的糖尿病患者，因为原始创伤大、手术时间长，而且手术医源性损伤也较重，建议选择胰岛素强化治疗，包括长、短效胰岛素分次皮下注射和胰岛素泵持续皮下注射 2 种方式。但内分泌科医生可能会根据监测血糖的数值进行调整，一般从谨慎的角度，血糖下降比较缓慢，胰岛素泵可能更加模拟生理状态下胰岛素释放，临床中能更好地降低血糖。尤其高危患者推荐使用胰岛素泵控制血糖。在控制高血糖的同时一定要注意防治低血糖，血糖不宜降速太快，根据监测数值逐渐调整。出现酮症的患者应尽快补液以恢复血容量，并监测血糖，预防低血糖，同时治疗电解质、酸碱平衡紊乱，并积极寻找和消除诱因。在此治疗的过程中积极请内分泌科医生介入会诊，及时调整血糖，预防并发症。胰岛素强化治疗血糖仍不能达标的患者可联合应用 α - 糖苷酶抑制剂和二甲双胍。

九、围手术期 DVT 的预防

创伤后患者出现高凝状态、血管内膜损伤、肢体制动等因素容易出现 DVT。骨盆骨折后骨盆髋部疼痛剧烈，患侧膝、髋均活动受限，需卧床等待手术，在排除活动性出血及头胸腹脏器出血后，建议早期进行药物血栓预防，24h 内为宜，术后继续使用，直至患者能自主下床活动，目前最常用的为低分子量肝素。并且患者物理预防也十分重要，鼓励患者下肢主、被动活动，增加足底泵、血栓弹力袜等物理治疗。入院后可动态监测 D- 二聚体，术前可行深静脉多普勒超声检查，双侧下肢静脉检查（包括健侧），静脉穿刺管壁周围建议超声检查，以排除穿刺管周围血栓形成。

十、围手术期抗菌药物的预防性使用

骨盆骨折在创伤骨科中属于大手术创伤，术前可能存在贫血及多发创伤。手术切口对总的感染率也有影响，和手术创伤密切相关。骨盆手术感染率较其他无菌手术感染率高，陈旧骨折感染率明显增加。应根据手术切口类别、手术创伤大小、可能污染细菌种类、抗菌药物预防效果及后果严重程度的循

证医学证据，并结合细菌耐药性及经济实用性等评估，综合考虑是否预防使用抗菌药物。对于需开放复位内固定的骨盆骨折，抗生素选择的原则是覆盖金黄色葡萄球菌、凝固酶阴性葡萄球菌和链球菌等常见感染菌的抗生素，主要为第一、二代头孢菌素，对头孢菌素过敏者可使用克林霉素。用药时间主要于麻醉诱导时或手术切皮前半小时，抗菌药物的有效覆盖时间应包括整个手术过程。手术时间超过 3h 或术中出血量超过 1000ml 时，术中应追加用药 1次。一般清洁手术的预防用药时间不超过 24h。对于创伤小，无污染的患者，过度延长用药时间并不能进一步提高预防效果，且预防用药时间超过 48h，耐药菌感染机会增加。对于单纯使用外固定的患者，创伤较小，围术期可以不用抗生素。

十一、围手术期尿路管理

导尿操作可能对尿道黏膜造成损伤，尤其是男性患者尿道较长，前列腺增生的患者更容易出现尿道黏膜损伤，会对患者造成较大痛苦及心理刺激。另外，导尿未严格无菌操作及长期留置尿管均会导致获得性感染风险增加。对于上下肢骨折，操作时间短、手术出血好控制的患者，不需常规留置尿管。但骨盆骨折手术时间长、术中出血难以精确控制、术前存在贫血，术中需输血、补液等相应支持治疗，另外留置导尿可明显缩小膀胱容积，减少手术操作时膀胱损伤发生率，因此术中应常规留置尿管，尤其采用前侧手术入路患者。操作方式是在麻醉诱导后插入，术毕麻醉清醒后，主诉尿道刺激前拔除，部分患者麻醉清醒后无明显感觉，可第二天拔除。建议尽早拔出，可减少尿路感染机会。围手术期可采用一些综合措施，如术前盆底及膀胱训练、术后尽早坐位或站立位排尿等，以降低术前及术后尿潴留的发生。

十二、术前肠道准备

骨盆骨折会出现骨折周围血肿，对腹膜外造成刺激，造成自主神经紊乱，可能合并腹部脏器损伤及长期卧床，都会造成胃肠道蠕动减慢，大便干燥，排便困难，导致下腹部胀气及粪便潴留（以上原因造成进食差、出现腹胀等，会对手术牵拉显露造成不利影响，手术创伤也会增加胃肠道负担，术后可能腹胀加重，严重时会出现肠梗阻等情况）。大量的肠道气体也会干扰术中透视影像，因此对于骨盆骨折患者，建议胃肠道初步恢复后再行手术，如合并腹胀，可行术晨甘油灌肠剂灌肠。

十三、术前饮食管理

既往的饮食管理方法是不管第二天手术何时进行，均于术前晚22：00进行禁食、禁水，这使手术安排在第二天下午的患者难以忍受，造成患者明显的缺水。对择期手术患者而言，此种禁饮食的方法是没有必要的。长时间禁食水会使患者出现口渴、饥饿、焦虑等反应，增加胰岛素抵抗，增加体内分解代谢水平，进而延长住院时间。随机对照试验的回顾显示，从手术前夜开始禁食并不会降低胃内容物，会增加胃液 pH 值，允许患者手术麻醉前 2h 摄入清液不会影响并发症的发生率。目前，已经有大量证据表明，择期手术患者在术前 2h 口服无渣饮品是安全的，包括清水、无渣果汁、碳酸类饮料、含糖饮料。目前大多数国家麻醉协会建议麻醉诱导前 2h 口服清亮的液体，麻醉诱导前 6h 禁食固体食物。在糖尿病患者中可能出现胃排空延迟，理论上可能增加反流和误吸的危险，但也有报道，2 型糖尿病患者的胃可正常清空，可以不用特殊关注。

术前禁食水时间应根据情况个性化决定，对于影响胃肠道排空的肠道疾病、继发性肥胖患者、妊娠期女性、困难气道患者、其他无法经口进食患者应适当延长禁食时间。对于无法经口进食患者及以上相对禁忌患者，可予静脉滴注含葡萄糖液体。

十四、围手术期血液管理

骨盆骨折患者在受伤时有严重的出血，一般 1000~5000ml，严重时可危及生命，在血流动力学稳定后，大多存在不同程度贫血。骨盆骨折手术出血风险高，围手术期血液管理非常重要。

术前血液管理部分主要是针对术前的急性失血性贫血进行治疗，必要时输入血液制品纠正。对于原有慢性贫血疾病的患者应对原发疾病进行治疗，积极请血液科医生等会诊治疗，必要时应用铁剂及促红细胞生成素，用于改善术后贫血状况及其他治疗。营养科会诊可以对摄入营养进行调整指导，鼓励患者进行均衡饮食，对于贫血患者可以摄入富含铁、叶酸、维生素 B_{12} 的食物，并适度增加蛋白质摄入。

术中血液管理主要由麻醉医生及手术医生共同完成，麻醉医生将平均动脉血压维持在80~100mmHg，使用抗纤溶药物，如氨甲环酸可以减少术中出血，已经证明在关节置换等手术中起到良好作用；注意预防低体温、注意监测凝血及血气指标，预防酸中毒，并及时处理；如预计出血量较大的骨盆手术，提前使用自体血回输设备，能够节省大量的血液资源。对于术者，术前制定合理的术前方案，包括切口显露，复位步骤，内置物的安放，关闭切口步骤等。因为骨盆手术出血量较大，建议制定出血预案，术中应严格止血、使用全身药物及局部止血药物防止术后出血。术中静脉使用及伤口腔内抗纤溶药物氨甲环酸可减少术中出血，此种处理方法在关节置换中得到良好效果，在骨盆骨折中缺乏大样本支持。

术后注意监测患者生命体征变化，观察伤口引流及局部伤口变化，注意监测生理指标变化，给予吸氧，提高氧合浓度。术后注意充足的镇痛，减少焦虑情绪，减少氧耗。预防控制感染，优化患者对贫血的耐受能力。对于术后贫血难以维持患者，术后注意排查出血原因，排除切口内出血外，可继续使用促进血液再生的方案来改善贫血。同种异体输血是导致临床不良转归的独立危险因素，应采取限制性输血策略。围手术期输血指征参照《围术期血液管理专家共识》执行。

十五、麻醉管理

骨盆损伤较重，手术难度大，手术时间较长，出血可能较多，术中多需输血，术中多需肌松剂，故通常采用全身麻醉。全麻有利于控制血压及体温。一般动脉穿刺置管所测动脉压准确，利于调整，并且利于血气分析的监测，被麻醉医生广泛采用。静脉通路方面可以中心静脉置管，以利术中监控及处理，也可以采用双侧外周静脉通路，利于液体控制；出血量少的简单骨折，可以外周静脉置管。四肢骨折常用的全身麻醉联合区域神经阻滞技术，因为难以控制切口神经覆盖区域，在骨盆骨折治疗中较少应用。对于简单的骨折类型，治疗时不用松解过多肌肉组织，不用游离神经组织，如简单的后壁骨折，术中不需过多牵引，出血容易控制，可以行椎管内麻醉，用体位控制麻醉平面，椎管内麻醉会降低全身麻醉后并发症，并有利于控制肺部并发症及血栓栓塞类疾病的发生。控制性降压是骨盆骨折手术常用的降压方法，能够减低动脉压力，减少出血风险，一般的原则是维持伤前基础血压的 70%~80%。对于预计术中出血可能较多的患者，建议常规准备血液自体回收装置。术中监测血气指标及凝血功能，根据监测结果积极补充悬浮红细胞、血浆等血液制品。另外，麻醉诱导后，TXA 的使用也能有效、安全地降低术中出血量。术中低体温（< 36 ℃）是预后差的危险因素，低体温会影响凝血因子的活性，增加出血风险，也会影响机体免疫功能和药物代谢，出现麻醉延迟苏醒、术后感染风险等。所以预防术中低体温可以降低围手术期众多并发症的发生率，缩短平均住院时间，因此体温保护在 ERAS 麻醉管理中十分必要。术中应常规监测体温，主要办法有鼻咽温度测量、使用测温导尿管等方式；升温的措施有加温液体输入、应用暖风机辅助保温、使用复温毯等办法。

十六、手术方式的选择

60—70 年代前，手术技术不成熟，可能造成严重的骨盆畸形，伤后造成下肢长度不等长，畸形严重，严重的功能障碍常见。随着近些年医疗技术的提高，患者功能状态得到很大改善。

骨盆骨折的手术指征：B1、B2 型旋转不稳定骨折、C 型垂直不稳定骨盆骨折、A 型骨折中的重要肌肉附着点处骨折等。一部分 B 型损伤在应力检查下会发生继发移位，转变成 C 型骨折积极手术可能有益，利于早期功能训练，快速康复，微创经皮固定及内外固定架成为主要手术方式。

1. **术前准备**　骨盆骨折手术时机在病情稳定后 3~5 天，病情较重的可以延迟至 7~10 天。但超过 2 周的骨折，再手术时明显会出现复位质量下降。对于骨盆移位，无法承接纵向压力时建议行股骨髁上骨牵引术，重量为自身体重的 1/10~1/7。手术前完善骨盆平片，一般为骨盆正位及出入口位，如果合并髋臼损伤还需拍摄骨盆双斜位。有经验的医生可以从平片上诊断大部分的患者。对于关节面损伤的患者 X 线片较难准确判断，三维 CT 扫描能清晰显示三维立体骨折的程度及范围，判断关节内游离体，所以目前三维 CT 已是骨盆骨折术前常规检查项目，并且可以根据立体三维图像制定手术计划，能指导手术方案的选择。还可以根据三维 CT 数据进行 3D 打印，制作三维模型，更加清楚详细地制定手术计划，制作合适的内置物。

2. 手术器械的准备 骨盆骨折因形态不规则，位置比较深，显露不充分，所以需要准备配套的辅助复位工具，并且需要准备可能用到的内置物。对手术室的要求也相对较高，多采用层流手术室、可透视移动的手术床，利于透视。术中需要 C 形臂等透视器材。

3. 手术入路的选择 根据骨折的分型、骨折线的位置、主要移位方向及皮肤条件的不同，可以对手术入路的选择作出判断。骨盆前环入路有：耻骨联合前方入路（Pfannenstiel 入路）、改良 Stoppa 入路、髂骨外侧入路等。耻骨联合前方入路是耻骨联合的横行切口，能充分显露耻骨联合，适用于血流动力学不稳定、移位、力学不稳定的骨盆骨折患者，也可以用于腹膜后出血填塞切口。改良 Stoppa 入路最常用于髋臼骨折，对于骨盆环损伤也适用，可以暴露耻骨上下支、髂耻隆起外侧壁、四面区。髂骨外侧入路类似于髂股入路，能显露髂骨外板、用于髂骨翼骨折、骨盆畸形等的治疗。骨盆后环入路可以显露骨盆外表，可以直接复位骨盆出口处骶髂关节骨折及脱位，但切口并发症较多，而且骶髂关节前侧显露困难，只能触摸到。骶髂关节前方入路，能直接显露骶髂关节前侧，是处理骶髂关节脱位理想入路，但缺点是对骶骨骨折及新月形骨折难以暴露固定。骶髂关节骶骨后侧入路，可以显露后侧新月形骨折、显露骶髂关节脱位等，骶骨入路是正中后侧纵行切口，显露骶骨及骶孔，此切口并发症为肌肉坏死。

4. 骨折固定 从固定角度可以分为外固定及内固定两大类。外固定的适应证：严重骨盆环损伤的紧急处理，控制出血，提供临时固定；多发伤的早期处理，有利于呼吸道护理，减轻疼痛；特定类型骨折最终治疗手段，用于维持复位，满足患者坐起及行走需求；作为后路内固定辅助治疗；在急诊情况下，对于血流动力学不稳定骨盆环骨折，紧急情况下外固定架处理可以减少出血及输血。外固定的优点是放置简单、损伤较轻、利于术后控制。缺点是稳定性较差，难以对 C 型不稳定型骨折有效固定，术后护理难度增加。内固定优点是获得维持解剖复位，力学稳定性更加坚强，利于术后早期活动、预后较好；缺点是存在开放伤口，手术难度相对较高，术中存在神经、血管及脏器损伤并发症、术后切口并发症等。

十七、伤口引流管的留置及切口闭合

既往的手术经验是在切开复位的骨折手术中常规放置引流管，一项针对简单四肢骨折手术的随机研究显示，不放置引流管并不会增加术后感染率。骨盆骨折开放复位内固定术手术时间长，软组织剥离大，盆腔内难以完全止血，位置深在，容易出现血肿，术后感染发生率高，因此临床实际工作中多留置引流管，而且对于位置深在的腔隙，可能留置多根引流。建议对手术剥离广泛、渗血明显的病例留置引流管24~48h，引流量＜50ml/24h即可拔除。

手术切口根据切口组织覆盖及部位决定缝合要求，一般主张逐层关闭，严密缝合，减少腔隙。对髂腹股沟入路强调腹股沟管外环及腹外斜肌腱膜的缝合，预防腹股沟疝的发生；对于后侧K-L入路，要求修复外旋肌腱，对于臀小肌等挫伤组织进行清创。

十八、异位骨化的预防

骨盆骨折时周围肌肉丰富，损伤时可能会造成异位骨化（heterotopic ossification，HO），但发生率不高，也不会造成严重的后果。不需常规预防，术后不需口服吲哚美辛。

十九、术后饮食管理

骨盆骨折手术一般对盆腔脏器干扰较少，术后应根据患者麻醉恢复状态尽早经口进食，但需视腹部切口出血及胃肠道反应情况决定。目前一般术后禁食水6h，但该做法是否恰当仍存在争议。遵照ERAS理念的做法是：术后全身麻醉清醒，正常吞咽功能良好，无误吸可能，并且原发伤无胃肠道损伤，手术未累及腹腔，术后1~2h后即可少量进食水，如无不适反应，继续进食无渣饮品，术后6h即可恢复日常饮食。术后早期恢复进食，可以改善患者口渴、饥饿、焦虑等不适感受，促进患者恢复。

二十、术后镇痛措施

骨盆骨折术后推荐多模式的镇痛方式，遵照个性化原则进行。术后疼痛控制的目标是 VAS 评分 < 4 分。推荐方法为 PCA。NSAIDs 类药物作为临床基础用药，起到超前镇痛，减少其他镇痛药用量的作用。但应注意非选择性 NSAIDs 的不良反应包括胃肠黏膜损伤；选择性 COX-2 抑制剂如塞来昔布等，除了胃肠道反应外，重点注意心血管不良事件，老年人群体需慎重。在此基础上如疼痛控制不佳，可给予阿片类药物，如羟考酮、吗啡等。其他措施包括局部冷敷、减少活动等，有助于减少局部肿胀和局部疼痛刺激。临床科室可以试行疼痛控制小组，一般由骨科医生及麻醉科医生和临床护理人员共同组成，各个成员密切观察，以患者为中心，及时处理镇痛效果不理想及不良反应，提高患者的舒适度和镇痛满意度。

二十一、PONV 的预防

女性、晕动症或 PONV 史、非吸烟患者、术后使用阿片类药物史，患者合并的危险因素越多，术后发生 PONV 的风险越大。不同作用机制的抗 PONV 药物联合使用，作用相加而副作用常不相加，可根据患者 PONV 风险选择联合用药。高风险患者如术后使用阿片类药物镇痛时可给予 0.625~1.25mg 氟哌利多。

二十二、术后康复锻炼

骨盆骨折术后康复锻炼与骨折类型、手术固定强度及伤口大小密切相关。后环稳定固定患者，一般情况稳定、切口无明显出血，第二天即可床上坐起活动，并鼓励扶拐下地活动，尽早开始康复锻炼。早期康复锻炼有助于骨盆骨折术后功能恢复。按照时间顺序可以进行以下锻炼：抬高患肢，利于消肿；麻醉清醒后建议足踝主动屈伸活动，股四头肌收缩训练，促进静脉回流，利于消肿并预防 DVT 发生；尽早下床活动，根据具体骨折固定稳定性决定是否部分负重，预防卧床并发症；使用骨盆保护带或腹带保护腹部前侧切口，可以减轻疼痛，防止切口裂开。合并有坐骨神经损伤的患者，注意下肢主、被动肌肉活动，休息时保持足部功能位固定，预防足下垂畸形。

二十三、出院标准及随访

出院标准可根据医院实际情况决定，参考的因素有：患者生命体征稳定；无短期并发症；切口无感染表现；患者及家属要求；医院床位限制等。综合考虑后制定切实可行的、量化的出院标准。一般患者生命体征平稳、常规检验指标正常、已恢复正常饮食、可拄拐下地活动、伤口无感染迹象、疼痛可控制、X线片提示复位固定满意、无其他需要住院处理的并发症，且患者同意出院时，则可允许出院。骨盆骨折患者一般术后3~7d即可出院。出院要告知患者近期需要注意的问题，如切口换药及观察，DVT的预防，患肢是否可以负重，可能出现的并发症，遇到特殊情况处理等。出院后需规律随访，指导用药和功能锻炼，观察伤口情况，复查X线片观察骨折愈合情况，对患者功能状态进行评估，及时处理出现的并发症。功能锻炼需要严格遵照医嘱进行，对于路途遥远难以返程复查的患者，可以进行网络随诊，但一定要正规的拍片及指导。一般骨盆骨折愈合周期较长，需8~12周，后需要2~3个月进行肌肉力量及协调性锻炼，也和多发伤的情况密切相关，个性化差异较大。

小结

骨盆骨折是创伤骨科中较严重的损伤，常常合并头、胸、腹脏器损伤，严重时危及生命。骨盆骨折常常对患者各脏器均有明显的影响，需要围手术期进行详细的组织优化，利于患者康复治疗。这需要不同科室人员互相协调，互相配合。ERAS临床路径涉及多项围手术期处理措施，ERAS团队对每一优化处理措施的切实落实，是保证ERAS理念真正惠及患者的关键。

第二节　髋臼骨折的加速康复护理

髋臼骨折是创伤骨科中创伤最为严重、并发症多、手术难度大、预后不佳的骨折，常常在受伤时就伴随着出血、脏器损伤，随之而来的就是高死亡率、高致残率。ERAS在采用有循证医学证据的前提下，针对髋臼骨折的诊断和治疗，优化术前、术中、术后等一系列措施，形成完整路径，尤其对于全身状况进行调整及手术过程优化，能为髋臼骨折的治疗提供良好理论基础。髋臼骨折的治疗在近30年来发展迅速，尤其Judet和Letournel在理论及技术上做出杰出的贡献，在改善功能愈合的同时明显降低了死亡率。正确的诊断，选择合适的入路，恰当的手术技术，以及合适的器械工具，围术期精心护理，正确及时术后功能锻炼，是为患者争取良好预后的必要条件。

一、髋臼基础知识

1. **髋臼解剖及特点**　髋臼有复杂的几何形态结构，主要有6个主要部分：前柱、后柱、前壁、后壁、臼顶、内侧壁。覆盖股骨头关节面170°，大约半个球头。前后柱是髋臼的主要支撑，后壁起到稳定髋关节的主要骨性结构。髋关节最大的特点是：活动范围大、要求稳定性高、低摩擦力。髋臼周围有复杂重要的骨盆内血管、神经通过，及膀胱、直肠等盆腔脏器走行。所以髋臼骨折常常合并骨折周围大量出血，可能损伤血管、神经，也可能造成盆腔脏器损伤。

2. **髋臼骨折特点**　髋臼骨折大多由股骨传导的间接暴力导致，暴力作用于大转子外侧、屈曲的膝关节前侧和站立伸膝状态下的足部。因为髋臼骨折为高处坠落、车祸伤等高暴力损伤，患者要优先处理危及生命的损伤。髋臼骨折患者往往合并脊柱、骨盆环和长骨骨折，可能合并头部、胸腹部和盆腔脏器的损伤，这些损伤可能是致命的。初期事故现场接诊患者时由于情况紧急，难以详细问诊及详细体格检查，也缺乏必要的影像学分析，容易造成漏诊和误诊。患者在转运过程中也容易出现病情加重，因此急救送入急诊后，必须再进行二次检查评估，这一项变得尤其重要。

需要注意的是，在髋部外侧股骨大转子外侧存在表皮挫伤，出现大面积瘀斑时，提示可能有Morel-Lavallée损伤，病理基础是严重的皮肤脱套伤，皮下浅筋膜层出现血肿或（和）脂肪坏死，后期血肿出现波动感。此种损伤皮肤没有与外界相通，理论上属于闭合性损伤，但因为血肿坏死常常继发细菌污染，因此在治疗髋臼骨折之前需要先处理软组织损伤，清创手术要点是清除血肿及坏死的脂肪浅筋膜组织，术后充分引流。

对于骨盆环损伤，必须进行直肠和阴道检查以排除开放性骨折，如发现血尿要仔细检查，并留置尿管，探查尿道是否损伤，并同时观察尿量，对帮助判断血容量预防治疗休克很有用。当骨折累及坐骨切迹时，常伴有臀上动脉损伤，手术操作也可能损伤该动脉。在髋臼骨折中，较少出现血流动力学不稳定，并且难以用盆腔内填塞压迫来止血。患者出现血流动力学不稳定或血细胞比容明显下降，并排除胸腹腔出血，必要时需要做盆腔动脉造影以排除盆腔内血管损伤，介入手术时可同时进行出血部位栓塞止血。据报道，髋臼后壁、后柱损伤常常合并坐骨神经损伤，腓总神经损伤症状尤为多见，占髋臼骨折患者的 12%~38%，所以对周围神经查体很重要，要作为骨折查体之外的常规检查。伴有髋关节脱位的髋臼骨折必须作为急诊来处理，出现任何的再脱位倾向时，需要做胫骨结节或股骨髁上骨牵引，股骨髁上骨牵引更适用于膝关节损伤未明确时及需要大重量牵引时。牵引总量应不超过患者体重的 1/6。髋关节后脱位常见，复位后必须维持在髋伸直外旋位；极少数的患者会出现前脱位，骨折复位后要维持下肢中立位或轻度内旋，此时可以用牵引、抗外旋鞋固定下肢。

3. 影像学检查　严重创伤的患者需要做骨盆前后位片及胸、腰椎检查，若怀疑髋臼骨折，病情稳定时需要另外加摄闭孔斜位及髂骨斜位片，即骨盆双侧倾斜 45°。急诊头胸腹部 CT 平扫时一定增加盆腔扫描，利于了解骨折移位程度及血肿情况，病情稳定后再行三维 CT 检查，有助于提高对损伤的理解及制定手术计划。

根据病史、体格检查、影像学检查可以初步对髋臼骨折进行诊断，包括大体形态分型。髋臼骨折为高能量损伤，故容易合并头、胸、腹等重要脏器损伤，也常合并下肢关节等损伤，比如仪表盘损伤时容易出现膝关节骨折及后侧交叉韧带损伤，应重视漏诊。

4. 分型　常见的骨折分型为 Letournel-Judet 分型，具有一定的可信度和可重复性，至今仍被广泛采用。包括 5 种基本的骨折类型和 5 种复合的骨折类型，单一（简单）骨折：后壁、后柱、前壁、前柱、横行；联合（复杂）：T 型、后壁及后柱，前柱或前壁加横行，前柱或前壁加后半横行，双柱。另外常用的 AO/OTA 分型是基于在 Müller AO 关节分型基础上对 Letournel-Judet 分型的重新描述，A 型指髋臼边缘的撕脱骨折，B 型指关节部分骨折，C 型指骨折累及双柱关节内骨折。

二、髋臼骨折的急诊处理

髋臼骨折是一种高能量损伤，自身骨折亦可造成大出血 1000~5000ml，并且可能合并脊柱、四肢长管状骨骨折，亦可合并头、胸、腹脏器损伤，死亡率较高。单独髋臼骨折导致血流动力学不稳较骨盆开书样损伤及复杂不稳定骨盆骨折出血较少，但髋臼骨折可能合并骨盆环损伤，出血明显增加，发生率超过 5%，此时应参照骨盆损伤的急诊处理原则，对于有血流动力学不稳的患者，抢救生命成为早期重中之重，急诊首先预防和治疗休克，要做到生命体征监测，建立静脉通路，交叉配血备红细胞及血浆，留置尿管，如条件允许，完善头、胸、腹及骨盆脊柱影像学检查，并请多科室医师会诊评估伤情，优先评估治疗危及生命的损伤。因为髋臼损伤出血量可能较大，即使患者清醒，生命体征平稳，也要尽早完善血型监测，抽取交叉配血样本，积极配血备血，预防休克。

髋臼后柱、后壁骨折时多伴后脱位，坐骨神经损伤发生率较高（12%~31%），尤其以腓总神经损伤多见，股骨头脱位使股骨头缺血坏死率明显增加，应尽早复位，并骨牵引维持复位。若闭合复位失败，或复位后出现坐骨神经运动性损伤，则应积极急诊手术开放复位及神经探查。合并髋臼骨折的下肢感觉、运动神经查体尤为重要，判断神经损伤程度，必要时行神经电生理检查。另外，严重损伤的髋臼前后柱骨折合并中心性脱位，股骨头沿着髋臼骨折间隙向盆腔内脱位，可能合并严重的腹腔脏器损伤，此种损伤注意排查盆腔脏器损伤，尤其是直肠及泌尿系统损伤。对于脱位患者，处理上建议常规大重量股骨髁上骨牵引，可牵引体重的 1/6~1/5，主要目的是稳定软组织、减少盆腔脏器压迫、松解骨折周围软组织。

三、术前急性疼痛控制

疼痛早期可以出现严重的应激反应，对内分泌系统、呼吸循环等有严重的影响。受伤后急诊时期的疼痛控制至关重要，可缓解高度紧张情绪，利于预防控制创伤性休克，改善内分泌应激紊乱，并且对整个围手术期疼痛控制有积极效果。

髋臼骨折的患者均为高能量损伤，有明显移位的骨折，一般 NRS 评分＞7分，为中、重度疼痛，患者主要处于强迫体位，不敢活动患侧关节。在患者就诊时就应对患者进行宣教，包括医生及护士参与，使患者对疼痛有初步认识，告知患者疼痛控制目标是减轻疼痛，不是完全无痛，即 VAS＜4 分。急诊的剧烈疼痛要遵循个性化、阶梯化、联合用药的模式。对于 6~7 分中等疼痛，术前镇痛方法首选 NSAIDs 类药物，效果不佳时可加用短效阿片类药物，创伤较大的疼痛可直接用强效阿片类药物。对于合并肺部损伤存在呼吸障碍或颅脑损伤的患者应谨慎使用阿片类药物，避免药物过量抑制呼吸，如必须应用，则注意监测生命体征。急诊给药主要是以静脉或肌注的方式，尤其是胃肠道损伤不详的情况下，口服给药困难，起效慢。对于急性疼痛生命体征稳定、排除胃肠道损伤患者，给药方式首选口服的方式，以减少患者不必要的液体负担。对于明显的骨折移位，初期的肢体制动固定能有效缓解疼痛。明显的关节脱位时，关节处于被动卡顿状态，活动肢体疼痛严重，如典型的髋臼后脱位时患肢的屈髋内旋强迫被动体位，髋部的主、被动活动受限伴有剧痛，早期麻醉下关节脱位复位至关重要，不仅能缓解患者疼痛，也能减少股骨头坏死风险。关节脱位是急诊复位的指征，对复位后关节稳定的患者必要时骨牵引制动。对于儿童、肝肾功能障碍、脑外伤及老龄患者要遵循个性化的镇痛方案，谨慎选用镇痛药物及剂量。

四、术前宣教

有效的术前宣教可以缓解患者的术前焦虑和抑郁情绪，增强患者对疾病的信心，增加患者的依从性，缩短住院时间，降低手术并发症发生率，提高患者满意度。遵循多元化、多模式的术前宣教方法，使患者知道自己所患疾病的治疗过程，及自身的配合在治疗过程中的重要作用，激发患者积极配合治疗的主观能动性，并能对骨折预后有客观认识。术前宣教的主要内容包括诊断、大致的治疗方法、围术期主要的并发症及预防方法（包括血栓的预防措施、坠积性肺炎预防方法、压疮预防）、疼痛管理、康复治疗、营养支持、卧床大小便训练方法、呼吸功能训练、心理辅导等方面。术前宣教需要医护共同完成，包括临床、麻醉、营养、心身科等多科室。宣教的方式包括口头教育、宣传手册、多媒体视频动画及演示等。术前宣教可以由多个模块化结构组成，可由不同的小组共同分块完成，也可由不同的时间分次完成。

五、术前营养评估及支持治疗

急诊创伤及手术应激反应会导致机体激素、代谢、免疫等多个器官系统发生变化，机体肝糖原、肌糖原和蛋白质的高分解代谢，增加围手术期并发症发生风险。患者入院 24h 内就应完成营养评估，随后对高危患者完成全面评估。术前营养评估采用 NRS2002 进行。对于有营养风险并需要营养干预的患者，应积极请营养科会诊，参与制定治疗方案，根据患者病情制定最适宜患者的个性化营养支持方案。对没有胃肠道疾病的患者，优先选择经口和胃肠道途径，包括 ONS 和肠内营养，对于不能主动进食者改用管饲。当肠内营养支持疗法在较长时间仍未达到正常需要量时，应增加补充性肠外营养。

六、术前心肺功能评估

术前心肺等重要脏器评估是 ERAS 的重要环节，并且贯穿围术期全程。尤其对于老年髋臼骨折患者，70% 患者合并内科疾病，部分患者可能合并严重的内科慢性疾病，围手术期风险明显增加。全身麻醉对心肺功能影响较大，轻度的可能造成拔管困难，严重时可影响患者死亡率，术前充分评估患者基础疾病非常重要，尤其心肺功能等直接危及患者生命的评估措施，麻醉师及临床医生及 ICU 医生可共同评估手术、麻醉的风险及耐受性。

心血管系统评估：通过心脏病史、当前症状、活动耐量（NYHA 分级），快速了解患者的心血管功能。

呼吸系统评估：术前呼吸功能评估有助于识别高危患者，预测术后并发症。髋臼骨折多卧床牵引，无法完成肺功能 GOLD 评估和 6MWD 测试（6min 步行距离测试），建议进行动脉血气分析。建议术前对可疑患者进行充分评估，但目前证据不支持延迟或取消手术，除非有证据证明患者有明显的或尚未控制的全身性疾病或通气及换气功能障碍。年轻患者，致伤原因多为高能量损伤，评估应更加关注器官损伤，例如肋骨骨折、血气胸、纵隔及膈肌损伤。此外，对于合并胸部损伤患者手术中体位的摆放需要由骨科医师、麻醉科医师、手术室护士甚至胸科医师共同协商决定，避免对患者造成二次伤害，例如肋骨骨折断端移位造成的伤害。

七、围手术期血糖的控制

糖尿病是人群中常见的慢性病，合并糖尿病的老年髋臼骨折患者在临床中很常见。对于糖尿病患者，入院后常规监测血糖，必要时每日 7 次（三餐前后及晚 22：00 睡前），术前常规筛查糖化血红蛋白，能够反映伤前 2 周左右的血糖情况，能够更好地对诊断治疗起指导作用。髋臼骨折多为严重创伤，内分泌系统严重紊乱，对血糖造成很大的波动，伤后血糖可达到 20~30mmol/L，故需密切监测患者血糖变化。应根据患者糖尿病类型、目前治疗方案、血糖控制情况、外科手术性质和级别进行个体化治疗。建议将胰岛素治疗作为所有糖尿病或高血糖住院患者控制血糖的优选方法。推荐择期手术术前血糖控制标准为空腹 4.5~7.8mmol/L，餐后 2h 血糖 4.4~10.0mmol/L，术中血糖 5.0~11.0mmol；术后需要重症监护或机械通气的患者，建议将血糖控制在 7.8~10.0mmol/L，其他患者术后血糖控制目标同术前。髋臼骨折的糖尿病患者，因为原始创伤大、手术时间长，而且手术医源性损伤也较重，建议选择胰岛素强化治疗，包括长、短效胰岛素分次皮下注射和胰岛素泵持续皮下注射 2 种方式。但内分泌科医生可能会根据检测血糖的数值进行调整，一般从谨慎的角度，血糖下降比较缓慢，胰岛素泵可能更加模拟生理状态下胰岛素释放，临床中能更好地降低血糖，尤其高危患者推荐使用胰岛素泵控制血糖。出现酮症的患者应尽快补液以恢复血容量，并同时监测血糖，预防低血糖，同时治疗电解质、酸碱平衡紊乱，并积极寻找和消除诱因，防治并发症。在此治疗的过程中积极请内分泌科医生介入会诊，及时调整血糖预防并发症。胰岛素强化治疗血糖仍不能达标的患者可联合应用 α – 糖苷酶抑制剂和二甲双胍。

八、围手术期 DVT 的预防

髋臼骨折后一般需要牵引，需卧床等待手术，DVT 风险高，排除盆部活动性出血及合并伤禁忌后，建议对所有患者 24h 内进行常规的药物血栓预防，术后继续使用，直至患者能自主下床活动，目前最常用的为低分子量肝素。入院后可动态监测 D– 二聚体，术前可行深静脉多普勒超声或下肢静脉造影检查。物理预防方式可用于髋臼骨折围手术期患者，包括抗肌肉收缩活动、足底压力泵、血栓弹力袜等。为防止血栓，术后应鼓励患者早期进行活动。

九、围手术期抗菌药物的预防性使用

髋臼骨折在创伤骨科中属于较大手术创伤，术前可能存在贫血、多发创伤。手术切口对总的感染率也有影响，感染的发生率是 4%~5%，陈旧性骨折感染率明显增加。骨盆手术感染率较其他无菌手术感染率高。应根据手术切口类别、手术创伤大小、可能的污染细菌种类、感染发生的后果严重程度、抗菌药物预防效果的循证医学证据、细菌耐药性的影响和经济学评估等因素，综合考虑是否预防应用抗菌药物。对于需开放复位内固定的髋臼骨折，抗生素选择的原则是覆盖金黄色葡萄球菌、凝固酶阴性葡萄球菌和链球菌等常见感染菌的抗生素，主要为第一、二代头孢菌素，对头孢菌素过敏者可使用克林霉素。用药时间主要是在麻醉诱导时或手术切皮前半小时，抗菌药物的有效覆盖时间应包括整个手术过程。手术时间超过 3h 或术中出血量超过 1000ml 时，术中应追加 1 次。一般清洁手术的预防用药时间不超过 24h。过度延长用药时间并不能进一步提高预防效果，且预防用药时间超过 48h，耐药菌感染机率增加。

十、围手术期尿路管理

导尿操作可能对尿道黏膜造成损伤，尤其是男性患者尿道较长，前列腺增生的患者更容易出现尿道黏膜损伤，对患者造成较大痛苦及心理刺激，另外未严格无菌操作导尿及长期留置尿管均会导致获得性感染风险增加。对于上、下肢骨折患者，操作时间短、手术出血好控制的患者，不需常规留置尿管。

但髋臼骨折手术时间长、术中出血难以精确控制、术前存在贫血，术中需输血、补液等相应支持治疗，另外留置导尿可明显缩小膀胱容积，手术操作减少膀胱损伤发生率，因此术中建议留置尿管，尤其采用前侧手术入路患者。操作方式是在麻醉诱导后插入，术毕麻醉清醒后，主诉尿道刺激前拔除，部分患者麻醉清醒后无明显感觉，可第二天拔除，建议尽早拔出，可以减少尿路感染机会。围手术期可采用一些综合措施，如术前盆底及膀胱训练、术后尽早坐位或站立位排尿等，以降低术前及术后尿潴留的发生。

十一、术前肠道准备

髋臼骨折会出现骨折周围血肿，严重的会造成盆腔脏器损伤，出现腹膜外刺激及自主神经紊乱。长期卧床会造成胃肠道蠕动减慢，大便干燥，排便困难，导致下腹部胀气。手术中牵拉显露内脏造成不利影响，并且手术创伤也会增加胃肠道负担，术后可能腹胀加重，严重时会出现肠梗阻等情况。大量的肠道气体也会干扰术中透视影像，因此对于髋臼骨折患者，建议胃肠道初步恢复后再行手术，如合并腹胀，术晨可行甘油灌肠剂灌肠。

十二、术前饮食管理

既往饮食管理方法是不管第二天手术何时进行，均术前晚22：00进行禁饮食，这对于第二天手术安排在下午的患者来说难以忍受，造成机体明显的缺水。对择期手术患者而言，此种禁饮食方法是没有必要的。随机对照试验的回顾显示，从手术前夜开始禁食并不会降低胃内容物，会增加胃液 pH 值，且允许患者手术麻醉前 2h 摄入清液不会影响并发症的发生率。目前，已经有大量证据表明，择期手术患者在术前 2h 口服无渣饮品是安全的。目前，大多数国家麻醉协会建议麻醉诱导前 2h 口服清亮的液体，麻醉诱导前 6h 禁食固体食物。术前禁食水时间应根据情况个性化决定，对于影响胃肠道排空的肠道疾病、继发性肥胖患者、妊娠期女性、困难气道患者、其他无法经口进食患者应适当延长禁食时间。对于无法经口进食患者及以上相对禁忌患者，可予静脉滴注含葡萄糖液体。

十三、围手术期血液管理

髋臼骨折患者在受伤时就有严重的出血，一般 1000~5000ml，严重时有危及生命可能，在血流动力学稳定后，大多存在不同程度贫血。髋臼骨折手术出血风险高，围手术期对血液管理非常重要。

术前血液管理主要是针对术前的急性失血性贫血进行治疗，必要时输入血液制品纠正。对于原有慢性贫血疾病的患者应对原发疾病进行治疗，积极请血液科等会诊治疗，必要时应用铁剂及促红细胞生成素，用于改善术后贫血状况及其他治疗。营养科会诊可以对摄入营养进行调整指导，鼓励患者进行均衡饮食。对于贫血患者可以摄入富含铁、叶酸、维生素 B_{12} 的食物，并适度增加蛋白摄入。

术中血液管理主要由麻醉医生及手术医生共同完成，麻醉医生可以控制性降压，维持平均动脉血压在 80~100mmHg；使用抗纤溶药物，如氨甲环酸可以减少术中出血，已经证明在关节置换等手术起到良好作用；注意预防低体温、注意监测凝血指标及血气分析，预防酸中毒，并及时处理；如预示出血量较大的髋臼手术，提前使用自体血回输设备，能够节省大量的血液资源。对于术者，术前应制定合理的方案，包括切口显露、复位步骤、内置物的安放、关闭切口步骤等。因为髋臼手术出血量较大，建议制定出血预案，术中应严格止血、使用全身及局部止血药物，防止术后出血。

术后注意监测患者生命体征变化，观察伤口引流及局部伤口变化，给予吸氧，提高氧合浓度。术后给予充足的镇痛，减少焦虑情绪，减少氧耗。预防和控制感染，优化患者对贫血的耐受能力。对于术后贫血难以纠正患者，术后注意排查出血原因，排除切口内出血外，可继续使用促进血液再生方案改善贫血。同种异体输血是导致临床不良转归的独立危险因素，应采取限制性输血策略。围手术期输血指征参照《围术期血液管理专家共识》执行。

十四、麻醉管理

髋臼损伤较重，手术难度大、时间较长，出血常较多，术中多需输血，使用肌肉松弛剂，故通常采用全身麻醉。全麻有利于控制血压及体温。静脉通路方面可以中心静脉置管，以利术中监控及处理，也可以双侧外周静脉通路，利于液体控制；出血量少的简单骨折，可以外周静脉置管。四肢常用的区域神经阻滞与全身麻醉联合实施的方法，因为难以控制切口神经覆盖区域，在髋臼骨折治疗中较少应用。对于简单类型的骨折，不用松解过多肌肉组织，不用游离神经组织，如简单的后壁骨折，术中不需过多牵引，出血容易控制，可以行椎管内麻醉，用体位控制麻醉平面，椎管内麻醉有利于控制肺部并发症及血栓栓塞类疾病的发生。控制性降压是髋臼骨折手术常用的方法，能够减低动脉压力，减少出血风险，一般原则为维持伤前基础血压的 70%~80%。对于预计术中出血可能较多的患者，建议常规准备血液自体回吸收装置。术中监测血气及凝血功能，根据监测结果积极补充红细胞悬液、血浆等血液制品。术中低体温（＜36℃）是预后差的危险因素，增加出血风险，也会影响机体免疫功能和药物代谢，出现麻醉延迟苏醒、术后感染风险等。所以预防术中低体温可以降低围手术期众多并发症发生率，缩短平均住院时间，因此体温保护在 ERAS 麻醉管理中十分必要。术中应常规监测体温，主要办法有鼻咽温度测量、测温尿管等方式；升温的措施有加温液体输入、应用暖风机辅助保温、使用复温毯等办法。

十五、手术方式的选择

髋臼骨折的手术指征：关节面移位＞2mm，关节对合不良，任何位置顶弧角＜45°等。髋臼形态不规则，重要脏器多，术中出血等危险因素较多，通过优化手术设计、入路、固定方法及切口处理等以适应 ERAS 理念，促进患者快速康复。

1. 术前准备 目前，髋臼骨折手术时机在病情稳定后 3~5 天，病情较重的可以延迟至 7~10 天。但超过 2 周的骨折，再手术时明显会出现复位质量下降。对于髋臼移位，无法承接纵向压力时建议行股骨髁上骨牵引术，重量为体重 1/10~1/7 左右。手术前完善骨盆平片，一般为骨盆正位及双斜位，如果合并骨盆损伤还需拍摄骨盆出入口位。有经验的医生可以从平片上发现、诊断及治疗大部分的患者。对于关节面损伤的患者 X 线片较难准确判断，三维

CT扫描能清晰显示三维立体骨折的程度及范围，判断关节内游离体，所以目前三维CT已是髋臼骨盆骨折术前常规检查项目，并且可以根据立体三维图像制定手术计划，指导手术方案的选择，还可以根据三维CT数据进行3D打印，制做立体模型，更加详细地制定手术计划，制做合适的内置物。手术器械的准备：髋臼骨折因形态不规则，位置比较深，显露不充分，所以需要准备配套的辅助复位工具，并且需要准备可能用到的内置物。对手术室的要求也相对较高，如多采用层流手术室、可透视移动的手术床，利于透视。术中需要C形臂等透视器材。

2. **手术入路的选择** 根据骨折的分型、骨折线的位置及主要移位方向的不同，可以对手术入路的选择作出判断。Letournel分型中的后壁、后柱及后柱伴后壁骨折选择单一Kocher-Langenbeck（K-L）后路即可。相对应的前壁、前柱骨折则选择单一前路即可，绝大多数的双柱、前方伴后半横行骨折也可采用单一前方入路完成。T型骨折的入路选择与横行骨折类似，但因其前后柱完全分离，骨折复位较困难。需要强调的是，髋臼骨折后关节面的复位质量为影响预后的最重要因素，因此若术中发现通过单一入路不能获得满意复位，应果断选择一期或二期联合入路。Letournel推荐的扩展髂股入路虽然可以同时暴露前、后柱，但因剥离广泛、并发症高，目前文献鲜有报道。后方入路即K-L入路，根据术者偏好可选择俯卧或侧卧，两者对骨折的复位等操作无明显区别。前方入路有髂腹股沟入路、Stoppa（联合髂窝）入路及腹直肌旁入路。文献报道显示Stoppa入路在手术时间、术中出血量存在一定优势，而腹直肌旁入路在骨折复位满意率上存在优势，但目前尚缺乏高质量的随机对照研究结果。

3. **老年髋臼骨折** 随着人口老龄化，60或65岁以上老年髋臼骨折发生率逐渐增加，多个国家发生率已超过30%。同老年髋部骨折类似，老年髋臼骨折的治疗目的为使患者能早期负重活动。老年髋臼骨折不仅存在骨质疏松、关节面压缩等容易导致内固定手术失效的骨性因素，还存在内脏器官功能障碍导致高手术风险的全身性因素，因此老年髋臼骨折的手术治疗极具挑战性。切开复位内固定（open reduction and internal fixation, ORIF）及一期关节置换（或同时骨折内固定）为手术治疗老年髋臼骨折的两种主要方法。多数学者建议复位内固定，仅仅建议当骨严重粉碎或压缩、严重骨质疏松、合并股骨头 / 颈损伤、单一入路不能满意复位等因素时，可考虑一期 THA，但出血、脱位、异位骨化等并发症较高。

十六、伤口引流管的留置及切口闭合

髋臼骨折开放复位内固定术手术时间长，软组织剥离大，盆腔内难以完全止血，位置深在，容易出现血肿，术后感染发生率高，因此临床实际工作中多留置引流管，而且对于位置深在的腔隙，可能留置多根引流管。建议对手术剥离广泛、渗血明显的病例引流管留置 24~48h，引流量 < 50ml/24h 即可拔除。为了减少术后引流，手术切口通常逐层关闭，严密缝合，减少腔隙，预防血肿及感染。对髂腹股沟入路强调腹股沟管及腹外斜肌腱膜的缝合；对于 K–L 入路，注意对臀大肌和梨状肌进行修复。

十七、异位骨化的预防

髋臼骨折为髋关节周围骨折，周围肌肉损伤较多，HO 发生率较高，超过 20%，异位骨化形成的条件主要是由创伤或医源性手术操作造成的臀部肌肉坏死所致，主要发生在后侧入路，如后侧 K–L 入路、髂股入路时臀小肌、臀中肌损伤坏死，术后组织机化形成。前侧入路肌间隙入路较少引起。700cGy 围手术 24~72h 内单次放疗对预防 HO 的疗效确切，但存在放疗并发症，如致癌等风险，因此目前放疗不作常规建议。术中预防主要办法是对臀部深层肌肉减少软组织剥离，术毕应清创坏死肌肉组织，彻底冲洗并留置引流。既往预防措施是术后口服吲哚美辛，但对照研究显示不一定有效，反而对骨折的愈合进程产生不良影响，但临床对于无长管状骨骨折的患者，可以试行应用。

十八、术后恢复管理

髋臼骨折手术一般对盆腔脏器干扰较少，术后应根据患者麻醉恢复状态尽早经口进食，但需观察腹部切口出血及胃肠道反应情况决定。目前一般术后禁食水 6h，但该做法是否恰当仍存在争议。遵照 ERAS 理念：术后全身麻醉清醒，正常吞咽功能良好，无误吸可能，并且原发伤无胃肠道损伤，手术未累及腹腔，术后 1~2h 后即可摄入少量水，如无不适反应，继续进食无渣饮品，术后 6h 即可恢复日常饮食。术后早期恢复进食，可以改善患者口渴、饥饿、焦虑等不适感受，促进患者恢复。

十九、术后镇痛措施

髋臼骨折术后推荐多模式的镇痛方式。术后疼痛控制的目标是使患者处于无痛或轻度疼痛程度（VAS 评分＜ 4 分），以提高患者的舒适度，利于早期功能锻炼。推荐常规给予 PCA 模式的静脉或椎管内镇痛。但是镇痛方式的选择一定要考虑患者本身的情况、手术的影响以及术后抗凝药物的使用，例如低分子量肝素的使用对椎管内导管置入及拔管时机选择的影响。若无禁忌证，推荐每日规律给予"背景剂量"的对乙酰氨基酚及 NSAIDs 类药物。但应注意非选择性 NSAIDs 的不良反应包括胃肠黏膜损伤，选择性 COX-2 抑制剂虽然胃肠道反应轻，但与心血管不良事件增加有关，应用于老年人群体及合并肝肾功能障碍的患者尤需慎重。在此基础上如疼痛控制不佳，可给予阿片类药物，如羟考酮、吗啡等。其他措施包括局部冷敷、减少活动等，有助于减少局部肿胀和局部疼痛刺激。创伤骨科和麻醉科可共同成立专门的疼痛控制小组，与患者保持密切畅通的联系，患者对疼痛控制不满意可随时联系小组成员，小组也应定期随访患者，提高患者的镇痛满意度和舒适度。

二十、PONV 的预防

女性、晕动症或 PONV 史、非吸烟患者、术后使用阿片类药物史的患者容易出现 PONV。尽量避免使用可能引起呕吐的药物，如新斯的明、长效阿片类药物等。手术结束前 30min 麻醉情况下接受预防性止吐药物，包括 5-羟色胺受体拮抗剂（如昂丹司琼等）及抗组胺药（如赛克利嗪等）。不同作用机制的抗 PONV 药物联合使用，作用相加而副作用常不相加，可根据患者 PONV 风险选择联合用药。

二十一、出院标准及术后康复锻炼

一般患者生命体征平稳、常规检验指标正常、已恢复正常饮食、可扶拐下地活动、伤口无感染迹象、疼痛可控制、X 线片提示复位固定满意、无其他需要住院处理的并发症，且患者同意出院时，可允许出院，一般术后 3~5d 即可出院。

术后功能锻炼和以下因素有关：原始骨折类型、术后复位及固定强度、手术中切口影响等。髋臼骨折术后若一般情况稳定、无合并伤禁忌，第 2 天即可在床上坐起活动，并鼓励扶拐下地活动，尽早开始康复锻炼。早期康复锻炼有助于髋臼骨折术后功能恢复。髋臼骨折功能锻炼中要注意：髋关节活动范围，负重锻炼时机取决于骨折固定的可靠程度及关节的稳定性，康复师与手术医师应积极沟通，否则有内固定失效、骨折再移位、关节脱位风险；合并坐骨神经损伤的患者，注意预防足下垂；功能锻炼可与镇痛治疗（理疗、药物）相互配合；康复训练需密切在外科、康复科医生监督下循序进行，避免长期无指导的锻炼。

小结

髋臼骨折是全身骨折中严重损伤一种，预后可能较差，并发症多。ERAS 理念与髋臼骨折治疗相结合，涉及多项围手术期处理措施，优化治疗中的各项措施，使患者心理及躯体得到最大的受益，达到早期恢复健康的目标。此过程需要不同科室人员互相协调，互相配合，保证患者安全的基础上，合理、有序地开展 ERAS。

第五章

显微外科加速康复护理

显微外科是利用光学显微镜及显微手术器械进行精密操作，从而完成更为精细的外科手术的学科。显微外科在手术显微镜下修复血管和神经，提高了吻合口的准确性、成功率。随着ERAS理念的渗透，通过建立多学科快速康复团队，并以循证指南为指引，在术前、术中及术后应用各种已证实有效的方法以减少手术应激及并发症，加速患者术后康复。这些措施包括三方面内容：术前准备方法的改进；术中更好的麻醉及微创外科技术以减少手术的应激；强化术后康复治疗，包括止痛、早期下床活动及早进食等。

一、急诊处理

肢体创伤的处理原则为抢救生命、保存肢体、控制感染、恢复功能。首诊时，应立刻止血、抗休克处理，肢体严重损伤时，急诊行组织修复重建，以减少感染发生率。在适当保留"间生态"组织前提下，强调创面"彻底清创"是急诊修复成败的关键。骨折固定要求简单、可靠、有效，对皮肤软组织血运及肢体主要供血动脉干扰最小，为手术争取宝贵时间。

骨折合并主要血管损伤的急诊处理：首先及时止血，纠正休克，挽救患者生命；其次是做好伤口清创术，完善处理损伤血管，遵循先整体后局部的原则。临时处理及抢救生命的措施有效后立即转送至手术室。四肢血管伤常为动、静脉同时损伤，动脉伤是主要矛盾，必须修复，但大静脉伤如股静脉、腘静脉伤或软组织损伤临床上一般情况下不进行修复，若涉及保肢，有条件尽量修复。动脉伤的处理时间与死亡率、截肢率、感染率和肢体缺血性挛缩发生率均有密切关系。肢体对缺血的耐受性难以估计，因其组成细胞对缺氧的敏感性不同，通常认为 4~6h 为缺血灶安全期，缺血长达 8~12h 则血管再建的疗效锐减，故应争取在伤后 8~12h 修复血管，恢复血流。

骨折合并神经损伤的急诊处理：合并神经损伤的闭合性骨折、关节脱位，若患者意识清醒则常规检查附近的神经有无损伤，重点检查肢体末端的感觉、运动功能，并将其及时、准确记录在病历上；若患者意识不清或不配合查体，应结合病史和体征进行排除。若无法排除或高度怀疑，应向患者家属交代清楚，待患者意识恢复或配合后择期完善检查。对骨折、关节脱位合并神经损伤的急诊处理，首先强调对骨折或关节脱位实施复位、固定。对开放性骨折在彻底清创基础上行骨折复位、固定治疗；闭合骨折合并神经损伤的患者应早期进行神经探查修复骨折复位内固定，有软组织缺损，尤其是对 Gustillo Ⅲ B 型或以上型损伤，如病情允许一期行神经修复移植（创伤轻、手术时间短、患者全身情况可接受、局部污染轻），可降低感染率，缩短住院周期，降低治疗费用，最大限度地挽救肢体功能。若患者合并全身损伤或重要脏器功能不全等，不能耐受较长时间手术者，可延期作神经修复手术。

离断伤急救包括止血、包扎、断肢保存和快速转运，同时注意伤员全身情况及有无休克，有无其他部位的合并损伤。如有休克或其他危及生命的创伤，要迅速进行抢救；断肢的近端如有活动性出血，应加压包扎；局部加压包扎仍不能止血时，可应用止血带，但必须记录时间，每小时放松止血带一次，以免止血带以下的组织缺血时间过长；对于较大的动脉断端出血，不易采用局部加压或止血带时，可用止血钳钳夹血管残端止血，需注意不应过多地钳夹近端的血管，以免血管损伤过多；不完全离断的肢体，应使用夹板制动，方便转运和避免加重组织损伤。

断肢保存：断肢伤后立即包扎伤口止血，对离断的肢体现场不做无菌处理，严禁冲洗、浸泡、涂药，尽快用无菌或清洁敷料包裹离断肢体，立即干燥、冷藏保存。方法是将包裹好的断肢放入清洁的塑料袋内，再将其放入有盖的容器中，周围加放冰块，保持在 2℃~4℃左右。避免离断肢体直接与冰块接触发生冻伤，同时防止离断肢体直接与冰水接触使组织细胞水肿。多指离断要分别包好，并作好标记。断肢仍卡在机器中，要停机将机器拆卸后取出断肢，严禁强行拉出断肢或将机器倒转，以免加重断肢损伤。快速将离断肢体与患者同时转运到有条件的医院进行再植，力争 6h 内进行手术。转运过程中严密观察患者全身情况，离断肢体低温保存。当离断肢体送到医院后，迅速送至手术室无菌容器中，再放入 2℃~4℃冰箱内冷藏，严禁冷冻。多指离断作好标记，以便按手术进程逐个取出，减少热缺血时间。通常再植以伤后 6h 内为最佳，但在寒冷环境或经冷藏（2℃~4℃）处理者，离体缺血时间可延长。

二、术前急性疼痛控制和护理

显微外科患者多是急性损伤，已经造成了急性疼痛及可能存在的中枢敏化。因此，疼痛控制不应该始于术后，应在就诊后即给予疼痛控制措施。ERAS 理念下更应该注重疼痛的控制，降低应激反应，早期、足量、多模式进行镇痛干预，减少中枢敏化和后遗神经病理痛，改善患者就医体验。在术前宣教时，帮助患者形成对疼痛正确的认识——疼痛控制的目的并不是完全无痛，而是将疼痛程度控制在不痛苦状态（NRS 评分＜ 4 分）。

1. **疼痛的护理评估** 疼痛相关知识宣教需根据患者情况而定，如需行急诊手术，则手术后进行。疼痛评估是进行有效疼痛控制的首要环节，不仅可以判断疼痛是否存在，还有助于评价镇痛治疗的效果。疼痛不具备客观地评估依据，而且引起疼痛的原因和影响疼痛的因素较多，加之个体差异，每个人对疼痛的描述不尽相同。护士应从整体的观点对疼痛患者进行个体化评估，从病史采集、体格检查及辅助检查等方面收集疼痛患者的全部临床资料并进行分析，从而对疼痛的来源、程度、性质等方面做出综合判断。对疼痛的评估应采用综合评估，除患者的一般情况（性别、年龄、职业、诊断、病情等）和体格检查外应评估疼痛病史、社会心理因素、医疗史及镇痛效果等。只有对患者进行全面正确的评估，才能保证对患者实施有效的疼痛管理。

按 WHO 的疼痛分级标准，疼痛可分为 4 级。

0 级：指无痛。

Ⅰ级（轻度疼痛）：平卧时无疼痛，翻身咳嗽时有轻度疼痛，但是可以忍受，睡眠不受影响。

Ⅱ级（中度疼痛）：静卧时疼痛，翻身咳嗽时加剧，不能忍受，睡眠受干扰，要求用镇痛药。

Ⅲ级（重度疼痛）：静卧时疼痛剧烈，不能忍受，睡眠严重受干扰，需要用镇痛药物。

2. 缓解或解除疼痛的方法 ERAS 疼痛管理主张预防性镇痛、超前镇痛、多模式镇痛。显微外科术前镇痛方法首选口服对乙酰氨基酚或 NSAIDs、选择性 COX-2 抑制剂等药物，在效果不佳时可以加用口服阿片类药物。术前疼痛控制应以非静脉途径为主，避免给患者增加额外的液体输注负担。需强调的是很多创伤患者，尤其是老年患者，术前可能存在肝肾功能障碍，因此应谨慎选择使用镇痛药物，以避免发生不良反应。严重骨折、离断伤、深部组织损伤伴有剧烈疼痛的，如没有颅脑损伤、胸腹联合伤，可以给予吗啡 5~10mg 或者其他强效麻醉性镇痛药。手术时镇痛应在切皮前进行，以防止痛觉敏化的发生。

3. 疼痛护理措施 减少或消除引起疼痛的原因，避免引起疼痛的诱因。常采用局部冷敷、抬高患肢、肢体固定等物理方法减轻患肢肿胀，缓解疼痛，同时尽量为患者营造一个安静舒适的环境，室内温度、湿度在舒适的范围内，保证光线充足，通风良好，护理操作集中，避免频繁打扰患者。应主动与患者进行有效沟通，通过聊天辅助指导患者运用音乐疗法、呼吸调节法等分散患者注意力以减轻疼痛。重视对患者的教育和心理指导，同时加强随访和评估，了解疼痛变化情况，及时处理。

三、术前宣教

1. 急诊手术 禁食水，完善相关检查，备齐各项常规报告（包括交叉配血、药物皮肤敏感试验等），根据医嘱补液、抗休克、抗感染等对症支持治疗，纠正水、电解质紊乱和酸碱失衡，必要时输血或静脉补充营养，预防重要脏器损害和功能衰竭。控制基础疾病，评估跌倒、坠床、压疮等高危因素。及时与患者及家属进行有效沟通，打消思想顾虑，消除恐惧、紧张或焦急等情绪，为手术做好准备。

2. 择期手术

（1）患者准备　患者入院后，针对不同疾病，责任护士采用宣教手册、宣传展板、幻灯片及微信平台等形式对手术进行介绍，讲解 ERAS 护理临床路径的相关内容，重点讲解术前准备方法、麻醉、手术流程、术中注意事项、术后并发症和预期目标，分享成功案例，缓解患者的焦虑、恐惧情绪，增强患者的信心，获得患者及家属的理解和配合。有关术后饮食、体位、大小便、切口疼痛或其他不适，以及可能需要输液、吸氧、导尿及各种引流等情况，术前说明其临床意义，以争取配合；宣教术后深呼吸、咳嗽、咳痰、翻身拍背的重要性，并训练正确执行的方法；要求患者戒烟、戒酒。

（2）环境准备　病房要求舒适、安静、空气新鲜，室温保持在22℃~25℃，湿度在50%~60%。病床要柔软舒适，并准备一软枕，必要时备烤灯。术晨用84消毒液擦拭地面及桌面并用紫外线消毒30min，限制陪人探视。

四、术前营养评估及支持治疗

创伤及手术应激反应会导致机体激素、代谢、免疫系统的改变，进而导致糖原、脂肪和蛋白质的分解代谢。高分解代谢影响术后肢体功能恢复、增加围术期并发症风险。营养不良导致机体蛋白质和某些维生素不足，可明显降低麻醉和手术耐受力。蛋白质不足常伴有低血容量或贫血，对失血和休克的耐受能力降低。低蛋白血症常伴发组织水肿，降低组织抗感染能力，影响创口愈合。维生素缺乏可致营养代谢异常，术中容易出现循环功能或凝血功能异常，术后抗感染能力低下，易出现肺部感染并发症。因此营养筛查是患者术前评估的重要组成部分，营养筛查的目标不是纠正多年的营养缺陷，而是确定和优化患者在手术应激时的营养风险。推荐在入院24h内完成营养筛查，术前营养评估采用 NRS2002 进行。当合并下述任一情况时应视为存在严重营养风险：6 个月内体重下降＞10%；NRS 2002 评分＞5 分；BMI＜18.5kg/m²；血清白蛋白＜30g/L。对有营养风险的需要营养干预的患者，应根据病情制定和选择最适宜患者的营养支持方案和方式，优先选择胃肠道途径补充营养，包括 ONS 和肠内营养。围手术期应给予高蛋白饮食，以提高蛋白水平，减少并发症。

五、慢性病的支持治疗及护理

1. 围手术期气道管理 气道管理作为 ERAS 的主要环节之一，可减少肺部并发症、降低死亡风险及再入院率和住院费用。

（1）术前风险评估及防治措施 术前风险评估包括病史及生活、工作习惯；肺功能测试（pulmonary function test, PFT）和动脉血气分析；心肺运动试验（cardiopulmonary exercise testing, CPET）检查中 SaO_2 降低幅度＞15%，则建议行支气管舒张试验；登楼试验前后最大呼气流量（peak expiratory flow, PEF）检测，可较准确预测患者咳痰能力。防治措施：术前对患者就围手术期注意事项、手术流程及 ERAS 的临床路径进行宣教，指导患者正确咳嗽及咳痰，有效应用呼吸训练装置进行训练，并制定量化的训练要求，以确保训练效果，并告知患者训练的重要性。告知可能出现的症状（如疼痛及咳嗽等）及处理方法，从而缓解焦虑、紧张情绪，增加患者对手术的依存性，实现加速康复。必要时遵医嘱使用抗生素、祛痰、平喘或消炎药物。抗生素根据《抗生素药物临床应用指导原则》应用；祛痰药包括雾化吸入类（如乙酰半胱氨酸溶液等）、口服类（如乙酰半胱氨酸片或福多司坦片等）、静脉应用类（如盐酸氨溴索注射液等）；消炎药主要指雾化吸入糖皮质激素类药物（如布地奈德雾化混悬液等）；平喘类药主要有雾化吸入类（如博利康尼等）。也可进行爬楼训练，呼气/吸气训练，功率自行车训练和呼吸康复训练等物理方法辅助康复。明显焦虑或抑郁患者请心理医师协助处理。

（2）术后危险因素及防治措施

①术后危险因素。麻醉苏醒时间长：麻醉苏醒时间延迟增加麻醉药物使用及延长机械通气时间，增加术后肺部并发症的发生率；疼痛：术后疼痛最

常见，不仅导致患者术后咳嗽困难，也限制患者下床活动，从而不能充分排出痰液及气道内分泌物，增加了肺不张及肺部感染的发生率；痰潴留：各种原因导致的痰潴留和肺不张，进而引起术后肺部感染、呼吸衰竭等肺部并发症发生率显著增加。

②防治措施。缩短麻醉苏醒时间：选用麻醉诱导和苏醒迅速、代谢快、蓄积少的药物，手术结束前提前停用肌松药。患者意识恢复，肌松作用消除后，尽快拔除气管插管。有效镇痛：疼痛管理是保证术后镇痛效果的重要环节，强调个体化治疗，提倡预防性镇痛和多模式镇痛联合应用。以选择性 COX-2 抑制剂、NSAIDs 或对乙酰氨基酚作为镇痛基础方案，减少阿片类药物的应用，可以联合采用 PCA 伤口局部浸润、肋间神经阻滞和椎管内神经阻滞。保持气道通畅，尽早鼓励并协助患者进行有效咳嗽，合理使用黏液溶解剂促进痰液充分排出，必要时采用支气管镜辅助吸痰。早期下床活动：术后早期活动，强度应逐步增加。

③气道管理常用药物：抗感染药物、糖皮质激素、支气管舒张剂量和黏液溶解剂等。

2. 对心脏功能的评估　应用 NYHA 心功能分级方案，根据患者症状和活动能力分为 4 级。

Ⅰ级：体力活动不受限制，一般活动不引起心功能不全征象；

Ⅱ级：体力活动轻度受到限制，一般活动可引起乏力、心悸、气急等症状；

Ⅲ级：体力活动明显受限制，轻度活动已可引起心功能不全征象；

Ⅳ级：体力活动重度受到限制，任何活动都会引起心功能不全征象，甚至休息时也有心悸、呼吸困难等症状。

心功能Ⅲ级以上患者为手术禁忌，术前应先积极纠正心功能再行手术。

六、术前饮食管理

长时间禁食水会使患者出现口渴、饥饿、焦虑等反应，增加胰岛素抵抗，增加体内分解代谢水平，进而延长住院时间。专家共识推荐使用含 12.5% 麦

芽糖糊精的含糖饮品，可于手术前一天晚 10 点饮用 800ml，手术前 2h 饮用
400ml；在缺少此类含糖饮品时，可选择无渣果汁类饮料。对于淀粉类食物
和乳制品，术前需禁食 6h，而油炸、高脂类食物需要的禁食时间则要延长
至 8h 以上。对于无法经口进食患者，可予静脉滴注含葡萄糖液体，国内有
学者报道，长时间禁食水，能导致患者交感神经兴奋，加重患者应激反应程
度，而规范高效的健康宣教、合理的禁食水时间可以显著降低患者围手术期
应激反应程度。

七、口腔卫生准备

麻醉后，上呼吸道的一般性细菌容易被带入下呼吸道，在术后抵抗力低
下的情况下，可能引起肺部感染。入院后患者自理能力评分 > 60 分，即应嘱
患者早晚刷牙、饭后漱口；反之应做好口腔护理，对患有松动龋齿或牙周炎
症者，需经口腔科诊治，必要时给予专科治疗。进行手术前应将活动义齿摘下，
以防麻醉时脱落，误吸入气管或嵌顿于食管。

八、创伤性休克的观察及护理

术前应检查患者的血型，做好交叉配合试验，准备一定数量全血。凡有水、
电解质或酸碱失衡者，术前应尽可能给予补充和纠正，预防创伤性休克等并
发症的发生。创伤性休克是严重创伤的常见并发症，护理措施如下：

1. 病情观察　创伤早期，机体代偿能力尚好，全身血液重新分配，脑供
血得到相对保证，呈轻度缺氧状态，患者意识清楚，表现为紧张、兴奋、烦
躁不安。随着脑血流灌注不足逐渐加重，患者由兴奋转为抑制，表情淡漠、
精神萎靡、应答反应迟钝、意识不清甚至昏迷；早期因循环血量减少，皮肤
苍白发凉，特别是口唇、甲床由红转为苍白。随着血流缓慢，缺氧加重，皮肤、
黏膜发绀及灰白，四肢湿冷。到后期皮肤出现瘀斑及出血点，则提示有 DIC
发生的可能；大多数失血性休克患者，心率增快多出现在血压降低以前，心
率在每分 120 次以上。创伤早期，血压仅表现为脉压差减小，随着休克的加重，
血压逐渐降低（收缩压 ≤ 80mmHg），严重创伤患者甚至来诊时已经测量不
到血压，应密切观察心电监护的心率变化，5~10min 测量一次血压；尿量是肾

脏灌流状况的反映，也是判断休克极为重要的指标，对创伤性休克患者应立即留置导尿管，便于观察记录尿量（每小时尿量应不少于 25ml）；中心静脉压显示右心房和胸腔大静脉的血压，下降表示静脉回心血量不足，上升表示补液量过快或心功能损害，浅静脉瘪陷表示循环血量不足，充盈提示病情好转；创伤性休克患者呼吸频率增快，注意观察呼吸频率及方式，同时注意 SpO_2 的连续变化，是否出现呼吸困难进行性加重的表现；体温监测显示体温中枢的恒定作用，休克时血管收缩体温偏低，且肢端和肛门的温度差大于正常值，温差的大小可作为判断周围循环灌注状态的参考。

2. **控制出血**　在创伤中，因大出血引起的休克占首位。应立即找出失血原因及部位并迅速采取有效的止血措施，如局部压迫、止血带止血、加压包扎等，制止和减少大出血。同时立即给患者建立两条静脉通道或行中心静脉插管，以保证胶体、晶体、各类药物及全血的输入，保证中心静脉压的测量。

3. **保持呼吸道通畅**　颅脑外伤、内脏出血、肋骨骨折或血气胸患者大多有血块、痰液或胃内容物误吸，导致呼吸道阻塞，应立即清除呼吸道分泌物，保持呼吸道通畅并给氧，以减轻组织缺氧状况，必要时行气管插管、气管切开，建立人工气道，避免引起急性呼吸窘迫综合征。

4. **止痛**　疼痛引起的休克仅次于出血，要及时确认引起疼痛的原因并对症处理。遵医嘱应用有效镇痛剂吗啡 5~10mg，哌替啶 50~100mg；通过聊天、听音乐、深呼吸等心理疏导的方法转移患者的注意力，最大限度地降低患者对止痛药物的依赖；操作轻柔、准确、细致，尽力避免疼痛的刺激。

九、围术期预防性抗生素的使用

在术前 0.5~2h 内给药，或麻醉开始时给药，如果手术时间超过 3h，或失血＞1500ml，可手术中给予第 2 剂。抗菌药物的有效覆盖事件应包括整个手术过程和手术结束后 4h，总的预防用药时间不超过 24h，个别情况可延长至 48h。手术时间较短（＜2h）的清洁手术，术前用药一次即可。清洁–污染手术时预防用药时间亦为 24h，必要时延长至 48h。污染手术依据患者情况酌量延长。总的预防用药时间不超 72h，特殊情况需继续延长用药时间者，应在病程记录上写出充分理由。手术时间＞3h的手术，术中追加抗菌药物的程序为：应用β-内酰胺类抗菌药物（头孢曲松除外）预防手术切口或手术部位感染者，主管医师需要事先对每例手术进行评估，可能存在手术时间＞3h或术中出血量＞1500ml的情况，则备用第二组抗生素；第一组抗生素在切皮前的0.5~2h用药，手术时间＞3h或术中出血量＞1500ml时给予第二组抗生素，所开具的医嘱单随病历一同交手术室护士执行。

十、围手术期尿路管理

ERAS理念下，尽早拔除尿管，建议术后4h即可拔除，注意观察尿量、颜色等。必要留置尿管时要保持尿道口清洁，鼓励患者多饮水，每日会阴部消毒2次，定期更换尿袋及尿管，更换时严格执行无菌技术操作。拔管后观察患者自主排尿的情况，包括拔管后每次尿量及第一个24h尿量，若每次排尿＜300ml，或24h尿量＜1000ml提示患者排尿不尽，应进行B超检查残余尿量，必要时进行一次性清洁导尿放出残余尿，有排尿困难者要及时处理。

十一、围术期伤口引流管及VSD引流护理

ERAS理念下，注重对引流管的个性化管理。观察引流是否通畅、引流液颜色、性质、量，伤口敷料有无渗出，VSD敷料的变化（软硬度和颜色），向患者及陪护人员宣教避免牵拉、压迫、折叠引流管，经常变换患者体位。遵医嘱调节压力，维持负压在60~80kPa，如负压小于20kPa引流效果差，负压太大可致出血。负压瓶的位置低于创面，有利于引流。一次负压密闭引流可维持有效引流5~7天，拔除或更换时注意观察并记录引流液的性质和量。更换前应阻断压力，夹闭近端引流管，并严格执行无菌操作；妥善固定引流管，防止脱出；标识清楚，严格交班，负压引流瓶装满2/3时及时处理。大量新鲜血液被吸出，应考虑创面是否有活动性出血，及时报告医生，做好相应正确的处理。拔管后注意观察局部伤口敷料，发现渗出及时通知医生处置。

十二、术后镇痛措施

疼痛会加剧血管收缩，导致或加重血管危象，从而影响再植肢体及皮瓣

的成活。显微外科术后疼痛控制的目标是使患者处于无痛或轻度疼痛程度，以提高患者舒适度，利于早期功能锻炼。ERAS 背景下要求疼痛治疗尽早进行，强调超前镇痛、多模式镇痛、联合用药，尽量减少阿片类药物的应用，强调个体化镇痛。多模式镇痛包括超前镇痛、术中用药、术后按时给药。疼痛 NRS 评分 ≤ 4 分，建议口服 NSAIDs 药 + 非药物治疗；疼痛评分 4~6 分，建议弱阿片类药物 +NSAIDs（塞来昔布 + 帕瑞昔布钠等）+ 非药物治疗；疼痛评分 ≥ 7 分，建议强阿片类药物（吗啡等）+NSAIDs（塞来昔布 + 帕瑞昔布钠等）+ 辅助药物（镇静、抗焦虑药，如安定、异丙嗪等）。如上述措施疼痛控制仍不佳，则按流程进行阶梯化疼痛管理，必要时联合用药。手术医生、麻醉医生和护理单元成立专门的疼痛控制小组，与患者保持密切畅通的联系，患者对疼痛控制不满意可随时联系小组成员；小组定期随访患者，及时处理镇痛效果不理想和疼痛控制过程中的不良反应，提高患者的镇痛满意度和舒适度。

疼痛的非药物治疗包括患者的教育、物理治疗（冷敷、热敷、针灸、激光疗法、经皮电刺激疗法）、分散注意力、放松疗法和自我行为疗法，非药物治疗对不同类型疼痛有不同的治疗效果及注意事项，应根据疾病及其进展选择不同的治疗方法。疼痛教育包括对疼痛、止痛药的认识、疼痛评估的方法，让患者对术后疼痛控制有参与感，及时报告疼痛，及时止痛。创伤骨科患者受到严重创伤影响，多存在焦虑、紧张、恐惧等心理阴影，非常担心自己的预后。通过宣教，可消除患者对疼痛的恐惧、焦虑、无助感，最大限度地提高患者的舒适和生活质量。若能调动患者参与疼痛管理的积极性，掌握疼痛缓解的方式并且疼痛得到及时控制，使患者增加信心，从而促进其自身的早日康复。

急性缺血性疼痛应立即去除导致缺血的原因，并密切观察患肢末梢血运，包括患肢的温度、颜色、疼痛、肿胀、感觉、运动等。早期功能锻炼可有效地改善局部血液循环，减轻肿胀和疼痛，促进骨折愈合和关节功能恢复，根据患者情况给予科学的个体化功能锻炼指导。

十三、PONV 的预防和护理

保持病室空气新鲜，保持床单、病室整洁，使患者有良好的休息环境。做好心理护理，告诉其恶心、呕吐是常见的反应，不必过度紧张，消除其恐惧心理。为患者安置合适的体位，麻醉未清醒者应平卧，头偏向一侧，不要过多翻身；呕吐时应及时清理口腔内容物，保持呼吸道通畅，防止误吸引起窒息；密切观察生命体征，呼吸和呕吐次数、时间，及呕吐物的量、质、色、气味等。呕吐频繁的患者可适当使用甲氧氯普胺、5- 羟色胺受体拮抗剂（如昂丹司琼等）及抗组胺药（如赛克利嗪等）等。做好口腔护理，清醒者及时漱口，保持口腔清洁无异味，防止口腔感染。

十四、疾病护理

（一）皮瓣移植术后护理

1.全身观察 术后初期，由于麻醉作用、手术反应、饥饿、疲劳等因素，血压、脉搏、呼吸、神志等体征可有短暂波动，应监测生命体征直至平稳。血容量不足可使心搏出量减少，周围血管收缩，影响移植皮瓣的血供，威胁再植组织的存活。术后密切观察患者的脉搏与血压情况，使收缩压保持在100mmHg 以上，如有下降应查明原因，切忌盲目使用升压药，同时监测尿量，观察皮肤、黏膜有无发绀、苍白。发现贫血或缺氧应及时纠正，给予对症处理。保持电解质平衡，避免发生水、酸碱及电解质代谢紊乱，是保证移植皮瓣成活的基本条件。

2.局部观察

（1）皮温观察 术后移植皮瓣复温后，色泽同健侧或有稍微变化，如色泽青紫，表示静脉回流受阻，苍白则表示动脉供血不足或静脉回流过快，观察色泽变化应在自然光线下进行，避免强光，以免出现偏差导致误诊。回充盈试验：压迫移植组织，皮肤苍白，压迫物移去后皮色应在 1~2s 内转红润，皮肤恢复红润＜ 1s 或更快，提示静脉回流障碍；超过 3s，或反应不明显均考虑有血运循环障碍的存在。定时定位测量皮肤温度，常用皮温测量工具包括半导体皮温计和远红外热成像技术。术后 3 天内每小时测量皮肤温度并与健侧做对照，固定部位测量。第 3~5 天每 2h 测量 1 次，5~7 天每 4h 测量 1 次，如情况正常 7 天后停止测量。如皮瓣出现血循环障碍，则应每小时测量 1 次，如果皮瓣稳定低于健侧 3℃以上并伴有色泽的改变，常提示有血循环障碍，需立即处理。一般情况下皮温维持在 31℃以上则属正常，如皮温减低到 27℃~31℃，提示静脉性血循环障碍，如皮温降低至 27℃以下，则常提示动脉性血循环障碍；在移植皮瓣的浅层存在较大的血管走行时，如足背皮瓣的游离移植常可见到静脉的充盈和动脉的搏动，可作为一种可靠的观察指标，较小的深层血管可借超声波血流探测仪来测定。

（2）出血的处理　发现局部性出血，首先查明原因，出血量较多，移植皮瓣发生血循环障碍者，应立即进行手术探察；出血量不多，有自然止血的趋势，不影响移植皮瓣血循环变化者，可继续严密观察和保持通畅的引流，但不可采取局部回压止血。

（3）皮瓣水肿的处理　肿胀明显并有水疱形成，应考虑皮下充血、引流不畅、皮瓣积血等。注意保暖，抬高患肢，保持引流通畅，必要时伤口局部拆线以减轻压力。

3. 体位的正确摆放　患者取平卧位，抬高患肢 10~20cm，保持患肢高于心脏水平。防止皮瓣受到压迫性刺激，避免血管痉挛导致皮瓣缺血坏死。在调节或改变体位时，特别在多方向活动的关节部位，应随时注意移植皮瓣的血供变化，防止因肢体活动而使血管吻接处扭曲、受压和出现张力。

4. 防止血管痉挛　血管痉挛是常见的并发症之一，如不及时处理，可造成管腔闭塞或血栓形成，导致移植手术失败。移植皮瓣对外界环境刺激的反应非常敏感，特别是寒冷刺激可使移植血管发生痉挛，导致栓塞和移植皮瓣坏死。保温是预防血管痉挛的重要措施，室内温度保持在 25℃~29℃。患处局部可用烤灯照射，采用 40~60W，距离 30~45cm，皮瓣上少许敷料覆盖，避免直接照射造成局部温度过高及烫伤；告知患者烟中的尼古丁等物质极易损伤血管内皮细胞，易造成血管栓塞与痉挛，术后严禁吸烟；常用抗血管痉挛的药物有盐酸罂粟碱，肌注 30~60mg，每 6~8h 一次；顽固性血管痉挛（有时与血管栓塞难以鉴别），应通知医生及时行手术探查。

5. 血管危象防治　动脉栓塞常在术后 30min~6h 内出现，皮瓣颜色变淡红或苍白，肿胀不明显，皮纹增多，皮温偏低，毛细血管回流不清楚。一旦出现，立即通知值班医生并采取保暖措施（烤灯照射）。若怀疑血管痉挛，应使用抗凝解痉药物并观察疗效，确诊后应急诊手术探查，切除栓塞的吻合口或进行血管移植，力争在 6h 内重建血供。静脉栓塞主要是皮瓣肿胀及颜色的变化，随着栓塞程度的加重，皮瓣颜色加深，开始时发红，继而变紫，紫红或紫黑，肤色的变化局限或波及整个皮瓣，同时出现水疱或创缘增多，确诊后需急诊探查。游离皮瓣移植患者，术后每小时观察并记录皮瓣血液循环情况，发现问题立即解决。游离皮瓣动脉受阻在 6~10h 内发现予以纠正，皮瓣仍可存活；游离皮瓣静脉回流受阻，超过 8h 还未处理，则皮瓣成活率明显降低；时间过长，皮瓣内微循环广泛血栓形成，即使手术重新吻合血管，皮瓣也不能存活。夜间和凌晨是血管危象的高发阶段，凌晨 2：00~4：00 因血流缓慢，基础代谢率低，室温下降，而导致血液循环障碍，夜间应加强病房巡视。早期足量有效使用抗生素，患者换药时严格无菌操作，严格手卫生制度，限制探视人员，防止交叉感染。

（二）血管、神经、肌腱损伤探查修复术术后护理

血管、神经、肌腱损伤术后轻微活动都可能导致吻合口破裂，引起大出血或神经、肌腱断裂等严重并发症，应使用石膏、支具等固定关节限制活动。

1. 血管损伤术后注意事项。术后用烤灯局部保暖，扩张血管，避免血管痉挛；避免疼痛刺激；严禁吸烟。

2. 神经损伤的恢复远没有血管损伤的效果好，需要术后按时服用甲钴胺等神经营养药物，按时复查，检查神经电生理，密切观察神经恢复情况，及时调整药物或尽早干预。康复期佩戴支具进行功能锻炼，刺激神经恢复。

3. 肌腱损伤较轻，但比较常见，并发症也很多。组织粘连在伤口愈合过程中最常见。为避免粘连，术后在医生的指导下进行功能锻炼，佩戴弹性的支具帮助肢体锻炼，避免肌腱粘连。

（三）断趾（指）再植术后护理

1. 全身观察　密切监测生命体征，如血压、脉搏、呼吸、体温及神志等，

血压下降应及时补充血容量，切忌使用升压药物。观察可能存在、潜在的血管危象，积极处理并发症，如肿胀、静脉淤血、动脉受阻、感染、皮肤坏死等。

2. **局部观察与处理** 密切观察再植趾（指）血运、末梢循环、组织张力的情况，预防动静脉危象发生。观察血运时应避免用冰冷的手或物品直接接触再植趾（指），以防血管发生痉挛。指体的色泽是再植术后主要的观察指标，正常为颜色红润或近似肤色，指腹张力正常与健指相等或稍高，苍白色且张力降低，说明再植指处于缺血状态，由动脉痉挛或栓塞引起；暗紫色且指腹张力加大，说明静脉回流障碍。正常术后患指与健指温度基本相同或低 $1℃ ~2℃$，如低 $3℃ ~4℃$ 或更低则说明血循环出现障碍。轻压指腹或指甲时，受压指体由红润转为苍白色，移去手指后恢复原状示毛细血管充盈现象正常，时间为 1~2s；充盈现象迅速且指体呈暗紫色则示静脉回流障碍；充盈现象减慢或消失，指腹弹性降低则提示动脉供血障碍。再植趾（指）注意保暖，防止血管痉挛，术后 1 周内用 60w 烤灯直接照射再植趾（指），距离一般为 30~40cm，局部照射一般持续 7~10d。严密观察局部出血情况，发现局部出血，查明原因，若出血量较多，发生血液循环障碍者，应立即进行手术探查。

3. **体位** 断趾（指）再植术后要求绝对卧床 1 周，术后患肢安放略高于心脏位置，防止再植血管受压、扭曲和牵拉；严禁侧卧位，防止肢体受压，影响血供和回流；趾（指）末节应予外露，以便观察血液循环。

4. **营养支持** 加强营养，提高机体的抵抗能力。宜进高蛋白，高糖，富含胶原、微量元素（铜、铁、锌、钙）及维生素 A、维生素 C 的食物。鼓励多饮水，多食粗纤维食物防止便秘。

5. **药物治疗** 术中及术后应及时应用抗生素；常规应用低分子右旋糖酐防止血栓形成，每次 250ml，2 次 / 日，应用 4~6d，连续使用有出血的危险，严密监测血常规、血小板，禁食硬性、粗糙食物。穿刺和注射后，按压针眼时间要长于 5min。抗血管痉挛药物常用罂粟碱，罂粟碱成人剂量为 30mg，6~8h 肌内注射 1 次，3d 后逐渐减量，不宜突然停药。发生出血情况应减量或停用抗凝药物，禁用血管收缩药物，如去甲肾上腺素，以防血管痉挛；抗痉挛药物刺激性较大，肌注时局部易出现青紫、肿块及疼痛，多次应用时可考虑静脉滴注。

6.血管危象及处理

（1）动脉痉挛和栓塞　常发生于术后 1~3d 内，尤以术后 24h 内多见。临床表现为指（趾）体苍白，或呈浅灰色，指（趾）温下降，指（趾）腹瘪塌，无毛细血管充盈现象，指（趾）端侧方切开不出血。处理方法：查找原因，如室温较低，患者寒冷时应采取保温措施；因疼痛所致者，应使用镇痛剂；应用罂粟碱或其他血管解痉药，并严密观察指体变化情况，一般 20~30min 动脉痉挛即可缓解。经上述处理，指（趾）体仍无变化时，应怀疑为动脉栓塞，行手术探查。

（2）静脉栓塞　临床表现为指（趾）体由红润变为紫红或暗红，指（趾）温下降，毛细血管充盈现象消失，指（趾）腹张力明显增高，指（趾）端侧方切开后先流出暗紫色血液，后流出鲜红色血液，伤口渗出明显增加。处理措施：抬高患肢，拆除部分皮肤缝线或指（趾）端小切口少量放血，必要时手术探查。

（四）残端修整术术后护理

1.全身观察　术后密切观察生命体征，按麻醉护理及病情变化要求记录；做好各种管道的护理，严密观察和预防各种术后并发症，出现异常及时汇报医生并积极处理、及时记录，认真听取患者主诉，并进行风险评估，根据风险评估结果采取相应的安全措施。

2.体位与活动　抬高患肢，大腿截肢要防止髋关节屈曲外展挛缩，小腿截肢要避免膝关节屈曲挛缩，术后即开始肌肉的等长收缩活动,残肢伸屈活动,应达到术前范围。

3.饮食　以高蛋白、高维生素、高热量饮食为主，多吃新鲜蔬菜和水果。

4.心理支持　保持良好的心态，正确对待疾病。介绍安装假肢的情况，需要时协助联系假肢专业人员，尽量帮助患者消除顾虑。

5.疼痛护理　评估疼痛，密切观察，指导使用放松疗法、转移注意力等减轻疼痛的方法，必要时预防性用药，按阶梯给药、联合用药，使用镇痛泵时注意观察镇痛泵的作用及副作用。对患肢痛的患者要关心体贴，做好解释，并对症处理，可采用理疗和睡眠疗法，疼痛顽固者，可进行精神心理治疗，适当的残肢活动和早期行走有利缓解症状。

6. **切口护理** 保持切口敷料干燥，观察引流液量、颜色、性状，保持引流通畅，残端用弹力绷带加压包扎避免残端积液，及时换药，观察切口愈合情况。

7. **并发症护理** ①出血：严格床头交接班，床边备用粗止血带1根，以备大出血时及时止血。髋关节离断术后，另备足够的沙袋及无折纱，以便股动脉出血时压迫止血。②残端水肿与感染：术后24~48h内，残端用弹力绷带加压包扎，床尾抬高15~30cm，促进静脉回流，避免用软枕抬高残肢，以免造成挛缩畸形。③患肢痛：遵医嘱使用镇静剂或止痛剂，对于长期的顽固性疼痛可行神经阻断手术。早期装配假肢，对残肢间歇性加压。④关节挛缩畸形：大腿截肢者要防止髋关节屈曲、外展挛缩，术后避免将枕头放在两腿之间，应尽早进行内收后伸的练习。小腿截肢者要避免膝关节屈曲挛缩，患者半卧位或坐位时，避免残肢垂于床下，长时间处于屈膝位，鼓励患者早期下床活动，进行肌肉强度和平衡锻炼，为安装假肢做准备。

十五、健康教育

（一）皮瓣移植术后康复期功能锻炼

功能锻炼的内容和方法应根据患者伤情、部位、性质、手术方法和全身情况而区别制定。

1. **早期** 术后1周，治疗的目的是保证皮瓣成活及预防切口感染，此期可轻微的被动活动健指，幅度要小，以不引起切口疼痛牵拉皮瓣为原则，既可促进血液循环，又可避免发生血管痉挛。

2. **中期** 术后第2周，皮瓣与周围组织逐渐建立血液循环，血运状况较稳定，可以对未受伤手指进行早期功能锻炼，方法以主动活动为主，被动活动为辅，活动范围由小到大，时间由短至长，仍以不造成伤口疼痛和不增加皮瓣张力为原则，防止关节僵硬。

3. 后期 术后 3 周到完全愈合，指导患者主动和被动活动手的各关节，可作屈、伸手指，内收、外展对掌运动，按循序渐进原则进行，以恢复手指的抓、捏、握功能。

出院后指导患者进食高蛋白、高热量、富含维生素的食物，如牛奶、鸡蛋、瘦肉、鱼类、蔬菜、水果等，促进创面愈合。术后功能锻炼应在创面愈合后开始，应循序渐进，防止烫伤、冻伤，不吸烟、熬夜，注意饮食。定时门诊复诊，有异常情况，如移植区有红、肿、痛异样感觉，应及时就诊。

（二）外固定架术后功能锻炼

1. 早期功能锻炼意义 术后第 2 天鼓励患者进行早期功能锻炼，早期合理的功能锻炼可以促进骨折愈合，缩短骨折愈合时间，防止关节粘连、肌肉挛缩等骨折并发症的发生。过度或不适当的功能锻炼不易于骨折愈合。

2. 早期功能锻炼的方法 术后当日即可指导患者进行握拳、足背伸等肌肉的收缩和舒张运动，2~3 次 / 天，15~30 分 / 次。上肢骨折以肩关节和肘关节为重点。肩关节以外展、上举、旋转为主，肘关节以伸、屈、外旋为主，术后 2~3 日疼痛减轻开始锻炼，下肢骨折主要锻炼膝关节屈曲 80°，踝关节锻炼伸屈至 90°，活动强度以伤口疼痛能耐受为宜，范围由小到大，动作由轻到重，防止再移位。

患者伤口愈合良好，外固定支架牢靠，螺丝无松动，骨折端无移位，可安排患者出院。嘱患者保持钉孔周围皮肤洁净干燥，发现脓性分泌物较多时，应及时去医院处理。外固定支架注意防止外力碰撞，告知患者及家属不能随便拆卸或松动固定支架的螺丝钉，以免引起支架松脱，导致骨折的移位畸形。合理营养，给予高蛋白、高维生素、高热量饮食，增强机体免疫功能，促进骨折愈合，定期到门诊复查。

（三）断趾（指）再植术后功能锻炼

告知患者及家属功能锻炼的重要性，在医务人员的指导下循序渐进地进行功能锻炼。早期（术后 4 周内）以预防感染、促进血液循环、维持修复血管通畅、加速组织修复伤口愈合为目的，锻炼以被动活动为主，5~10 分钟 / 次；未制动的关节在护士帮助下做轻微的伸屈运动；嘱患者自主活动肩、肘关节。

中期（5周~3个月）此期锻炼的目的是消肿、预防减轻粘连、防止肌肉萎缩、促进神经再生和恢复功能。尽量进行主动活动和适度被动活动，练习掌指及指间关节的伸屈、对掌、分指和握拳等动作；晚期（再植3个月后）此期骨折已愈合，肌肉、神经和血管愈合已牢固。锻炼的目的是恢复肌力、关节活动范围、各种实用功能以及重建感觉功能。关节活动范围和肌力有一定恢复时开始作业疗法，注意患指（趾）保护及保暖，感觉功能未恢复前，避免发生烫伤或冻伤，避免再受损伤。观察再植指（趾）颜色、温度、感觉、活动度等，如有异常及时就诊，定期复查。

（四）残端修整术患者健康教育

大腿截肢者要防止髋关节屈曲外展挛缩，小腿截肢者要避免膝关节屈曲挛缩。残肢要积极锻炼，保持关节正常活动范围，早期在家属的陪同下可拄拐行走，避免摔倒。鼓励进高热量、高蛋白、富含维生素、易消化的饮食。保持良好精神状态，有条件者可观看假肢的宣传片，减轻患者心理负担。下床活动时因尚未适应截肢，身体易失去平衡，要预防跌倒。伤口愈合后开始进行患肢的肌肉锻炼、按摩、拍打，以增强皮肤耐受性，关节主动性运动，使患肢残端能负重、关节灵活，为安装假肢做准备。

上肢假肢的训练：上肢假肢的应用训练远比下肢假肢的训练复杂和困难得多。首先从训练截肢者熟悉假肢和假肢控制系统开始，先训练手部开闭动作。对肘关节以上的高位截肢，要增加假肢肘关节的动作训练，通常要在手部动作熟练和习惯使用背带后进行。上肢假肢的应用训练（吃饭、化妆、更衣等日常生活动作）。在单侧上肢截肢的患者，首先要进行利手交换的训练，将原来不是利手的健肢变成功能性更强的手，而假手主要起辅助手的作用。

下肢假肢的训练：没有稳定的站立平衡就不能顺利地行走，在平衡问题上，额状面与矢状面相比，额状面的平衡较难掌握。在指导使用臀中肌的方法时，掌握只用假肢外侧站立的方法会收到较好的效果。面对镜子观看自己用假肢行走的步态，对不良步态予以纠正。定时门诊复查，如出现病情变化，及时来医院就诊。

第六章

关节重建外科加速康复护理

随着我国老龄化社会的来临，老年人髋部骨折发病率逐年上升，这种骨折致残、致死率高，严重损害患者生活质量。98% 的老年髋部骨折需要手术治疗，近些年的研究发现，通过 ERAS 理念可以降低老年髋部骨折患者围手术期的并发症、死亡率，缩短患者住院时间，早期康复。但老年髋部骨折的患者往往合并多种全身性疾病，约 70% 患者为美国麻醉医师协会（ASA）Ⅲ – Ⅳ级，1 年的死亡率为 30%，术后死亡率比择期髋关节置换术高 6~15 倍。一些学者的研究认为老年髋部骨折的患者伤后早期（48h 以内）手术可以显著减低并发症、死亡率。老年髋部骨折患者个体情况各不相同，有序、个体化的治疗方案，精细、量化的管理，合适的手术切入时机，多学科的缜密合作，这些都是老年髋部骨折患者快速康复的重要因素（图 6-1）。

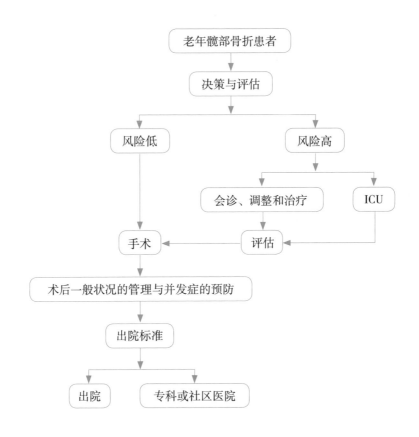

图 6-1　老年髋部骨折患者围手术期管理流程

一、术前评估

老年髋部骨折的患者，特别是高龄髋部骨折的患者，常是衰弱、共病状态（同时患两种以上慢性病，MCC），对于手术安全性的要求明显高于其他年龄段人群。通常使用老年综合评估（comprehensive geriatric assessment，CGA）发现老年患者潜在的风险，并进行规避或风险降低；但 CGA 项目较多，需要专科及团队较多，准备时间较长，而对于老年髋部骨折的患者建议积极创造手术条件及早手术，避免因管理因素导致的手术延迟；因此对于一些特殊的术前检查，只有当该检查结果有助于鉴别诊断或可能对围手术期的治疗策略产生影响时才考虑。充分的术前评估及准备是快速康复的基础。

（一）术前决策

1. 早期诊断　伤后多数患者主诉髋部疼痛伴活动受限，部分患者诉膝关节疼痛；不完全骨折或骨折嵌插时轻度疼痛并能负重。X 线片为首选检查，可以辅以 CT 了解骨折形态；怀疑髋部骨折但 X 线检查阴性的患者，磁共振可作为进一步检查的首选。

2. 术前决策评估　准备手术前应充分评估患者及家属对手术的意愿（对于高龄患者，需与患者及家属达成一致），同时应考虑手术风险和患者获益，决定是否进行下一步手术治疗（表 6-1）。

表 6-1　术前决策评估表

□是否建议手术？初步手术方案？
□如果手术，患者愈后的收益？如果不手术，对患者可能的影响？
□术后卧床和需家属护理的时间？围手术期需要的大概费用？家属能否接受？
□患者是否知晓病情，是否愿意接受治疗？
□患者及家属是否接受手术？对术后恢复的预期？
□围手术期病情突然加重，可能危及生命，是否有心理准备？

详细地询问病史及体格检查之外，老年髋部骨折的患者术前评估应包括表 6-2 内容。

表 6-2　老年髋部骨折患者术前评估内容

主要项目	内容	检查方法
一般状况评估	躯体功能状态、跌倒风险评估	1. 日常生活活动能力使用巴氏（Barthel）指数量表评估 2. 使用 Morse 跌倒评估量表评估跌倒风险
	认知功能评估	少部分需要他人照护
	抑郁状况评估	简易精神状态检查
	谵妄状况评估	1. PHQ-2 抑郁症量表初筛 2. 继而选择老年抑郁量表 GDS-15 进一步筛查

续表

主要项目	内容	检查方法
一般状况评估	衰弱状况的评估	意识模糊评估量表（CAM）
	多重用药评估	对于有多重用药的老年患者（≥5重药物），核查用药情况
	睡眠状况评估	评估是否存在睡觉障碍和相关的临床表现
	视力障碍和听力障碍评估	—
	营养不良状况评估	使用 MNA-SF 或 NRS2002 筛查营养不良风险
脏器功能评估	心血管评估	1. 常规完善心电图、心脏超声检查、双下肢血管超声检查 2. 高龄患者完善 BNP 和肌钙蛋白检查 3. 存在 1 或 2 个风险因素表且 < 4 METs 患者考虑影像学负荷试验
	肺功能及呼吸系统疾病评估	1. 胸部 X 线或肺部 CT 检查 2. 高龄或有呼吸系统疾病病史患者肺部 CT、肺功能、动脉血气分析检查
	肾功能评估	1. 肾功能常规检查，肾脏病史完善肾脏 B 超 2. 通过 CKD-EPI 公式估算肾小球滤过率
	肝功能评估	1. 肝功能常规检查 2. 既往肝炎及其他肝病病史进一步完善 B 超、CT 等检查 3. 可以参考 Child-Pugh 改良分级标准评定
	卒中风险评估	1. 既往卒中病史患者完善 CT 及 MRI 检查 2. 采用 Essen 卒中风险评分量表（ESRS）评分

（二）一般状况评估

1. 躯体功能状态和跌倒风险评估　日常生活活动能力使用巴氏（Barthel）指数量表评估（表6-3）；使用 Morse 跌倒评估量表评估跌倒风险（表6-4）。

表 6-3　Barthel 指数评定量表

序号	项目	完全独立	需部分帮助	需极大帮助	完全依赖帮助
1	进食	10	5	0	—
2	洗澡	5	0	—	—
3	修饰	5	0	—	—
4	穿衣	10	5	0	—
5	控制大便	10	5	0	—
6	控制小便	10	5	0	—
7	如厕	10	5	0	—
8	床椅转移	15	10	5	0
9	平地行走	15	10	5	0
10	上下楼梯	10	5	0	—

注：将各项得分相加，根据分数分为四个等级。重度依赖（总分 ≤ 40 分），全部需要他人照护；中度依赖（总分 41~60 分），大部分需他人照护；轻度依赖（总分 61~99 分），少部分需他人陪护；无需依赖（总分 100 分），无需他人照护。

表 6-4　Morse 跌倒评估量表

日期：		
时间：		
患者曾跌倒（3月内）/ 视觉障碍	没有 =0	
超过一个医学诊断	没有 =0 有 =15	
使用助行器具	没有需要 =0 完全卧床 =0 护士扶持 =0 丁形拐杖 / 手杖 =15 学步车 =15 扶家具行走 =30	

续表

静脉输液 / 置管 / 使用药物治疗	没有 =0 有 =20	
步态	正常 =0 卧床 =0 轮椅代步 =0 乏力 / ≥ 65 岁 / 直立性低血压 =10 失调及不平衡 =20	
精神状态	了解自己能力 =0 忘记自己限制 / 意识障碍 / 躁动 不安 / 沟通障碍 / 睡眠障碍 =15	

注：①评估时机，65 岁以上患者、临床上有跌倒危险的患者入院时评估；≥ 45 分每周至少评估 1~2 次；患者病情发生变化或者口服了会导致跌倒的药物时需评估；患者转到其他科室时需评估；跌倒后需评估。②使用药物治疗，指用麻醉药、抗组胺药、抗高血压药、镇静催眠药、抗癫痫痉挛药、轻泻药、利尿药、降糖药、抗抑郁抗焦虑抗精神病药。③≥ 45 分高度危险，提示患者处于易受伤危险中，应采取相应的防护措施。

2. 认知功能评估　简易精神状态检查（表 6-5）。

表 6-5　简易智力状态评估表（Mini-Cog）

1. 请受试者仔细听和记住 3 个不相关的词，然后重复
2. 请受试者在一张空白纸上画出钟表的外形，标好时钟数，给受试者一个时间让其在钟上标出来 （画钟试验正确：能正确标明时钟数字位置顺序，正确显示所给定的时间）
3. 请受试者说出先前所给的 3 个词

注：评估建议如下，0 分：3 个词一个也记不住，定为痴呆。1~2 分：能记住 3 个词中的 1~2 个，画钟试验正确，认知功能正常；不正确，认知功能缺损。3 分：能记住 3 个词，不定为痴呆。

3. 抑郁状况评估　PHQ-2 抑郁症筛查量表初筛（表 6-6），继而选择老年抑郁评估量表 GDS-15 进一步筛查（表 6-7）。

表 6-6 PHQ-2 抑郁症筛查量表

最近两周内，你被以下症状所困扰的频率	完全没有	≤ 7 天	> 7 天	几乎每天
做事情时缺乏兴趣和乐趣	0	1	2	3
情绪低落、抑郁或无望	0	1	2	3

注：0~1 分无抑郁，2 分抑郁倾向低，3~4 分有抑郁倾向，5~6 分抑郁倾向明显。

表 6-7 老年抑郁评估量表（GDS-15）

项目	请为你在过去 1 周内的感受选择最佳答案
您对您的生活基本上满意吗？	是 / *否*
您减少了很多活动和嗜好（兴趣）吗？	*是* / 否
您觉得生活空虚吗？	*是* / 否
您常常感到厌烦吗？	*是* / 否
您大部分时间内精神状态都好？	是 / *否*
您会害怕有不好的事情发生在您身上吗？	*是* / 否
大部分时间内您觉得快乐吗？	是 / *否*
您是否经常觉得自己是无能和没用的？	*是* / 否
您是否更愿意待在家里，而不喜欢外出和尝试新鲜事物？	*是* / 否
您是否觉得与多数人比较,您的记性更差？	*是* / 否
您是否认为"现在还能活着"是一件很好的事情？	是 / *否*
您是否感到您现在活得很没价值？	*是* / 否
您觉得体力充沛吗？	是 / *否*
您是否觉得您现在的处境没有希望？	*是* / 否
您是否觉得大部分人比你过得更好？	*是* / 否

注：每个黑斜体字答案为 1 分；界值正常为 0~5 分，5 分以上提示抑郁。

4.谵妄状况评估   意识模糊评估量表（CAM）（表6-8）。

表6-8   意识模糊评估量表

特征	表现	阳性标准
1. 急性发病和病情波动变化	（1）与患者基础水平相比，是否有证据表明存在精神状态的急性变化 （2）在1天中，患者的（异常）行为是否存在波动性（症状时有时无或时轻时重）	（1）或（2）任何问题答案为"是"
2. 注意力不集中	患者的注意力是否难以集中，如注意力容易被分散或不能跟上正在谈论的话题	是
3. 思维混乱	患者的思维是否混乱或者不连贯，如谈话主题分散或与谈话内容无关，思维不清晰或不合逻辑，或毫无征兆地从一个话题突然转到另一话题	是
4. 意识水平的改变	患者当前的意识水平是否存在异常，如过度警觉（对环境刺激过度敏感，已惊吓）、嗜睡（易叫醒）或昏睡（不易叫醒）	存在任一异常

注：谵妄诊断为特征1加2和特征3或4阳性=CAM阳性。

5.衰弱状况的评估   衰弱的患者在围手术期更易发生不良事件，是术后发生不良事件的独立危险因素，使用衰弱筛查量表（The "FRAIL" Scale）（表6-9）。

表6-9   衰弱筛查量表

项目	问题
Fatigue	您感到疲劳吗？
Resistance	你能上一层楼梯吗？
Aerobic	您能行走一个街区的距离吗（500m）？
Illness	您患有5种以上疾病吗？
Lost	您在最近1年内体重下降超过5%了吗？

注：总评分0~5分，其中0分为强壮，1~2分为衰弱前期，3~5分为衰弱。

6.多重用药评估   对于有多重用药的老年患者（≥5重药物），核查用药情况。

7. 睡眠状况评估　评估是否存在睡觉障碍和相关的临床表现。

8. 视力障碍和听力障碍评估

9. 营养不良状况评估　根据血清白蛋白、转铁蛋白及微营养评估（MNA-SF）（表6-10）行营养不良初筛，存在营养不良可请营养科会诊。

表6-10　微营养评估（MNA-SF）

A. 过去三个月内有没有因为食欲不振、消化问题、咀嚼或吞咽困难而减少食量	0= 食量严重减少 1= 食量中度减少 2= 食量没有改变
B. 过去三个月内体重下降的情况	0= 体重下降大于 3kg（6.6磅） 1= 不知道 2= 体重下降 1～3kg（2.2～6.6磅） 3= 体重没有下降
C. 活动能力	0= 需长期卧床或坐轮椅 1= 可以下床或离开轮椅，但不能外出 2= 可以外出
D. 过去三个月内有没有受到心理创伤或患上急性疾病	0= 有 2= 没有
E. 精神心理	0= 严重痴呆或抑郁 1= 轻度痴呆 2= 没有精神心理问题
F1. 身体质量指数（BMI）（kg/ m²）	0= BMI ＜ 19 1= BMI 19～21 2= BMI 21～23 3= BMI ≥ 23
如不能取得 BMI，请以问题 F2 代替 F1。如已完成问题 F1，请不要回答问题 F2	
F2. 小腿围（cc）（cm）	0= CC ＜ 31 3= cc ≥ 31

注：筛选分数 MNA-SF 最高 14 分。12~14 分正常营养状况；8~11 分有营养不良的风险；0~7 分营养不良。

（三）脏器功能评估

1. 心血管评估　参考 ESC、ACC/AHA、中华医学会老年医学分会老年患者术前心脏评估指南及建议。髋部骨折手术是主要心血管不良事件（MACE）中等风险的手术。常规完善心电图、心脏超声检查、双下肢血管超声检查，高龄患者完善 BNP 和肌钙蛋白检查。存在 1 或 2 个风险因素且＜ 4 METs 患者考虑影像学负荷试验。常用评估量表有运动耐量评估表和 RCRI 评分。评估流程见图 6-2。

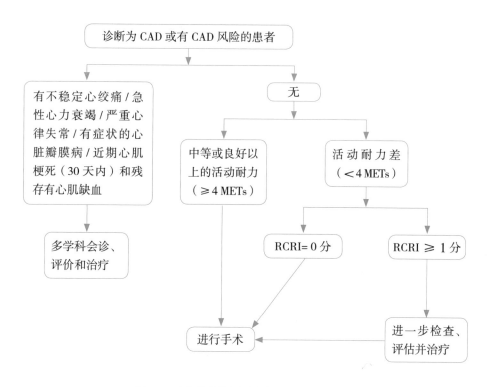

图 6-2　老年髋部骨折手术心功能评估流程图

2. 肺功能及呼吸系统疾病评估　胸部 X 线或肺部 CT 检查，高龄或有呼吸系统疾病病史患者肺部 CT、肺功能、动脉血气分析检查。

3. 肾功能评估　肾功能常规检查，肾脏病史完善肾脏 B 超；通过 CKD-EPI 公式估算肾小球滤过率。

4. 肝功能评估　肝功能常规检查，既往肝炎及其他肝病病史进一步完善 B 超、CT 等检查。可以参考 Child-Pugh 改良分级标准评定（表 6-11）。

表 6-11　Child-Pugh 分级标准

临床生化指标	1 分	2 分	3 分
肝性脑病（级）	无	1～2	3～4
腹水	无	轻度	中、重度
总胆红素（μmol/L）	＜34	34～51	＞51
白蛋白（g/L）	＞35	28～35	＜28
凝血酶原时间延长（s）	＜4	4～6	＞6

注：按该表计算累计分数，A 级为 5~6 分；B 级为 7~9 分；C 级为 10~15 分；A 级手术危险度小，预后最好；B 级手术危险度中等；C 级手术危险度大，预后最差。

5. 卒中风险评估　既往卒中病史患者完善 CT 及 MRI 检查。采用 Essen 卒中风险评分量表（ESRS）评分，3~6 分高风险，6 分以上极高风险（表 6-12）。

表 6-12　Essen 卒中风险评分量表

危险因素	评分（分）
年龄＜65 岁	0
年龄 65~75 岁	1
年龄＞75 岁	2
高血压	1
糖尿病	1
既往心肌梗死	1
其他心脏病（除外心肌梗死和心房颤动）	1
周围血管病	1
吸烟	1
既往短暂性脑缺血发作（TIA）或缺血性脑卒中病史	1
最高分值	9

注：3~6 分者为高度风险，年卒中复发风险为 7%~9%；6 分以上者为极高度风险，年卒中复发风险达 11%。

二、围手术期管理

对于老年髋部骨折的患者而言，创伤的疼痛、手术、麻醉等情况都可以引起一系列严重的后果，甚至危及生命。围手术期良好的管理不仅可以治愈疾病、预防并发症，对于患者远期的生存率也具有非常积极的意义。

（一）老年髋部骨折的绿色通道

早干预、早手术、早期康复功能锻炼是老年髋部骨折治疗的关键。多项研究证实，老年髋部骨折的患者伤后 48h 以内手术可以显著降低死亡率及并发症，还特别强调了以下几个环节：①急诊评估与准入；②麻醉会诊与准备；③术后监护和康复。建议老年髋部骨折的患者在急诊科完成术前评估及检查，收入后请麻醉科协助术前评估，必要时尽快专科会诊，尽快完成手术。

（二）术前教育

术前教育涵盖很多内容，如手术流程及术后收益，围手术期风险及意外情况，治疗费用，出院后的康复计划等。有研究证明正规的术前教育可以有效地缩短患者的住院时间，降低医疗费用。同时，患者既往如果存在精神、心理疾病病史，或患者处于焦虑、偏执、躁狂、痴呆等状态，尽快请专科会诊，进一步评估、干预后考虑手术治疗。

（三）疼痛和睡眠障碍的管理

疼痛可以多重影响机体功能，可以引起睡眠障碍、谵妄、压疮等并发症，延缓康复。对于老年髋部骨折的患者镇痛应该贯穿整个围手术期，尽早开始。建议使用多模式镇痛加个体化镇痛方案。选择性 COX-2 抑制剂对凝血功能、胃肠道功能影响相对较小，且不增加心脑血管意外的发生率，可以抑制中枢痛觉敏化，可以作为老年髋部骨折的基础镇痛药物。阿片类药物是老年髋部骨折患者出现谵妄的诱因之一，但是镇痛不足也是导致谵妄发生的主要因素，所以老年髋部骨折的患者围手术期慎用此类药物。同时老年髋部骨折的患者往往合并消化道疾病病史、肝肾功能障碍，因此根据患者的疼痛程度、基础疾病病史、镇痛药物的收益及风险情况制定围手术期合理的镇痛方案。镇痛建议：术前镇痛应用注射用帕瑞昔布纳 40mg 2/次日（肌内注射），疼痛仍无法耐受可加用低剂量曲马多（口服）或地佐辛注射液（肌内注射）；或可直接选择床旁髂筋膜阻滞，辅以口服塞来昔布 200mg 2 次 / 日。术中手术切口周围注射镇痛，局麻药为主要成分辅以肾上腺素、糖皮质激素、NSAIDs 药物等，可选择下列方案：罗哌卡因 + 肾上腺素 + 生理盐水。术后镇痛：避免按需镇痛，采用 PCIA 方式镇痛，患肢局部冰敷，注射用帕瑞昔布纳 40mg 2 次 / 日（肌内注射）或塞来昔布 200mg 2 次 / 日（口服），镇痛不足时加用曲马多（口服）或地佐辛（肌内注射）。出院后镇痛：方便、依从性好为原则，尽量选择口服镇痛药物；塞来昔布 200mg 2 次 / 日至术后 2~3 周，必要时可加用曲马多。老年髋部骨折的患者，围手术期可在专科指导下使用镇静、抗焦虑的药物减轻疼痛，但避免使用苯二氮䓬类镇静催眠药。早期、联合、全程、足量是老年髋部骨折患者围手术期镇痛的核心原则。

睡眠障碍在老年人中很常见，主要包括睡眠的发动与维持障碍、过度睡眠障碍、睡眠节律障碍、特定睡眠阶段的睡眠障碍四大类型；主要有失眠、睡眠节律颠倒、嗜睡等临床表现。一些具体的治疗方法可以参考印度精神病学学会发布的《Clinical Practice Guideline on Management of Sleep Disorders in the Elderly》及《中国髋、膝关节置换术加速康复——围手术期疼痛与睡眠管理专家共识》；但治疗睡眠障碍的药物可能引起呼吸功能障碍、谵妄等情况，所以对于老年髋部骨折的患者而言，若既往存在睡眠障碍病史或入院后出现睡眠障碍，建议尽快请相关科室会诊行评估及治疗。

（四）血液管理

贫血可以增加患者术后并发症的发生率和死亡率，延缓康复的时间。一些学者研究发现髋部骨折术后患者贫血发生率（87±10）%，有（44±15）%的患者需要输血。髋部骨折患者术前血红蛋白水平下降可超过 20g/L。老年髋部骨折的患者伤后贫血，随后术中失血，术后隐性失血，再加上老年患者造血功能相对差，围手术期使用的药物会进一步加重贫血，所以其围手术期的血液管理至关重要。《中国髋、膝关节置换术加速康复——围术期贫血诊治专家共识》《中国骨科手术围手术期贫血诊疗指南》建议通过治疗原发病、指导膳食、均衡营养、药物治疗等方面纠正贫血，术前补充造血原料（叶酸、铁剂、蛋白质等），使用促红细胞生成素（erythropoietin EPO）1 万 IU/d 皮下注射。切皮前 5~10min，氨甲环酸 1g 溶于 100ml 生理盐水输注完毕，关闭伤口前局部喷洒氨甲环酸 1g（溶于 20ml 生理盐水），术后 3h 再给予氨甲环酸 1g（术后 10h 根据情况可给予序贯抗凝治疗）。术中通过控制性降压减少失血，可将动脉收缩压最低降至其基础值的 70%，若手术时间超过 1h，可持续升高血压 5~10min 后控制性降压；严重的心脑血管疾病、外周血管病变、肾功能不全、肺通气或换气功能障碍等不建议控制性降压。术中通过减少患者热量散失、外部加温、输液加温等保暖措施也可减少失血。术后伤口局部可通过使用腹带加压包扎、冰敷等手段减少失血；继续营养支持，补充造血原料，继续使用 EPO 1 万 IU/d 皮下注射。对于围手术期的异体输血：Hb ＞ 100g/L 一般不必输血；Hb ＜ 70g/L 需要输血；Hb 为 70~100g/L 应根据患者病情决定是否输血。

（五）营养支持及输液管理策略

营养不良是影响老年患者结局的主要负面因素之一；白蛋白水平低是延长术后住院时间的独立危险因素，可引起多种并发症；针对无法正常进食的营养不良患者给予合理的肠外、肠内营养支持，能够改善营养状况并最终降低病死率、缩短平均住院日、减少医疗经济耗费；营养不良的规范治疗应该遵循五阶梯治疗原则，营养不良治疗的基本要求是满足 90% 液体目标需求、≥ 70% 能量目标需求、100% 蛋白质目标需求及 100% 微量营养素目标需求。老年髋部骨折患者围手术期营养支持策略：①术前调整饮食结构，给予营养支持，高蛋白食物（蛋、奶、肉、豆制品）为主，对于无营养不良的患者，每天摄入蛋白质 80~120g；营养不良的患者通过摄入无法纠正，可以考虑请营养科会诊，给予肠内营养甚至肠外营养。②术前 2h 碳水化合物饮料 ＜ 300ml；术前 4h 可进食稀饭；术前 6h 进食馒头、牛奶；术前 8h 食用鸡蛋、肉类等固体食物。③术后患者完全清醒，饮水无呛咳后，服用蔬菜汤（绿色蔬菜熬制），无腹部不适可食白粥等流食；排气后高蛋白质（1.5~2g/kg 体重）、高能量饮食，可辅以蛋白粉等饮食。④膳食结构调整及肠外营养后，低蛋白血症仍无明显改善者，静脉给予人血白蛋白。对于营养不良的老年髋部骨折患者，围手术期纠正营养不良及制定营养支持策略应与营养科医师紧密配合。输液管理策略：液体治疗是外科患者围手术期治疗的重要组成部分，对于围手术期患者，既应避免因低血容量导致的组织灌注不足和器官功能损害，也应注意容量负荷过多所致的组织水肿等并发症。目前临床上主要有两种常用的输液策略：开放性输液与限制性输液。目前的 ERAS 观点认为：限制性输液可促进患者术后胃肠功能恢复，加快患者康复，缩短住院时间。针对老年髋部骨折的患者应个体化制定并实施合理的液体治疗方案并反复评估，根据不同的治疗目的、疾病状态及阶段不断进行调整和修正：①围手术期液体评估以体重的第一个 10kg 为 40ml/h，第二个 10kg 为 20ml/h，之后每 10kg 为 10ml/h 计算；例 70kg 的患者围手术期禁食 6h，体液生理需要量为（40ml+20ml+50ml）×6=660ml。②术中输液应根据生理需要量、体液再分布、生命体征、失血、尿量等情况综合评估。③术后补液根据术后液体摄入不足的液体缺失量、尿量、隐性失血量进行综合评估。④术后出现频繁呕吐、低血糖、低血压等情况时，可通过输液给予纠正。⑤对于合并心衰的老年髋部骨折患者应控制生理盐水的摄入，必要时根据血气分析监测血钠水平；严重肺水肿、间质性肺水肿、心衰的患者可考虑输液的负平衡。

（六）优化尿管和引流管的应用

术前安放留置导尿管可以降低术后尿潴留风险，但留置导尿会增加尿路感染发生率，不利于术后早期康复训练，患者满意度降低；尿潴留如果不能及时缓解，可能会继发尿路感染，同时尿潴留也是引起术后谵妄的诱因之一。导尿管的放置会明显引起一些患者的不适感，甚至因刺激导致膀胱炎的发作，尿管拔除后也可能出现尿路刺激症状，尤其是合并有前列腺增生及肥大的老年髋部骨折男性患者，这种不适症状更加明显。因此，对于老年髋部骨折的患者而言，留置导尿管是一把双刃剑。对于手术时间长、出血多、椎管内麻醉的患者，建议放置尿管，但不应超过 24h。对于使用尿管的建议：①手术时间＞1.5h，手术失血量超过 5% 或 300ml；②留置尿管时使用利多卡因凝胶涂抹尿管。

术后安置引流管可有效地减少术后血肿范围，并降低因术后血肿引起的相应并发症；但一些学者认为安置引流管会加重患者的心理负担，造成患者行动不便以及增加意外脱落、感染的风险，不利于患者的早期功能锻炼，降低患者的舒适度及满意度。因为对于老年髋部骨折的患者而言，除手术创伤大、创面渗血明显的情况外，是不需放置引流管的。术后引流管可暂时夹闭4h，随后开放引流。拔除引流管指征：出血趋于停止（引流管无明显出血或引流管血清分离）时尽早拔除引流管，可于手术当日或第2日拔除。

（七）出院标准的建立及出院后管理

在 ERAS 理念不断的完善和实践下，患者术后所需的住院时间越来越短，部分需要进行的治疗及进一步的康复需要在家中或者社区医院进行；同时老年患者出院后一段时间内都处于脆弱的状态，在此期间易发生跌倒、感染、功能下降等不良事件，因此对于老年髋部骨折的患者而言，出院后的管理是非常重要的。出院前患者的术后恢复状况，也对患者出院后的继续治疗起到了关键性的作用，因此对于老年髋部骨折的患者而言，出院标准的建立也是非常重要的。

出院后管理主要包括术后疼痛管理、贫血纠正、营养管理、血栓预防、功能锻炼及跌倒的预防、基础疾病继续治疗、远程随访及门诊复查等方面。这就要求对于出院的患者，出院时的医嘱和交代要细致、全面且便于患者及家属随时翻阅，可考虑使用康复手册或者音频的形式，同时医患双方要保持联系，医生远程探视和监督也是至关重要的。

建议老年髋部骨折的出院标准：①患者精神状况可，可正常饮食，无低蛋白血症。②术后3天 Hb ≥ 90g/L，离子指标正常。③切口无渗血、渗液，尿管拔除。④基础疾病稳定，若出现术后谵妄，则应处于可控状态。⑤患者或家属掌握术后功能锻炼方法，若行人工髋关节置换术，术前活动耐力 ≥ 4 METs 的患者在家属帮助或助步器辅助下可短距离行走；术前活动耐力 < 4 METs 的患者在家属帮助或助步器辅助下可短时间站立。

三、并发症的预防

经过充分的术前评估，周密的入院后管理，顺利完成手术之后，我们接下来继续讨论并发症的预防。这里面很多工作其实是从入院就已开始。顺利地完成手术，预防并发症，避免再入院，提高远期生存率这些结合在一起需要进行综合的考量。对于老年髋部骨折的患者而言，对于并发症的预防需要更多的精细化管理及个体化的方案。

（一）SSI 的预防

SSI 是骨科术后严重的并发症之一，可以引起灾难性的后果，常导致患者遭受巨大的痛苦、创伤打击和沉重的经济负担，并可以引起医患关系的恶化。与骨科 SSI 相关的因素较多，如患者整体因素及并存疾病（吸烟、贫血、低蛋白、血糖控制不佳等）、手术相关因素（手术时间过长、输血等）、其他部位存在潜在或活跃的感染灶、手术切口部位因素等，老年髋部骨折的患者往往合并有多个 SSI 相关因素，术后感染风险相对较高。通过对术前、术中、术后一些措施的使用可以有效降低骨科 SSI 的风险。

1. 术前预防措施　①通过病史询问、详细查体及相关的辅助检查进行潜在感染灶的筛查，并进行相关的评估和治疗。②戒烟，咳嗽排痰锻炼改善肺功能（入院即开始）。③糖尿病患者控制血糖水平，控制在 6.0~11.1mmol/L 较为安全。④对于使用抗风湿药物、免疫抑制剂、激素的患者，根据病情请相关科室会诊，制定围手术期用药方案，选择适宜的手术时机。⑤加强营养，纠正低蛋白血症和贫血；术前白蛋白水平达到 35g/L 以上可显著降低术后感染风险。⑥入院后可间断使用肥皂水或沐浴液清洁术区周围皮肤；不需常规备皮；手术消毒前还可应用含酒精的清洗剂，刷洗手术区域皮肤 5min 以上。⑦切皮前 60min 使用二代头孢菌素作为术前预防性抗生素；如手术时间 > 3h 或出血量 > 1500ml，术中追加一剂抗菌药物可降低感染风险。

2. 术中预防措施　①手术室环境与人员的管理，如使用层流手术间，限制人员进出频次，医护严格佩戴口罩、帽子等。②手术操作技术的改善及良好的切口缝合，尽量减少术中创伤并缩短手术时间；关闭切口前可使用聚维酮碘溶液冲洗切口；使用含三氯生抗菌剂的缝线，缝合严密尽量避免无效腔残留。③围手术期维持正常体温的下限为 35.5℃，保持深部体温 ≥ 36℃。

3. 术后预防措施 ①加强营养，纠正低蛋白血症和贫血。②术后继续控制血糖，既往糖尿病病史血糖应控制在 < 10mmol/L；非糖尿病患者，目标血糖 < 11mmol/L 即可。③密切观察切口情况，出现渗血、渗液必要时更换敷料；必要时清创处理。④一些研究证明术后延长使用预防性抗生素对减少术后 SSI 没有益处，但对于老年髋部骨折患者而言，如果术后切口出现渗液、愈合不良或术前体内存在感染灶，建议适当延长抗生素使用时间。

（二）VTE 的预防

VTE 是骨科大手术后发生率相对较高的并发症，也是骨科患者围手术期死亡的重要因素之一；老年髋部骨折的患者本身就是发生 VTE 的高危患者，同时还要接受骨科大手术，因此我们要熟练掌握 VTE 的预防及处理原则，积极预防 VTE 的出现。中华医学会骨科分会、中华医学会麻醉学分会、美国骨科医师协会等均制定了 VTE 预防指南。

对于 VTE 的预防措施主要包括：①基本预防措施。手术操作规范，减少静脉内膜损伤。抬高患肢，促进静脉回流。注重预防静脉血栓知识宣教，指导早期康复锻炼。围手术期适度补液，避免血液浓缩。②物理预防措施。足底静脉泵、间歇充气加压装置及梯度压力弹力袜等。下列情况禁用或慎用物理预防措施：充血性心力衰竭、肺水肿或下肢严重水肿、下肢 DVT 形成、肺栓塞发生或血栓（性）静脉炎、下肢血管严重动脉硬化或狭窄、其他缺血性血管病（糖尿病性等）及下肢严重畸形等。间歇充气加压装置及梯度压力弹力袜不适用于下肢局部异常（如皮炎、坏疽、近期接受皮肤移植手术）。③药物预防，包括使用普通肝素、低分子量肝素、Xa 因子抑制剂类、维生素 K 拮抗剂、抗血小板药物等。对于有出血风险的患者，要权衡出血风险和血栓形成风险的利弊，常见的出血风险包括大出血病史、严重肝肾功能不全、联合应用抗血小板药物、手术因素（既往或此次手术中出现难以控制的手术出血、手术范围大、翻修手术）。

对于老年髋部骨折患者围手术期预防 VTE 建议：

1. 术前 伤后 12h 内拟手术患者不给予抗凝药物，入院后基础预防及物理预防为主；择期手术的患者采用基础预防＋物理预防＋药物预防的综合预防措施；高出血风险或中、重度贫血的患者慎用抗凝药物，必要时请专科会诊权衡利弊。

2. 术中 主要包括手术操作技术、体温的维持、保持血流动力学稳定、合理控制血容量等方法。

3. 术后 ①使用综合预防措施预防 VTE，返回病房后即开始功能锻炼，椎管内麻醉患者由被动活动过渡到主动活动；全麻患者以主动活动为主，一些学者认为上肢运动也可加快下肢静脉血液循环。②随着氨甲环酸在围手术期的广泛使用，老年髋部周骨折患者术后 VTE 预防措施可参照《中国骨科手术加速康复围手术期氨甲环酸与抗凝血药应用的专家共识》，术后 8~12h 开始给予抗凝药物，如果存在出血倾向，可在术后 24h 后给予抗凝。③合并心血管疾病的老年髋部骨折患者，且入院前就使用抗凝药物，围手术期抗凝药物使用可参照《中国髋、膝关节置换术加速康复——合并心血管疾病患者围术期血栓管理专家共识》。④术后抗凝药物的使用方案需根据隐性失血情况、伤口愈合情况随时进行调整。

（三）PONV 的预防

PONV 指患者术后出现胃部不适伴强烈呕吐、胃内容物上排；是老年髋部骨折患者术后常见的并发症，持续的 PONV 可导致电解质紊乱、营养不良、贫血等情况，甚至更严重的并发症，严重影响患者的康复，增加住院时间和经济负担。积极的预防和治疗 PONV 是老年髋部骨折患者围手术期必备工作之一。

PONV 的高危因素为女性、使用阿片类药物、吸入麻醉药、既往 PONV、麻醉超过 60min、晕动病史、不吸烟，但不包括年龄；在这里需要强调的是很多老年患者因基础疾病，常年使用多种药物，常合并有胃炎、胃溃疡等消化系统疾病，这也会增加 PONV 的风险。对于 PONV 有多种预测方法，Apfel 简化成人 PONV 风险评分最常用：女性、术后使用阿片类镇痛药、非吸烟、有 PONV 史或晕动病史，每个因素为 1 分，评分为 0、1、2、3 和 4 分者，发生 PONV 的风险性分别为 10%、20%、40%、60%、80%。

老年髋部骨折患者预防 PONV 建议：

1. 术前 ①入院后，若非当日急诊手术，嘱患者尽快恢复正常饮食，给予质子泵抑制剂，既往胃炎、胃溃疡病史加用胃黏膜保护剂。②围手术期镇痛减少阿片类药物使用量，以选择性 COX-2 抑制剂为主。③减少麻醉和手术对患者饮食的干扰，实施个体化禁食；联合麻醉科和营养科配置术前营养液。

2. 术中 ①麻醉诱导时或手术开始前给予地塞米松 10mg，手术开始前给予奥美拉唑 40mg 静推，缝皮前给予 5-HT$_3$ 受体拮抗药；术后第二天给予地塞米松 5mg；对于糖尿病患者而言，地塞米松可以短时间引起血糖的波动，但并没有增加感染的风险。

3. 术后 ①尽快恢复饮食，采取预防体位减少 PONV 的发生。②术前 2~3h 口服莫沙必利 5mg，以及术后每次 5mg，每日 3 次，至术后至少 2 天；术后使用莫沙比利能有效降低 PONV 的发生率，且不增加消化道并发症及其他并发症。③术后持续给予质子泵抑制剂，使用阿片类药物，胃炎、胃溃疡病史患者加用胃黏膜保护剂。

对于未预防用药或预防措施无效出现 PONV 的患者给予止吐治疗：①首先要排除呕吐是否为药物因素或机械性因素引起。②如果患者没有预防性用药，第一次出现 PONV 时，应开始小剂量 5-HT$_3$ 受体拮抗药治疗，5-HT$_3$ 受体拮抗药的治疗剂量通常约为预防剂量的 1/4。③如果在三联疗法（如 5-HT$_3$ 受体抑制药、地塞米松和氟哌利多或氟哌啶醇）预防后患者仍发生 PONV，由于在用药 6h 内不应重复使用这三种药物，应换用其他止吐药。如果 PONV 在术后 6h 以后发生，可考虑重复给予 5-HT$_3$ 受体拮抗药和氟哌利多（或氟哌啶醇），剂量同前。不推荐重复应用地塞米松。

（四）创伤后谵妄的预防

谵妄是老年髋部骨折患者术后最常见的并发症之一。术后谵妄延长患者住院时间、增加医疗费用、延迟康复、降低认知功能和躯体功能，甚至增加患者病死率，对老年人造成了严重危害；不同报道间谵妄发生率存在差异，年龄65岁及以上患者术后谵妄的发生率5%~50%。对于老年髋部骨折的患者而言，早发现、早诊断、防治结合是预防术后谵妄的关键。

1.术后谵妄的危险因素 术后谵妄的发生是多种因素共同作用的结果，包括易患因素和诱发因素。①易患因素：年龄（≥70岁），认知功能障碍、抑郁，合并多种内科疾病，视力听力障碍，酗酒等。②诱发因素：疼痛、贫血、营养不良、活动限制、低氧血症、药物（抗胆碱能药、苯二氮䓬类镇静药等）等。主要预防可分为非药物预防（表6-13）及药物预防。

表6-13 术后谵妄非药物预防

危险因素	预防措施
认知功能障碍	明亮的环境，提供大号数字时钟，鼓励多和家属交流，介绍病房环境
活动受限	尽早行功能锻炼，主被动功能锻炼结合，可请康复科协助
水、电解质失衡和低氧血症	纠正
疼痛	使用NSAIDs药物为主，可使用小剂量阿片类药物治疗残余疼痛，避免使用哌替啶
药物	请药剂科会诊，停用高危药物，评估并减少药物的相关副作用
营养不良、便秘	纠正
听力和视觉障碍	解决可逆的听觉和视觉障碍，鼓励患者使用助听器和老花镜
医源相关	尽早拔除尿管，预防压疮，增强胃肠动力，避免尿道感觉及肺部感染
睡眠剥夺	减少环境噪音，尽量避免睡眠时给药，非药物措施改善睡眠

2.药物预防 对于老年髋部骨折患者，术后谵妄高风险的患者，可以在心身科医生指导下使用利培酮或奥氮平。

3.药物治疗 ①氟哌啶醇2.5mg（2次/日，肌内注射）；利培酮（0.5mg/12h，口服），奥氮平（5mg/d，口服）。②对于酒精戒断和苯二氮䓬类药物戒断引起的术后谵妄，苯二氮䓬类药物是治疗首选。

4. 药物治疗原则　①单药治疗比联合药物治疗好；②小剂量开始；③及时停药（症状控制后持续用药 2~3 天）；④持续应用非药物干预措施，主要纠正引起谵妄的潜在原因。

第七章

创伤骨科加速康复常用评估量表

第一节　全身评估

一、自理能力评估

（一）自理能力评估表（Barthel 评定量表）

Barthel 指数：对患者日常活动生活的功能状态进行测量、个体得分取决于对一系列独立行为的测量，总分值在 0~100。见表 7-1、7-2。

表 7-1　自理能力等级划分标准

自理能力等级	等级划分标准	需要照护程度
无需依赖	100 分	无需他人照护
轻度依赖	61~99 分	少部分需要他人照护
中度依赖	41~60 分	大部分需要他人照护
重度依赖	≤ 40 分	全部需要他人照护

表 7-2 Barthel 指数评定量表

序号	项目	完全独立	需部分帮助	需极大帮助	完全依赖
1	进食	10	5	0	—
2	洗澡	5	0	—	—
3	修饰	5	0	—	—
4	穿衣	10	5	0	—
5	控制大便	10	5	0	—
6	控制小便	10	5	0	—
7	如厕	10	5	0	—
8	床椅移动	15	10	5	0
9	平地行走	15	10	5	0
10	上下楼梯	10	5	0	—

Barthel 指数评定细则（10 项）

1.进食　用合适的餐具将食物由容器送到口中，包括用筷子（勺子或叉子）取食物、对碗（碟）的把持、咀嚼、吞咽等过程。

10 分：可独立进食。

5 分：需部分帮助。

0 分：需极大帮助或完全依赖他人，或留置胃管。

2.洗澡

5 分：准备好洗澡水后，可自己独立完成洗澡过程。

0 分：在洗澡过程中需他人帮助。

3.修饰　包括洗脸、刷牙、梳头、刮脸等。

5 分：可自己独立完成。

0 分：需他人帮助。

4.穿衣　包括穿脱衣服、系扣子、拉拉链、穿脱鞋袜、系鞋带。

10 分：可独立完成。

5 分：需部分帮助。

0分：需极大帮助或完全依赖他人。

5. 控制大便

10分：可控制大便。

5分：偶尔失控，或需要他人提示。

0分：完全失控。

6. 控制小便

10分：可控制小便。

5分：偶尔失控，或需要他人提示。

0分：完全失控，或留置尿管。

7. 如厕　包括去厕所、解开衣裤、擦净、整理衣裤、冲水等过程。

10分：可独立完成。

5分：需部分帮助。

0分：需极大帮助或完全依赖他人。

8. 床上转移

15分：可独立完成。

10分：需部分帮助。

5分：需极大帮助。

0分：完全依赖他人。

9. 平地行走

15分：可独立在平地上行走45m。

10分：需部分帮助。

5分：需极大帮助。

0分：完全依赖他人。

10. 上下楼梯

10分：可独立上下楼梯。

5分：需部分帮助。

0分：需极大帮助或完全依赖他人。

二、营养评估

（一）营养风险筛查

NRS2002是ESPEN推荐使用的住院患者营养风险筛查方法（表7-3、7-4）。

NRS2002总评分包括三个部分的总和，即疾病严重程度评分＋营养状态评分＋年龄评分。

表7-3　营养风险筛查表（NRS2002）

姓名：	性别：	年龄：	身高：　cm	现体重：　kg	BMI：
疾病诊断：				科室：	
住院日期：		手术日期：		测评日期：	
NRS2002营养风险筛查：　　　分					

疾病评分	评分1分：□髋骨骨折　　□脑卒中　　□重度肺炎　　□血液透析 □肝硬化　　　□一般恶性肿瘤患者 □肠梗阻、胆石症、腹腔镜手术 评分2分：□腹部大手术　□脑卒中　　□重度肺炎　　□血液恶性肿瘤 □7d内将行胸/腹部大手术者 评分3分：□颅脑损伤　　□骨髓移植　　□APACHE＞10分的ICU患者
小结：疾病有关评分＿＿＿＿＿＿	
营养状态	1.BMI（kg/m²）：□＜18.5（3分） 注：因严重胸腹水、水肿得不到准确BMI值时，用白蛋白替代（＜30g/L，3分） 2.体重下降＞5% 是在：□3个月内（1分）　□2个月内（2分） □1个月内（3分） 3.一周内进食量较从前减少：□25%~50%（1分）　□50%~75%（2分） □75%~100%（3分）　□无或其他（0分）
小结：营养状态评分＿＿＿＿＿＿	
年龄评分	年龄＞70岁（1分）　　　　　　年龄＞70（0分）
小结：年龄评分＿＿＿＿＿＿	

续表

对于上述表中没有明确列出诊断的疾病参考以下标准，依照调查者的理解进行评分。

1分：慢性疾病患者因出现并发症而住院治疗。患者虚弱但不需卧床。蛋白质需要量略有增加，但可通过口服补充来弥补。

2分：患者需要卧床，如腹部大手术后。蛋白质需要量相应增加，但大多数人仍可以通过肠外或肠内营养支持得到恢复。

3分：患者在加强病房中靠机械通气支持。蛋白质需要量增加而且不能被肠外或肠内营养支持所弥补。但是通过肠外或肠内营养支持可使蛋白质分解和丢失明显减少。

总分值≥ 3：患者处于营养风险，需要营养支持，结合临床，制定营养治疗计划。

总分值≤ 3：每周复查营养风险筛查。

NRS2002 对于营养状况降低的评分及其定义（表 7-4）。

表 7-4　NRS2002 营养状况降低的评分及其定义

评分	定义
0 分	正常营养状态
轻度（1 分）	3 个月内体重丢失 5% 或食物摄入为正常需要量的 50%~75%
中度（2 分）	2 个月内体重丢失 5% 或前一周食物摄入为正常需要量的 25%~50%
重度（3 分）	1 个月内体重丢失 5%（3 个月内体重下降 15%）或 BMI ＜ 18.5kg/ m²　或者前一周食物摄入为正常需要量的 0~25%

注：3 项问题任一个符合就按其分值，几项都有按照高分值为准。

（二）营养不良通用筛查工具（MUST）

此量表通过体重指数、体重变化和疾病三个方面评估患者营养风险（表 7-5）。

表 7-5　营养不良通用筛查工具表

步骤 1	BMI（kg/ m²）分数	＞ 20	＝ 0 分
		18.5~20	＝ 1 分
		＜ 18	＝ 2 分
步骤 2	体重丧失分数　过去 3 ～ 6 个月体重丧失 %	＜ 5	＝ 0 分
		5~10	＝ 1 分
		＞ 10	＝ 2 分

续表

步骤3	急性疾病影响分数	如果患者正处于急性疾病状态和（或）>5d不会有营养摄入，评分为2分	
步骤4	加总量计算出总分数	0分 1分 ≥2分	低度风险 中度风险 高度风险

注: 0分为低度风险,常规性临床照护。重复评估:住院患者每周一次。1分为中低风险,观察。记录饮食日志3d。若情况改善或有适当的软食摄入后再继续观察;若未改善,按医院政策进行临床密切观察。重复评估:住院患者每周一次。≥2分为高度风险,治疗。转至营养师、营养治疗小组或启动机构处理流程,增强整体性的营养摄取。监测和审视治疗计划:除非营养支持是有害或没有预期性的益处,如濒死患者,否则住院患者每周一次。

三、心理评估

对患者进行心理评估,收集信息资料的方式有很多种,如观察法、访谈法、医学检测法、心理评估量表检测法。观察法和访谈法主要是护士在临床护理工作中,与患者及其家属的沟通交流和接触所收集到的相关信息为主,也是最为普遍应用的两种重要方法。医学检测法主要是通过临床检验工具监测患者神经内分泌指标、脑电波、皮肤电反应、生命体征等一系列实验室数据。该方法较烦琐、不方便广泛操作,且会给患者带来不必要的费用与临床检测资源的浪费,故不推荐此类评估手段,特殊器质性精神病患者除外。

（一）症状评定量表

1.90项症状自评量表（symptom check list 90，SCL-90）

此量表由Derogatis L.R.编制（1973年），我国普遍使用的是吴文源修订版（表7-6），是当前使用最为广泛的精神障碍和心理疾病门诊检查表,将协助医护人员从10个症状因子分别来反映有无各种心理症状及其严重程度。每个项目按照5个等级分别计分:没有=0分;很轻=1分;中等=2分;偏重=3分;严重=4分。一般由患者根据近况（最近一周,包含当日）选择出最合适的评分,也可由医护人员实施他评。

表 7-6　90 项症状自评量表（SCL-90）

1	头疼	46	难以作出决定
2	神经过敏、心中不踏实	47	怕乘电车、公共汽车、地铁或火车
3	头脑中有不必要的想法或字句盘旋	48	呼吸有困难
4	头晕或晕倒	49	一阵阵发冷或发热
5	对异性的兴趣减退	50	因为感到害怕而避开某些东西、场合或活动
6	对旁人责备求全	51	脑子变空了
7	感到别人能控制您的思想	52	身体发麻或刺痛
8	责怪别人制造麻烦	53	喉咙有梗塞感
9	忘性大	54	感到前途没有希望
10	担心自己的衣饰整齐及仪态端正	55	不能集中注意力
11	容易烦恼和激动	56	感到身体的某一部分软弱无力
12	胸痛	57	感到紧张或容易紧张
13	害怕空旷的场所或街道	58	感到手或脚发重
14	感到自己的精力下降，活动减慢	59	想到死亡的事
15	想结束自己的生命	60	吃得太多
16	听到旁人听不到的声音	61	当别人看着您或谈论您时感到不自在
17	发抖	62	有一些不属于您自己的想法
18	感到大多数人都不可信任	63	有想打人或者伤害他人的冲动
19	胃口不好	64	醒得太早
20	易哭泣	65	必须反复洗手、点数目或触摸某些东西
21	同异性相处时感到害羞不自在	66	睡的不稳不深
22	感到受骗、中了圈套或有人想抓您	67	有想摔坏或破坏东西的冲动
23	无缘无故的突然感到害怕	68	有一些别人没有的想法或念头
24	自己不能控制地大发脾气	69	感到对别人神经过敏

25	怕单独出门	70	在商店或电影院等人多的地方感到不自在
26	经常责怪自己	71	感到任何事情都很困难
27	腰疼	72	一阵阵恐惧或惊恐
28	感到难以完成任务	73	感到在公共场合吃东西很不舒服
29	感到孤独	74	经常与人争论
30	感到苦闷	75	单独一人时神经很紧张
31	过分担忧	76	别人对您的成绩没有做出恰当的评论
32	对事物不感兴趣	77	即便和别人在一起也感到孤单
33	感到害怕	78	感到坐立不安、心神不定
34	您的感情容易受到伤害	79	感到自己没有什么价值
35	旁人能知道您的私下想法	80	感到熟悉的东西变成陌生或不像真的
36	感到别人不理解您、不同情您	81	大叫或摔东西
37	感到人们对您不友好、不喜欢您	82	害怕会在公共场合晕倒
38	做事做的很慢以保证正确	83	感到别人想占您便宜
39	心跳得很厉害	84	为一些有关"性"的想法而很苦恼
40	恶心或胃部不舒服	85	认为应该因自己的过错而受到惩罚
41	感到比不上他人	86	感到要赶快把事情做完
42	肌肉酸痛	87	感到自己的身体有严重问题
43	感到有人在监视您、谈论您	88	从未感到和其他人很亲近
44	难以入睡	89	感到自己有罪
45	做事必须反复检查	90	感到自己的脑子有毛病

此表共90个项目，包含较广泛的精神症状学内容，从感觉、情感、思维、意识、行为直至生活习惯、人际关系、饮食睡眠等，均有涉及。它对有可能处于心理障碍边缘的人有良好的区分能力，适用于筛选可能有心理障碍、有何种心理障碍及其严重程度，在临床上常常作为初级筛查工具。

（1）此量表的计分方法

总分：将所有项目得分相加，即总分，能反映其病情严重程度。

总均分：总分÷90。表示从总体情况看，该受验者的自我感觉位于1~5级间的哪一个分值程度上。

阳性项目数：单项分≥2的项目数。表示受验者在多少项目上有"症状"。

因子分：将各因子的项目得分相加得因子粗分，再将因子粗分除以因子项目数，得到因子分。本量表共10个因子分。

此量表作者未提出分界值，按全国常规结果，总分超过160分，或阳性项目超过43项，或任一因子分超过2分，需考虑筛查结果阳性，需进一步检查。

（2）SCL-90量表的结果分析（表7-7）。

（二）焦虑自评量表（SAS）

此表是由Zung编制（1965年），我国吴文源修订。适用于有抑郁症状的成人，同时也适用于流行病学调查（表7-8）。

（三）抑郁自评量表（SDS）

此表是由Zung编制（1965年），我国吴文源修订。适用于有抑郁症状的成人，同时也适用于流行病学调查（表7-9）。

四、睡眠评估

（一）睡眠日记

是国际公认的辅助诊断睡眠疾病的方法，通过睡眠日记反映睡眠质量和评估睡眠情况，通常连续记录两周，主要内容包括上床时间、熄灯时间、入睡时间、早晨醒来的时间、如何醒来、醒后何时离床、夜间觉醒次数和时间以及醒后主观感受。

（二）匹兹堡睡眠质量指数量表（Pittsburgh sleep quality index, PSQI）

PSQI（表7-10）常被用于评估受试者过去一个月出现睡眠问题的频率及总体的睡眠质量状况。该量表包含19个条目，包含：主观睡眠质量、睡眠潜伏期、睡眠时间、睡眠效率、睡眠紊乱所致问题、睡眠药物使用以及日间功能损害，此外还包括5个询问受试者的同寝者或床伴的问题，有助于临床上睡眠障碍诊治，不参与计分。每个问题的得分 0~3 分，总分为 0~21 分，得分越高表示睡眠紊乱越差。常用的"睡眠紊乱"的界值是 PSQI 总分 > 5 分，代表睡眠质量差，界值 5 分可以正确区分出 88.5% 的患者。

表 7-7　SCL-90 的结构及意义

因子（最高分/项目数）	题号	意义
1. 躯体化（48/12）	1、4、12、27、40、42、48、49、52、53、56、58	主要反映躯体不适感，包括心血管、呼吸、消化系统不适，头疼、背痛等
2. 强迫（40/10）	3、9、10、28、38、45、46、51、55、65	主要反映与强迫观念、行为有关的状态
3. 人际关系敏感（36/9）	6、21、34、36、37、41、61、69、73	反映人际交往障碍，如自卑、不自在、社交时焦虑不安等
4. 抑郁（52/13）	5、14、15、20、22、26、29、30、31、32、54、71、79	反映心境不佳、悲观失望、抑郁、对生活无兴趣，甚至形成自杀观念等
5. 焦虑（30/10）	2、17、23、33、39、57、72、78、80、86	反映烦躁、坐立不安、紧张过敏的感受及躯体征象等
6. 敌意（18/6）	11、24、63、67、74、81	反映敌意的情绪、思想和行为
7. 恐怖（21/7）	13、25、47、50、70、75、82	反映对空旷场地、高空、人群、社交场合等情境的恐怖症等
8. 偏执（18/6）	8、18、43、68、76、83	反映投射性思维、猜疑、妄想、被动体验等精神症状
9. 精神病性（30/10）	7、16、35、62、77、84、85、87、88、90	反映幻听，被控制感等限定不严的精神病性急性症状和行为
10. 其他（18/7）	19、44、59、60、64、66、89	附加项目，主要反映睡眠和饮食情况

表7-8 焦虑自评量表（SAS）

序号	评定项目	①	②	③	④
1	我感到比往常更加神经过敏和焦虑				
2	我无缘无故地感到担心				
3	我容易心理烦乱或觉得惊恐				
4	我觉得我可能将要发疯				
5	我觉得一切都很好，也不会发生什么不幸				
6	我手脚发抖打颤				
7	我因为头痛、颈痛和背痛而苦恼				
8	我感觉容易衰弱和疲乏				
9	我觉得心平气和，并且容易安静坐着				
10	我觉得心跳得很快				
11	我因为一阵阵头晕而苦恼				
12	我有晕倒发作，或觉得要晕倒似的				
13	我呼气和吸气都感到很容易				
14	我的手脚麻木和刺痛				
15	我因为胃痛和消化不良而苦恼				
16	我常常要小便				
17	我的手脚常常是干燥温暖的				
18	我脸红发热				
19	我容易入睡并且整睡的很好				
20	我做噩梦				

注：此表采用4分法，①没有或很少有；②有时有症状；③大部分时间有；④绝大部分时间有。①~④分别计为1~4分。题目5、9、13、17、19为反向评分，按4~1计分。所有题目得分相加得出总分，超过40分者考虑筛选阳性，可能有焦虑存在。分值越高，反映焦虑程度越高。

表7-9　抑郁自评量表（SDS）

序号	评定项目	①	②	③	④
1	我觉得闷闷不乐，情绪低沉				
2	我觉得一天之中早晨最好				
3	我一阵阵地哭出来或觉得想哭				
4	我晚上睡眠不好				
5	我吃的跟平常一样多				
6	我与异性密切接触时和以往一样感到愉快				
7	我发觉我的体重在下降				
8	我有便秘的苦恼				
9	我的心跳比平时快				
10	我无缘无故地感到疲惫				
11	我的头脑跟平常一样清楚				
12	我觉得经常做的事情并没有困难				
13	我觉得不安而平静不下来				
14	我对将来抱有希望				
15	我比平常容易生气激动				
16	我觉得作出决定是容易的				
17	我觉得自己是个有用的人，有人需要我				
18	我的生活过得很有意思				
19	我认为如果我死了别人会生得的好些				
20	平常感兴趣的事我仍然感兴趣				

注：此表采用4分法，①没有或很少有；②有时有症状；③大部分时间有；④绝大部分时间有。①～④分别计为1~4分。题目2、5、6、11、12、14、16、17、18、20为反向评分，按4~1计分。所有题目得分相加得出总分，超过41分者考虑筛选阳性，可能有抑郁存在。分值越高，反映的抑郁程度越高。抑郁指数计算：抑郁指数＝总分/80。其指数范围为0.25~1.0，得出指数越高，则抑郁的程度越高。

表 7-10 匹兹堡睡眠质量指数量表（PSQI）

下面一些问题是关于您最近 1 个月的睡眠情况，请填写最符合您近 1 个月实际情况的答案：

序号	项目			
1	在最近 1 个月中，您晚上睡觉通常是（ ）点钟。			
2	在最近 1 个月中，您每晚从上床到入睡通常需要（ ）min。			
3	最近 1 个月中，您通常早上（ ）起床。			
4	在最近 1 个月中，您每夜通常实际睡眠（ ）h（不等于卧床时间）。			
5	在最近 1 个月，因下列情况影响睡眠而烦恼，并描述其程度：			
	问题	无	<1次/周	1~2次/周	≥3次/周
	A. 入睡困难（30min 内不能入睡）				
	B. 夜间易醒或早醒				
	C. 夜间去厕所				
	D. 呼吸不畅				
	E. 咳嗽或鼾声高				
	F. 感觉冷				
	G. 感觉热				
	H. 做噩梦				
	I. 疼痛不适				
	J. 如有其他影响睡眠的事情，请说明：				
6	您最近 1 个月，总的来说，您认为自己的睡眠质量	很好	较好	差	很差
7	您最近 1 个月，您用药物催眠的情况？	无	<1次/周	1~2次/周	≥3次/周

序号	项目				
8	您最近1个月,您常感到困倦吗?	无	＜1次/周	1~2次/周	≥3次/周
9	您最近1个月,您做事情的精力不足吗?	无	偶尔有	有时有	经常有

睡眠质量得分	入睡时间得分	睡眠时间得分	睡眠效率得分
睡眠障碍得分	催眠药物得分	日间功能障碍得分	PSQI 总分

检查者:

(三)PSQI 使用和统计方法

PSQI 用于评定被试者最近 1 个月的睡眠质量,由 19 个自评和 5 个他评条目构成,其中第 19 个自评条目和 5 个他评条目不参与计分,在此仅介绍参与计分的 18 个自评条目。18 个条目组成 7 个成分,每个成分按 0~3 等级计分,累积各成分得分为 PSQI 总分,总分范围为 0~21 分,得分越高,表示睡眠质量越差。被试者完成试问需要 5~10min。

各成分含义及计分方法如下:

A. 睡眠质量:根据条目 6 的应答计分"较好"计 1 分,"较差计 2 分,"很差"计 3 分。

B. 入睡时间:

1. 条目 2 的计分"≤ 15"计 0 分,"16~30"计 1 分,"31~60"计 2 分,"≥ 60"计 3 分。

2. 条目 5a 的计分为"无"计 0 分,"＜ 1 周/次"计 1 分,"1~2 周/次"计 2 分,"≥ 3 周/次"计 3 分。

3. 累加条目 2 和 5a 的计分,若累加分为"0"计 0 分,"1~2"计 1 分,"3~4"计 2 分,"5~6"计 3 分。

C. 睡眠时间:根据条目 4 的应答计分,"＞ 7h"计 0 分,"6~7h"计 1 分,"5~6h"计 2 分,"＜ 5h"计 3 分。

D. 睡眠效率:

1. 床上时间 = 条目 3(起床时间)- 条目 1(上床时间)

2. 睡眠效率 = 条目 4（睡眠时间）/ 床上时间 × 100%

3. 成分 D 计分位，睡眠效率 > 85% 计 0 分，75%~84% 计 1 分，65%~74% 计 2 分，< 65% 计 3 分。

E. 睡眠障碍：根据条目 5b 至 5j 的计分为"无"计 0 分，"< 1 周 / 次"计 1 分，"1~2 周 / 次"计 2 分，"≥ 3 周 / 次"计 3 分。累加条目 5b 至 5j 的计分，若累加分为"0"则成分 E 计 0 分，"1~9"计 1 分，"10~18"计 2 分，"19~27"计 3 分。

F. 催眠药物：根据条目 7 的应答计分，"无"计 0 分，"< 1 周 / 次"计 1 分，"1~2 周 / 次"计 2 分，"≥ 3 周 / 次"计 3 分。

G. 日间功能障碍：

1. 根据条目 8 的应答计分，"无"计 0 分，"< 1 周 / 次"计 1 分，"1~2 周 / 次"计 2 分，"≥ 3 周 / 次"计 3 分。

2. 根据条目 9 的应答计分，"没有"计 0 分，"偶尔有"计 1 分，"有时有"计 2 分，"经常有"计 3 分。

3. 根据条目 8 和 9 的得分，若累加分为"0"则成分 G 计 0 分，"1~2"计 1 分，"3~4"计 2 分，"5~6"计 3 分。

PSQI 总分 = 成分 A + 成分 B + 成分 C + 成分 D + 成分 E + 成分 F + 成分 G

评价等级：

0~5 分：睡眠质量很好。

6~10 分：睡眠质量还行。

11~15 分：睡眠质量一般。

16~20 分：睡眠质量很差。

（四）失眠严重程度指数量表（insomnia severity index, ISI）

该量表是一个用于筛查失眠的简便工具，包括 7 个条目，包括症状的严重程度、对其睡眠模式的满意度、睡眠问题对日间功能和生活质量的影响、受试者对睡眠问题的担忧等，每个条目 0~4 分，总分 0~28 分，得分越高提示睡眠越差。0~7 分表示"无临床意义的失眠"，8~14 分表示"亚临床失眠"，22~28 分为"临床失眠（中度）"，22~28 分表示"临床失眠（重度）"，是常用的评估失眠严重程度的量表。

（五）阿森斯失眠量表（Athens insomnia scale, AIS）

用于评估过去 1 个月睡眠情况的自评量表。量表共有 8 个条目，评估包含入睡时间、夜间睡眠中断、早醒、总睡眠时间、睡眠质量评价、对日间情绪及功能的影响以及日间嗜睡等问题。总分 24 分，得分越高提示失眠程度越重，0~3 分表示无睡眠障碍；4~5 分表示可能有睡眠障碍；6 分及以上表示失眠，可能需要治疗。

五、呼吸系统评估

呼吸系统评估：术前气道评估是体格检查中很重要的部分。呼吸管理是麻醉管理最重要工作之一，因为术后的呼吸抑制和呼吸衰竭是常见的并发症，围术期的正确评估和干预能有效减少肺部并发症风险。

评估呼吸次数；评估是否存在胸闷、气促等症状；了解咳嗽、咳痰情况，听诊肺部是否有啰音；评估肺部疾患病史；对于高龄、有吸烟史的患者术前评估患者的肺功能，如肺活量、用力肺活量、每分钟最大通气量、肺弥散量等，必要时给予肺康复训练。

动脉血气分析；CPET：若检测过程中血氧饱和度降低幅度大于 15%，建议行支气管舒张试验；PEF：PEF 简便易行，可以更好地反映患者咳痰能力。

术前应对患者进行气道炎症及肺部并发症风险评估，包括患者的呼吸困难程度（borge 指数）、气道炎症、吸烟指数（年支）、咳痰能力、肺通气和弥散功能等，其中肺功能具体评估标准见表 7-11。

表 7-11　患者术后气道并发症及死亡风险的肺功能预测指标

指标	低风险	高风险	极高风险或手术禁忌
双肺功能	—	—	—
临床因素	—	—	—
气促（0~4 级）	0~1	2~3	3~4
目前吸烟	0	++	++
排痰量（1~4 级）	0	1~2	3~4
肺活量测定	—	—	—
FEV_1（L）	> 2.0	0.8~2.0	< 0.8
FVC（L）	> 3.0，> 50% 预计值	1.5～3.0，< 50% 预计值	< 1.5，< 30% 预计值
FEV_1/FVC	> 70%	< 70%	< 50%
支气管舒张剂的效果	> 15%	1%~15%	未改善
负荷试验	—	—	—
亚极量试验	—	—	—
爬楼梯	> 3 层	≤ 3 层	≤ 1 层
运动血氧检测	—	—	运动中下降 > 4%
极量试验	—	—	—
运动氧耗	> 20ml/（min·kg）	11~19ml/（min·kg）	< 10ml/（min·kg）
VO_{2max}	> 75% 预计值	—	< 60% 预计值
气体交换	—	—	—
静息 PaO_2（mmHg）	60~80	45~60	< 45
静息 $PaCO_2$（mmHg）	< 45	45~50	> 50
静息 DLCO	> 50% 预计值	30%～50% 预计值	< 30% 预计值

　　注：FEV_1—第一秒用力呼气容积；FVC—用力肺活量；FEV_1/FVC—一秒率；VO_{2max}—最大摄氧量；PaO_2—动脉血氧分压；$PaCO_2$—动脉血二氧化碳分压；DLCO—肺一氧化碳弥散量。

六、心血管系统评估

基于心排量和氧供优化的个体化目标导向循环管理策略已被证实可促进患者术后的康复。术前对患者行心肺功能的评估是非常必要的，有数据表明非心脏手术后死亡病例中 25%~50% 来自心血管系统并发症。患者病史对是否需要心脏评估和非急诊手术前是否需要心脏专科处理非常重要。心脏病患者接受非心脏手术和麻醉时，心血管系统受到多种刺激影响，包括心肌收缩力和呼吸被抑制、体温、动脉压、心室充盈压、血容量和自主神经活动的波动，都会增加身体的应激，使心脏氧耗增加。此外，手术和麻醉引起的出血、感染、发热、肺栓塞，也会增加心血管系统的负担，使本来术前处于代偿期的心脏不能增加相应氧供，导致心肌缺血和心力衰竭。围手术期的心血管并发症影响了手术患者的预后，延长住院时间，增加医疗费用。

（一）手术本身对心血管造成的风险评估

非心脏手术术后心血管疾病（cardiovascular disease, CVD）并发症好发于明确诊断或无症状的缺血型心脏病、左室功能不全、心脏瓣膜疾病及心律失常的患者。非心脏手术引起长时间血流动力学异常及心脏异常负荷。老龄化自身对 CVD 并发症的影响较小，急症或重症心脏、肺部及肾脏疾病与 CVD 并发症风险率关联性更为显著。多数稳定型心脏病患者可以承受低中度风险手术治疗，无须进一步评估。对于存在潜在或已知 CVD 风险且风险因素较为复杂的患者，必须全面评估其手术造成的 CVD 风险。

（二）非心脏手术术前心血管并发症评估

手术引起机体包括体液、交感及温度在内多方面的应激反应，这些应激反应导致心肌供氧需求增高，增加 CVD 风险。手术可导致凝血功能及纤溶功能紊乱，在冠脉上表现为血液高凝状态。减少侵入性麻醉使用可以降低 CVD 中高危患者的病死率，限制围手术期 CVD 并发症。对于接受低中度危险非心脏手术的心脏病患者，建议在麻醉师辅助下评估其 CVD 风险率，优化治疗。对于接受高危非心脏手术的已知心脏病患者或 CVD 高风险患者，建议组合多学科专家组进行会诊，评估围手术期 CVD 风险。

1. 评估患者功能能力 评估患者功能能力（functional capacity, FC）是评估围手术期 CVD 风险率的重要一步，实际工作中，常借助代谢当量（METs）进行 FC 评估（表 7-12）。

表 7-12 运动耐量评估表

代谢当量（METs）	问题：你能够做下列活动吗？
1 METs	能照顾自己吗？ 能自己吃饭、穿衣、使用工具吗？ 能自己在院子里散步吗？ 能按 3~5km/h 速度行走吗？
4 METs	能做轻度家务（打扫房间、洗碗）吗？ 能上楼或爬坡吗？ 能快步走（6~8km/h）吗？ 能短距离跑步吗？ 能做较重家务（拖地、搬动家具）吗？
10 METs	能参加较剧烈活动（跳舞等）吗？ 能参加剧烈活动（游泳）吗？
运动耐量分级：优秀（＞ 10 METs）、中等（4 ～ 10 METs）、差（＜ 4 METs）	

若患者 METs ＜ 4，FC 较差，则围手术期 CVD 事件发生率较高。下列因素为 CVD 风险因素：缺血型心脏病、心力衰竭、卒中或短暂性脑缺血、肾功能不全、糖尿病且需胰岛素治疗。推荐临床使用风险指标进行患者术前风险分层。对于高危组患者，可考虑在术前及大手术后 48~72h 内进行肌钙蛋白检测。

2. 常用的术前心脏检测 若患者存在风险因素且接受中高危手术，推荐术前 ECG。若患者存在风险因素且接受低危手术，可考虑术前 ECG。若患者无风险因素，但年龄超过 65 岁且接受中度风险手术，可考虑术前 ECG。若患者无风险因素，且接受低危手术，不推荐将 ECG 作为术前常规检查。若患者无症状且无心脏病指征或心电图异常，如接受高危手术，可考虑静息超声心动图；如接受低中危手术，则不推荐将超声心动图作为术前常规检查。

3. 并发症评估 心脏病患者术中、术后并发症较多，应用原用的降血压药物、抗心律失常药物、抗心绞痛药物以及控制心力衰竭的药物较多，术后心肌梗死发生的高峰是在术后第3天，低心排综合征出现的还要迟一些，因此术后的密切监护非常重要。应给予测量心率、脉率、血压，评估患者是否胸闷、气促、心悸、头晕等症状；评估患者周围循环，了解患者心功能，预防心血管意外。

（1）充血性心力衰竭　心功能障碍是创伤骨科围手术期最常见的并发症之一，也是导致患者病死率高、住院时间长、住院费用高的主要原因之一。近年来，随着临床诊疗水平的提高，围手术期心功能障碍的检出率越来越高。因此，早期发现和治疗显得尤为重要。诱发围手术期心功能障碍的常见原因有不恰当的液体治疗、心律失常、心血管事件、高血压、麻醉、手术应激等。在围手术期，一些患者可能需要大量、快速补液和输血。对于心肺功能较好的患者，机体可自身调节而不会对心功能造成不利影响。但对于心肺功能较差的患者，则可能因心脏前负荷过多，超出心脏代偿能力，发生充血性心力衰竭，导致心功能障碍。因此，术前心功能评估、围手术期正确的液体治疗是防治心功能障碍的关键因素。心功能障碍的治疗除恰当的液体治疗外，也应包括强心、利尿、扩血管、控制液体进出量等常规治疗。

（2）高血压　一般来说，没有并发症的高血压患者不必延迟或取消手术。抗高血压药物在围手术期必须继续使用，血压应该维持在接近术前水平以减少心肌缺血的风险。若患者收缩压＜180mmHg，舒张压＜110mmHg，临床医生可考虑不推迟该患者的非心脏手术时间。更严重的高血压患者，如舒张压高于110mmHg，血压在数小时内得到控制后可行手术。术中、术后密切观察血压变化，及时给予调整。

七、内分泌系统评估

糖尿病是人群中常见慢性病，需要手术治疗的糖尿病患者数也越来越多，其中相当比例的患者术前并未得到正确诊断和有效控制。围手术期血糖异常（包括高血糖、低血糖和血糖波动）增加手术患者的死亡率，增加感染、伤口不愈合以及心脑血管事件等并发症的发生率，延长患者住院时间，影响远期预后。合理的血糖控制目标、血糖监测和处理方案是ERAS围手术期管理的重要组成部分。

1. 术前评估　糖化血红蛋白、既往糖尿病史。

2. 血糖控制目标（表 7-13、7-14）

表 7-13　血糖控制目标分层

目标分层	严格	一般	宽松
空腹或餐前血糖（mmol/L）	4.4~6.1	6.1~7.8	7.8~10.0
餐后 2h 随机血糖（mmol/L）	6.1~7.8	7.8~10.0	7.8~13.9

表 7-14　中国成人围手术期住院患者血糖控制目标

目标分层	严格	血糖控制目标		
		宽松	一般	严格
择期手术（术前、术中、术后）	大、中、小手术	√		
	器官移植手术		√	
	精细手术（如整形）			√
急诊手术（术中、术后）	大、中、小手术	√		
	器官移植手术		√	
	精细手术（如整形）			√

3. 血糖监测方案

（1）正常饮食的患者监测空腹血糖、三餐后血糖和睡前血糖。

（2）禁食患者每 4~6h 监测一次血糖。

（3）术中血糖波动风险高，低血糖表现难以发现，应 1~2h 监测一次血糖。

（4）危重、大手术或持续静脉输注胰岛素的患者，每 0.5~1h 监测一次。

（5）体外循环手术中，降温复温期间血糖波动大，每 15min 监测一次。

（6）血糖 ≤ 3.9mmol/L 时，每 15min 监测一次，直至低血糖得到纠正。

八、消化系统评估

麻醉期间最危险的并发症之一是胃内容物反流误吸，因此麻醉前应充分评估是否饱胃。对于择期手术，应严格禁饮禁食。除合并胃排空延迟、胃肠蠕动异常和急诊手术等患者外，目前提倡术前 2h 可口服清饮料，包括清水、糖水、无渣果汁、碳酸类饮料、清茶及黑咖啡（不含奶），不包括含酒精类饮品；术前 6h，可进食淀粉类固体食物（牛奶等乳制品的胃排空时间与固体食物相当），但油炸、脂肪及肉类食物则需要更长的禁食时间。术前 10h 推荐口服含 12.5% 的碳水化合物饮品 800ml，术前 2h 饮用 ≤ 400ml 清饮料。

评估食欲；有无恶心、呕吐以及呕吐物的颜色、性状、量；排便；腹胀、腹部膨隆；肛门排气、肠鸣音；腹壁静脉曲张等。

九、综合评估

结合查体和辅助检查，利用 ASA 分级（表 7-15），对患者围手术期麻醉风险进行综合评估（表 7-16）。

表 7-15　ASA 分级

分级	评估指标	围手术期死亡率
I	无器质性、生理或心理疾病的健康人	0.06%~0.08%
II	有轻度系统疾病，对日常生活无严重影响；对麻醉手术无影响	0.27%~0.40%
III	重度系统疾病，显著影响日常生活；对麻醉手术很可能有影响	1.82%~4.30%
IV	严重系统疾病，威胁生命或需要加强治疗；日常活动严重受限；对麻醉手术有重要影响	7.80%~23.0%
V	危重患者，无论手术与否都可能在 24h 内死亡	9.40%~50.7%
VI	确诊为脑死亡（器官拟用于移植）	—

表 7-16　空军军医大学第一附属医院手术风险评估记录

科别：	患者姓名：	性别：	年龄：	住院号：	床号：	手术日期：
术前诊断：	拟行手术名称：					
	急诊手术：是 □　　　否 □				手术间：	
1. 手术切口清洁程度	4. 麻醉分级（ASA 分级）			5. 手术风险评估分级（NNIS）		
I 类手术切口（清洁手术）　0 □	P1. 正常的患者：除病变外，无系统性疾病　0 □			0- □　　1- □ 2- □　　3- □		
II 类手术切口（清洁-污染手术）　0 □				6. 手术实际持续时间		

续表

1. 手术切口清洁程度		4. 麻醉分级（ASA 分级）		6. 手术实际持续时间	
Ⅲ类手术切口（污染手术）	1 ☐	P2. 患者有轻微的临床症状：有轻度或中度系统性疾病	0 ☐	小时　　分钟	
Ⅳ类手术切口（感染手术）	1 ☐			巡回护士签名：	
2. 手术估计持续时间		P3. 有严重的系统性疾病，日常活动受限，但未丧失工作能力	1 ☐	7. 是否是非计划二次手术	
T1：3h 内完成	0 ☐			是　☐ 否　☐	
T2：超过 3h	1 ☐	P4. 有严重系统性疾病，已丧失工作能力，威胁生命安全	1 ☐	8. 体重指数：　　kg/m²	
3. 手术类别				9. NRS2002 营养评分：　　分	
①浅层组织手术	☐	P5. 病情危重，生命难以维持的健康濒死患者	1 ☐	NNIS 分级≥2 级时，术后并发症风险高；营养评分≥3 分，有营养不良风险，术后易发生并发症	
②深部组织手术	☐				
③器官手术	☐	P6. 脑死亡的患者	1 ☐		
④腔隙手术	☐				
手术医生签字：		麻醉医生签字：			

十、跌倒/坠床评估量表（Morse）

表 7-17　西京医院住院患者 Morse 评估表

危险因子（可多选）	分值	评估日期					
		月	日	月	日	月	日
最近一年曾有不明原因的跌倒史	1						
意识障碍	1						
视力障碍（单盲、双盲、弱视、白内障、青光眼、眼底病、复视）	1						
肢体偏瘫、活动障碍	3						
年龄≥65 或者≤7 岁	1						

续表

危险因子（可多选）	分值	评估日期					
		月	日	月	日	月	日
体能虚弱（生活部分自理，白天过半时间要卧床或座椅）	3						
头晕、目眩、直立性低血压、高血压	2						
服用会影响意识活动的药物：（散瞳剂、镇静安眠剂、降压剂、镇痉抗癫剂、麻醉止痛剂、导泻剂、利尿剂）	1						
住院时无家属或他人陪护	1						
评分（总分）							
采取防范措施（已落实划✓）							
坠床／跌倒发生（有划✓ 无划×）							
护士长或质控护士： 护士签名：							

备注：

（1）填表说明　患者入院或转入 8h 内进行风险评估，在相应危险因子栏内打分，无此项划"0"。

（2）评分说明　总分为14分，得分越高表明跌倒风险越大。可多选项分数不累计叠加。

评分＜4分：需对患者或家属进行安全防范措施宣教，采取防范措施并记录。

评分＞4分：确定患者为有坠床／跌倒的危险，向患者与家属宣教并签字；给予醒目标识，采取防范措施并记录；

评估频次：每3天评估1次，病情（意识、肢体活动等）改变时立即评估。

（3）跌倒／坠床高危患者护理防范措施　①病房内有充足的光线：地板干净、不潮湿；危险环境有警示标识；移除潜在的危险障碍物。②有高危跌倒坠床患者的标识。③锁好床、轮椅、便椅的轮子，确保其安全。④睡觉时将床栏拉起来，起床时慢、稳；需家属陪护患者，离床活动时有家属陪伴。⑤呼叫器放于患者易取位置。⑥避免大小不合适的鞋及裤子，鞋底应防滑。⑦引导患者熟悉病房环境。⑧及时回应患者的呼叫。⑨定时巡视病房、教会患者使用合适的助行工具。⑩必要时使用合适的身体约束，使跌倒或坠床的可能性减至最小。

第二节　专科评估

一、关节活动范围评定

关节活动范围是评价运动功能的客观指标，也是评定康复训练效果的客观指标。通过关节活动范围的评定可以了解骨折周围关节的功能状态，以便为康复训练提供依据。常用特制量角器测量关节活动范围，并记录其屈伸、内收、外展及旋转角度的度数，与健侧进行对比，如小于健侧，多属关节活动功能障碍。目前临床应用的记录方法多为中立位0°法。对难以精确测量角度的部位，关节活动功能可用测量长度的方法记录各骨的相对移动范围。关节活动范围及测量方法见表7-18。

表7-18　关节活动范围及测量方法

关节	运动	受检体位	测角计放置方法			正常值
			轴心	固定臂	移动臂	
肩	屈	仰卧位，臂位于躯干侧方，手心朝下	肩峰下方	与躯干腋中线平行	与肱骨中线平行	0°～180°
	伸	俯卧位，臂位于躯干两侧，手心朝下	同上	同上	同上	0°～60°
	内旋外旋	仰卧位，臂外展至90°，肘关节屈曲90°手心向下，前臂垂直于地面	肱骨垂直轴	与地面垂直	与前臂中心平行	各0°～30°
	水平屈曲水平伸展	坐位，肩关节90°外展，肘伸展，掌心向下	肩峰冠状轴	—	通过肩峰的冠状轴线	屈0°～135°伸0°～30°

续表

关节	运动	受检体位	测角计放置方法			正常值
			轴心	固定臂	移动臂	
肘	屈伸	仰卧位，臂位于躯干两侧肘关节伸直，手心向上握拳状	肱骨上髁	与肱骨中线平行	与前臂中线平行	屈0°～150° 伸0°～10°
	旋前旋后	坐位或站立，肘关节弯曲成90°，腕关节中立位呈握铅笔状	前臂纵轴	与肱骨中线平行	与所握铅笔（拇指侧）平行	各0°～80°
腕	掌曲背伸	屈肘，前臂及肘关节呈中立位	腕关节背侧（与第三掌骨成一线）	紧贴前臂背侧中线	紧贴手背正中	掌曲0°～80° 背伸0°～70°
	桡曲尺曲	前臂手掌向下，腕关节处中立位	腕关节背面腕骨的中点	前臂中线	第三掌骨	桡曲0°～20° 尺曲0°～30°
髋	屈	侧卧或仰卧，对侧下肢伸直	股骨大转子	与身体纵轴平行	与股骨纵轴平行	0°～140°
	伸	俯卧	同上	同上	同上	0°～15°
	内收外展	仰卧	髂前上棘	左右髂前上棘连线的垂直线	髂前上棘至髌骨中心的连线	各0°～45°
	内旋外旋	坐位，屈膝90°	股骨长轴	与地面垂直	与胫骨纵轴平行	各0°～45°

续表

关节	运动	受检体位	测角计放置方法			正常值
			轴心	固定臂	移动臂	
膝	屈伸	俯卧、侧卧或坐位	膝关节	与股骨纵轴平行	与胫骨纵轴平行	屈0°～130° 伸0° 过伸0°～10°
踝	背伸 趾曲	坐位，屈膝90°，足与腿呈90°	紧靠足底	腓骨	第五跖骨	伸0°～20° 曲0°～50°

1. 肩关节正常活动度（图7-1）

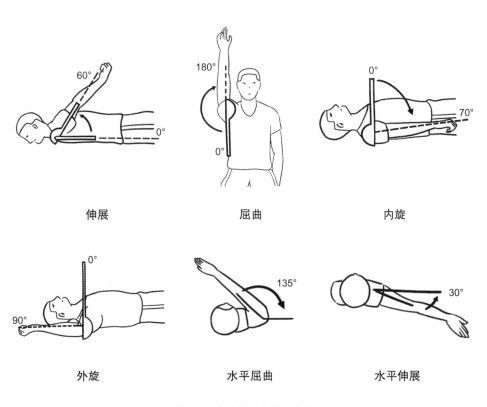

伸展　　　　　　　　　　屈曲　　　　　　　　　　内旋

外旋　　　　　　　　水平屈曲　　　　　　　水平伸展

图 7-1　肩关节活动度示意图

2. 肘关节正常活动度（图 7-2）

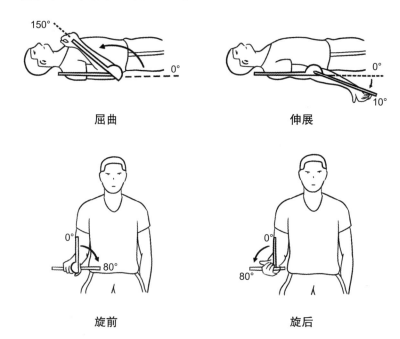

屈曲　　　　　　　　伸展

旋前　　　　　　　　旋后

图 7-2　肩关节活动度示意图

3. 腕关节正常活动度（图 7-3）

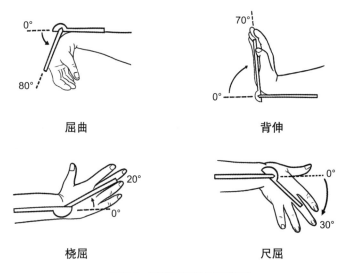

屈曲　　　　　　　　背伸

桡屈　　　　　　　　尺屈

图 7-3　腕关节活动度示意图

4. 髋关节正常活动度（图 7-4）

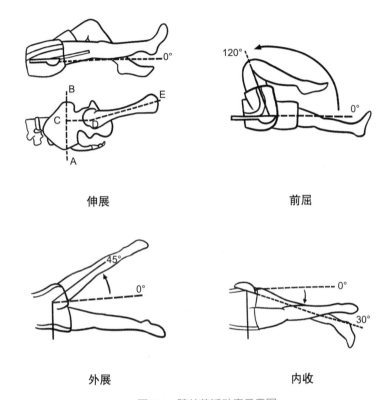

伸展 　　　　　　　　　　　　前屈

外展 　　　　　　　　　　　　内收

图 7-4　髋关节活动度示意图

5. 膝关节正常活动度（图 7-5）

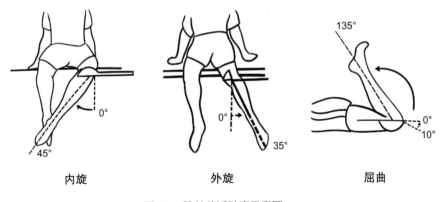

内旋 　　　　　　　外旋 　　　　　　　屈曲

图 7-5　膝关节活动度示意图

6. 踝关节正常活动度（图 7-6）

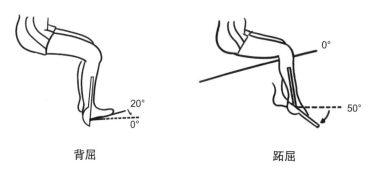

背屈　　　　　　　　　　跖屈

图 7-6　踝关节活动度示意图

7. 指关节正常活动度（图 7-7）

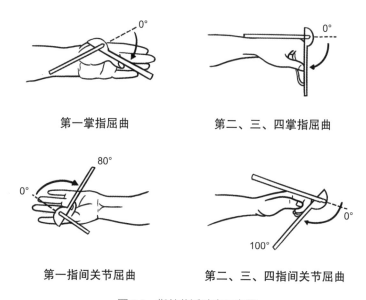

第一掌指屈曲　　　　　　　第二、三、四掌指屈曲

第一指间关节屈曲　　　　　第二、三、四指间关节屈曲

图 7-7　指关节活动度示意图

目前国际上采用的关节活动范围表示法，是以肢体中立位为 0° 计算，简称中立位零度法。原则上人体关节都以解剖学肢位作为 0° 位，测量肩关节水平屈伸活动时，以外展 90° 位作为 0° 位。角度的记录是以中立位为起始点 0°，按该肢体屈曲、伸展、内收、外展、内旋、外旋等各运动平面的两个相反方向记录其活动的角度。

一般将起始点 0° 写在这两个角度的中间。

例如肘关节的中立（0°）位为上臂与前臂成一条直线，正常屈曲可达 145°，伸展可达 5°，记录为 145°~0°~5°。

但是，如肘关节屈曲可达 145°，伸展差 20°，则屈伸范围记录为 145°~20°~0°，关节强直时，只用两个数字记录，即强直体位的角度和中立位 0°。

例如，肘关节强直在屈肘 50° 时，则记录为 50°~0°。处于不易精确测量的部位，可以测量各骨的相对移动长度来表示其活动范围。

二、肌力评定

目前肌力评估方法大致分 2 种：手法肌力检查、器械肌力检查。

手法肌力检查目前有 3 种标准：Lovett 分级、MRC 分级、Kendall 百分比。器械肌力检查下又分等长肌力测试、等张肌力检查、等速肌力测定。

（一）肌力检查与评价

肌力是指肌肉兴奋后收缩所产生的动力和张力，耐力则指维持定时收缩或多次反复收缩的能力。决定肌力大小的因素有神经系统功能状态、肌肉的生理横断面、收缩前的肌肉长度和肌肉作用力臂长度，而耐力的大小则和可以取得的肌收缩的能量有关。肌力检查的方法及评定：

1. 手法检查与徒手肌力评定（manual muscle testing, MMT）目前最常用，衡量标准已为各国学者所认可。

（1）检查方法　先嘱被检查者做主动运动，注意观察其运动的力量和幅度；然后检查者给予一定的阻力，让被检查者做对抗运动，以判断肌力是否正常。依次检查各关节的运动力量，并注意两侧对比。

上肢肌力：双上肢前平举、侧举、后举检查看关节肌肉力量；屈肘、伸肘检查肱头肌、肱三肌力量；屈腕、伸腕检查腕部肌力量；五指分开相对、并拢、屈曲、伸直检查各指关节肌肉力量。

下肢肌力：仰卧位直抬腿、大腿内收、外展，检查髋关节屈曲、内收、外展肌肉力量；仰卧位直抬腿及膝关节屈曲，检查伸髋及屈膝肌群力量；仰卧位双下肢伸直，踝关节跖屈、背屈、内翻、外翻，检查踝关节肌肉力量。

（2）评定标准

0级：完全瘫痪，肌力完全丧失。

Ⅰ级：可见或触摸到肌肉轻微的收缩，但无肢体运动。

Ⅱ级：肢体可在床上移动，但不能抬起。

Ⅲ级：肢体能抬离床面，但不能对抗阻力。

Ⅳ级：能作对抗阻力的运动，但肌力减弱。

Ⅴ级：肌力正常。

肌力评定是骨科康复评定的重要内容之一，对运动系统和神经系统，尤其是周围神经系统的功能评定有十分重要的意义。Lovett 分级法肌力评定见表 7-19。

表 7-19　Lovett 分级法肌力评定

级别	名称	标准	相当于正常肌力的 %
0	零（zero, Z）	无肌肉收缩	0
1	微弱（trace, T）	有轻微收缩，但不能引起关节活动	10
2	差（poor, P）	在减重状态下能做关节全范围活动	25
3	尚可（fair, F）	能抗重力做关节全范围运动，但不能抗阻力	50
4	良好（good, G）	能抗重力以及一定阻力做关节全范围运动	75
5	正常（normal, N）	能抗重力以及充分阻力做关节全范围运动	100

（二）肢体长度及周径测评

1. 上肢长度的测量　方法是测量肩峰至中指尖的距离。如上肢不能完全伸直，也可分段测量上臂及前臂的长度。上臂长度指从肩峰到肱骨外髁的距离。前臂长度是指从尺骨鹰嘴至尺骨茎突的距离。

2. 下肢长度的测量 下肢长度有真性长度和假性长度之分，假性长度指从脐孔到内踝尖的距离，该测量方法在临床上并不常用。真性长度的测量方法是用皮尺测量髂前上棘通过髌骨中点至内踝的距离。测量时可测量整个下肢长度，也可分段测量大腿长度和小腿长度。大腿长度是指测量从髂前上棘到膝关节内侧间隙的距离，而小腿长度是指测量从膝关节内侧间隙至内踝的距离。

3. 肢体周径的测量 必须选择两侧肢体对应的部位进行测量。为了解肌肉萎缩的情况，以测量肌腹部位为佳。测量时用皮尺环绕肢体已确定的部位一周，记取肢体周径的长度。对患肢与健肢均应加以测量，一边加以对比，并标记测量的日期，以作康复治疗前后疗效的对照。下肢测量常用的部位是测量大腿周径时取髌骨上方 10cm 处，测量小腿周径时取髌骨下方 10cm 处。

（三）感觉功能评定

1. 一般评定 浅感觉（痛觉、温度觉、轻触觉）、深感觉（运动觉、位置觉、振动觉）、复合感觉（皮肤定位觉、两点辨别觉、图形觉、实体觉、重量觉）等。

2. 感觉障碍的检测方法

（1）浅感觉 触觉、痛觉、温（度）觉、压觉，是皮肤和黏膜的感觉。

（2）深感觉 运动觉（患者闭目，检查者被动活动患者的四肢，让患者说出肢体运动的方向）；位置觉（让患者闭目，检查者将一侧肢体被动摆放在一个位置，让患者说出肢体所在的位置）；震动觉。

（3）复合感 形体觉（患者闭目，将常用物体放在患者手中，让患者辨认物体物品）；定位觉；两点辨别觉（指尖最敏感 2~4mm，指背 4~6mm，手掌 8~12mm，手背 2~3cm，上肢 7~8cm）。

三、肿胀程度评估

肢体的肿胀是由于伤后血管破裂出血及组织液渗出导致，又因损伤周围组织反射地引起血管壁渗透性增加而引起组织水肿，水肿可引起静脉和淋巴回流障碍并影响正常的血液供应，使肢体肿胀加剧，严重的可形成水疱，有时甚至覆盖整个肢体，也可导致肌肉坏死和缺血性肌痉挛。肿胀分类见表7-20。

表7-20 肿胀分类

级别	皮肤状态
0度	无肿胀
1度	较正常皮肤肿胀，但皮纹还在
2度	较正常皮肤肿胀，但皮纹消失
3度	出现张力性水疱

四、异位骨化评估

异位骨化是指在正常情况下没有骨组织的软组织内出现成骨细胞，并形成骨组织。多半发生在大关节周围，例如髋关节、肘关节等，发病机制不清。早期局部有明显肿痛，关节活动受限。晚期由于骨组织形成，导致关节活动限制。其基本病理改变是在纤维结缔组织中，原始细胞增殖活跃伴有丰富的毛细血管网，钙盐沉积，形成骨。成熟的异位骨化具有骨的结构，外层包裹纤维结缔组织，里面是成骨细胞，具有小梁结及类骨组织，中心是活跃的原始细胞。异位骨化与骨化性肌炎有一定区别，后者是指肌肉组织由于损伤或者出血，导致组织机化，形成硬结和挛缩。异位骨化一般有明确的局部损伤史。局部疼痛不一定很明显，但有一定程度的活动受限。骨化性肌炎未必在关节周围，而是比较集中在肌肉内。异位骨化的病因不很清楚，因此预防困难。其产生可能与损伤早期过度活动肢体有关。

1.**异位骨化分类** 异位骨化按照形成原因可以分为3类：创伤性、神经源性、基因性。创伤性异位骨化和骨科创伤相关，如髋臼骨折、肘关节、膝关节、肩关节的脱位或骨折等。神经源性的异位骨化和中枢神经系统的创伤相关，包括颅脑损伤及脊髓损伤。基因性的异位骨化较为少见，主要发生在进行性肌肉骨化症及进行性骨发育异常中，基因异位骨化的研究有利于人们对异位骨化的形成原因进行解释。

2. 临床表现　早期主要是出现肿痛，可伴有或不伴关节活动受限。但随着病情进展，晚期由于骨组织形成，会导致关节活动限制。异位骨化通常从临床表现及普通 X 线检查即可确诊。其他诊断技术，如动脉造影、B 超、ECT骨显像、CT、MRI 等检查也可以帮助诊断，但并不应该作为常规的诊疗方法。这些诊断方法更多的意义在于提示病灶的成熟程度。

3. 治疗　对于异位骨化而言，预防比治疗更重要。目前临床上最为常用的两个预防骨科创伤后患者异位骨化发生的方法是应用 NSAIDs 及单剂量的放疗。NSAIDs 的作用机制是通过抑制前列腺素相关的炎症因子而预防异位骨化的形成。目前最常用的 NSAIDs 药物为吲哚美辛，治疗周期为 6 周。目的在于减少炎症反应及疼痛，而非预防或者减少异位骨化的形成。若以上治疗疗效欠佳，存在持续的异位骨化系统症状，可以进行手术切除，术后辅助预防措施以减少异位骨化的再发生率。目前已有研究证据表明，在异位骨化形成早期即进行手术治疗，术后联合应用预防措施，可取得良好疗效。

4. 预防　目前异位骨化预防的研究主要集中于两个领域：髋臼骨折和肘关节脱位及骨折。相关报道中髋臼手术后异位骨化的发生率高达 90%，而肘关节脱位或骨折行切开复位内固定术后的异位骨化发病率为 5.5%~18.8%。吲哚美辛已经被证实为预防异位骨化的有效药物。但吲哚美辛在临床中应用存在较多问题：①吲哚美辛的胃肠道反应较重，患者的依从性较差；②目前已有两个随机研究的结果表明吲哚美辛在预防异位骨化的发生上和未预防组无显著差别。放疗是指在术后 72h 内单次应用 700~800cGy 剂量的放射线进行照射，目前已有随机研究证据表明其临床疗效和吲哚美辛治疗组的预防效果相当。但放射治疗成本较高，同时还可能增加患者罹患放射线诱导肉瘤的可能性；并可能对患者的手术切口部位愈合产生影响。

第三节　其他评估

一、压疮风险评估

1. Braden 压疮风险评估量表（表 7-21）

表 7-21　Braden 压疮风险评估量表

项目	1分	2分	3分	4分
感知	完全受限	大部分受限	轻度受限	没有改变
潮湿	持久潮湿	经常潮湿	偶尔潮湿	很少潮湿
活动能力	卧床不起	局限于轮椅活动	可偶尔步行	经常步行
移动能力	完全受限	严重受限	轻度受限	不受限
营养	重度营养摄入不足	营养摄入不足	营养摄入适当	营养摄入良好
摩擦力和剪切力	有此问题	有潜在问题	无明显问题	
得分				

注：总分23分，评分≤18分，提示病人有发生压疮的危险，建议采取预防措施。15~18分为低危；13~14分为中危；10~12分为高危；≤9分为极高危。

2. Norton 压疮风险评估量表（表 7-22）

表 7-22　Norton 压疮风险评估量表

项目	4分	3分	2分	1分
身体情况	良好	一般	不好	极差
精神状态	思维敏捷	无动于衷	不合逻辑	昏迷
灵活程度	行动自如	轻微受限	非常受限	不能活动
活动能力	可以走动	帮助下可以走动	坐轮椅	卧床
失禁情况	无失禁	偶有失禁	常有失禁	完全大小便失禁

说明：≤ 14 分属于 Norton 压疮评分表的危险人群，随着分值降低危险性程度增加。

身体状态：指最近的身体健康状态（例如：营养状况、组织肌肉块完整性、皮肤状况）。

4 分　良好：身体状况稳定，看起来很健康，营养状态良好。

3 分　尚可：一般身体状况稳定，看起来健康状况尚可。

2 分　虚弱 / 差：身体状况不稳定，看起来还算健康。

1 分　非常差：身体状况很危急，呈现病态。

精神状态：指意识状况和定向感。

4 分　清醒：对人、事、地定向感非常清楚，对周围事物敏感。

3 分　冷漠：对人、事、地定向感只有 2~3 项清楚，反应迟钝、被动。

2 分　混淆：对人、事、地定向感只有 1~2 项清楚，沟通对话不恰当。

1 分　木僵：无感觉、麻木、没有反应、嗜睡。

活动力：指个体可行动的程度。

4 分　活动自如：能独立走动。

3 分　需协助行走：无人协助则无法走动。

2 分　轮椅活动：只能以轮椅代步。

1 分　因病情或医嘱限制而卧床不起。

移动力：个体可以移动和控制四肢的能力。

4 分　完全不受限制：可随意自由移动、控制四肢活动自如。

3 分　稍微受限制：可移动、控制四肢。但需人稍微协助才能翻身。

2 分　大部分受限制：无人协助无法翻身，肢体轻瘫、肌肉萎缩。

1 分　移动障碍：无移动能力，不能翻身。

失禁：个体控制大小便的能力。

4 分　无：大小便控制自如，或留置尿管，但大便正常。

3 分　偶尔失禁：在过去 24h 内有 1~2 次大小便失禁之后使用尿套或留置尿管。

2 分　经常失禁：在过去 24h 之内有 3~6 次小便失禁或腹泻情形。

1 分　大小便失禁：无法控制大小便，且在 24h 内有 7~10 次失禁发生。

3. Waterlow 压疮风险评估量表（表 7-23）

表 7-23　Waterlow 压疮风险评估量表

体型		皮肤类型		性别		组织营养状态	
中等	0	健康组织	0	男	1	恶病质	8
超过中等	1	苍白	1	女	2	心衰	5
肥胖	2	干燥	1	**年龄**		外周血管病	5
低于中等	3	水肿	1	14~49	1	贫血	2
		潮湿	1	50~64	2	吸烟	1
		颜色差	2	65~74	3		
		裂开 / 红斑	3	75~80	4		
				≥ 81	5		
控便能力		**运动能力**		**食欲**		**神经感觉**	
完全控制	0	完全	0	中等	0	糖尿病 / 截瘫	4~6
偶失禁	1	烦躁不安	1	差	1	**大手术 / 创伤**	
尿 / 大便失禁	2	冷漠的	2	鼻饲	2	腰以下 / 脊椎	5
大小便失禁	3	限制的	3	流质	2	手术时间 > 2h	5
		迟钝的	3	禁食	3	**药物治疗**	
		固定	5	厌食	3	类固醇、细胞毒性药、大剂量抗生素	4

注：本表适用于 Norton 评分 ≤ 14 分患者的评估。当压疮危险因素发生变化时或转科后应再次评估。评分 ≥ 10 分，则患者有发生压疮的危险，建议采取措施。总分 > 10 分，危险；总分 > 15 分，高度危险；总分 > 20 分，非常危险。

二、疼痛评估

疼痛的常用评估方法有三种：NRS、VAS 和 FDS。

（一）数字评估法（NRS）

用 0~10 代表不同程度的疼痛：0 为无痛，1~3 为轻度疼痛（疼痛尚不影响睡眠），4~6 为中度疼痛，7~9 为重度疼痛（不能入睡或睡眠中痛醒），10 为剧烈疼痛。由医务人员询问患者疼痛的严重程度，做出标记，或者让患者自己圈出一个最能代表自身疼痛程度的数字（图 7-8）。此方法方便定量，目前在临床较为常用。

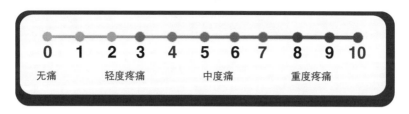

图 7-8　数字评估法

（二）视觉模拟评估法（VAS）

VAS 是在纸上划一条 10cm 的直线，一端为 0，表示"无痛"，另一端为 10，表示"剧痛"，中间部分则表示由"无痛"到"剧痛"之间逐渐递增的不同程度的疼痛，让患者在线段上自我感觉最能代表其疼痛程度之处划一交叉线。评估者根据标记的位置评估患者的疼痛程度。VAS 评分法灵活、方便、易于掌握，在临床上广泛使用（图 7-9）。

无痛（0）————————————×——————— 剧痛（10）

图 7-9　视觉模拟评估法

（三）面部表情评估法（FPS）

FPS 较为客观并且方便，这种方法是在模拟法的基础上发展而来的。共有 6 种面部表情，从微笑、悲伤至痛苦哭泣来表达疼痛程度，由患者指出可表示其疼痛程度的表情。0：无痛；2：有一点痛；4：轻微疼痛；6：疼痛明显；8：重度疼痛；10：最剧烈疼痛。FPS 较直观、易于理解，适合于任何年龄的患者，没有文化背景或性别要求（图 7-10）。

图 7-10　面部表情疼痛评定法

表 7-24　术前患者评估表

姓名：	性别：		年龄：	疾病诊断：
住院日期：			评测日期：	

基本情况／生活方式	年龄 ≥ 60	是□	否□
	吸烟	是□	否□
	饮酒	是□	否□
胃肠疾病史	消化性溃疡（胃或十二指肠溃疡；胃出血或穿孔）	是□	否□
	幽门螺杆菌感染	是□	否□
心血管及其他并发症	高血压	是□	否□
	肾脏功能不全	是□	否□
	出凝血功能障碍疾病	是□	否□
既往用药史	NSAIDs（5月内单次或多次使用）	是□	否□
	抗血小板药物（如阿司匹林、氯吡格林等）	是□	否□
	糖皮质激素（如甲强龙、泼尼松等）	是□	否□
术后计划用药	术后使用抗凝药物	是□	否□
	术后使用喹诺酮类药物	是□	否□
	术后使用糖皮质激素	是□	否□

　　注：选择"是"的选项 ≥ 3 个为使用 NSAIDs 药物的高危患者；选择"是"的选项 1~2 个为使用 NSAIDs 药物的中危患者；选择"是"的选项 0 个为使用 NSAIDs 药物的低危患者。高危患者建议使用 COX-2 抑制剂。

表 7-25 疼痛评分表

姓　名＿＿＿＿＿＿　　床　号＿＿＿＿＿＿　　年　龄＿＿＿＿＿　　性　别＿＿＿

住院号＿＿＿＿＿＿　　诊　断＿＿＿＿＿　　入院方式＿＿＿＿＿

手术日期／名称＿＿＿＿＿　　用药史＿＿＿＿＿　　吸烟史　□无　□有

NRS 评分表

无痛	轻度疼痛	中度疼痛	重度疼痛

| 0 | 1 | 2 | 3 | 4 | 5 | 6 | 7 | 8 | 9 | 10 |

日期	时间	部位	简要病情	疼痛评分					处理措施									效果评价	评价时间	签名
				动态				静息	非药物治疗					药物治疗				评分		
				A	B	C	D		a	b	c	d	e	药名	剂量	用法	不良反应			

备注：

（1）疼痛评分　动态：A.外出检查；B.伤口换药；C.功能锻炼；D.改变体位。

（2）简要病情　简写原因（车祸伤、摔伤、其他、手术、术后几天）。

（3）处理措施　①药物治疗：a.地佐辛；b.帕瑞昔布钠；c.塞来昔布；d.依托考昔；e.哌替啶；f.吗啡；g.凯纷；h.止痛泵；i.外周置管；②非药物治疗：a.心理疏导；b.冷敷；c.牵引；d.热敷；e.抬高患肢。

（4）不良反应　a.恶心呕吐；b.便秘；c.尿潴留；d.嗜睡；e.意识模糊；f.呼吸抑制；g.皮肤瘙痒。

（5）效果评价　A.完全缓解；B.部分缓解；C.轻度缓解；D.无。

（6）评估时间与等级护理相同。

表 7-26　创伤骨科术后康复评估表

1. 一般情况：同伤病前比较						
姓名		性别			年龄	
诊断						
手术类型		手术日期			住院天数	
入院日期		出院日期				
睡眠	□好 □中差	自理能力	□完全自理		□部分自理	□不能自理
活动/转移	□正常 □异常（原因：□使用辅助器　□他人帮助　□卧床/无法移动）					

2. 功能锻炼			
□上肢		□下肢	
□手指屈伸练习	□等长/等张练习 肌力　　级	□足趾屈伸练习	□等长/等张练习 肌力　　级
关节活动范围		关节活动范围	
□肩：　　°（伸）　　°（屈）		□髋：　　°（伸）　　°（屈）	
□肘：　　°（伸）　　°（屈）		□膝：　　°（伸）　　°（屈）	
□腕：　　°（伸）　　°（屈）		□踝：　　°（伸）　　°（屈）	

续表

2. 功能锻炼	
□手：　　°（伸）　　°（屈）	□部分负重，负重为　　kg □部分负重，不明确负重重量
□更衣　　□进食　　□洗漱 □修饰（梳头、刮脸、化妆）	□完全负重，恢复轻体力劳动或非对抗性体育运动
	□完全负重，恢复重体力劳动或对抗性体育运动
锻炼前 NRS 评分：	
锻炼后 NRS 评分：	

3. 术后疼痛评分							
NRS 疼痛评分（0～10分）	第 1 天	第 2 天	第 3 天	第 4 天	第 5 天	第 6 天	第 7 天
静息							
运动							

三、深静脉血栓评估

　　静脉血栓栓塞症（VTE）包含深静脉血栓形成（DVT）和肺栓塞（PE）。DVT 和 PE 是同一疾病的两个不同阶段。DVT 是指血液在深静脉内不正常凝结，阻塞管腔，导致静脉血液回流障碍。临床典型症状为患肢肿胀、疼痛甚至溃疡，如血栓脱落，随血液循环到达肺部，阻塞肺动脉，便会发生 PE，表现为胸痛、呼吸困难，甚至猝死，危害极大。VTE 的发生率处于急性冠状动脉综合征和脑卒中之后，是第三大常见的血管疾病，病死率仅次于肿瘤和心肌梗死。

　　我国骨科手术患者 VTE 风险评估表是由中华医学会骨科学分会在借鉴 ACCP 第 7 版的分组情况和国外 Caprini 量表的额外风险因素的基础上，制定了我国骨科手术患者 VTE 风险评估表，根据手术时间、年龄、额外危险因素将患者分为低、中、高、极高 4 个危险分度，并针对不同危险分层有推荐的预防措施。该量表在我国骨科病房得到推广和应用。

1. Caprini 血栓风险评估量表（表 7-27）

表 7-27　Caprini 血栓风险评估量表

A1：每个危险因素 1 分	B：每个危险因素 2 分
□ 年龄 40~59 岁	□ 年龄 60~74 岁
□ 计划小手术	□ 大手术（＜60min）
□ 近期大手术	□ 腹腔镜手术（＞60min）
□ 肥胖（BMI ＞ 30kg/m²）	□ 关节镜手术（＞60min）
□ 卧床的内科患者	□ 既往恶性肿瘤
□ 炎症性肠病史	□ 肥胖（BMI ＞ 40kg/m²）
□ 下肢水肿	**C：每个危险因素 3 分**
□ 静脉曲张	□ 年龄 ≥ 75 岁
□ 严重的肺部疾病,含肺炎（1 个月内）	□ 大手术持续 2~3h
□ 肺功能异常（COPD）	□ 肥胖（BMI ＞ 50kg/m²）
□ 急性心肌梗死（1 个月内）	□ 浅静脉、深静脉血栓或肺栓塞病史
□ 充血性心力衰竭（1 个月内）	□ 血栓家族史
□ 败血症（1 个月内）	□ 现患恶性肿瘤或化疗
□ 输血（1 个月内）	□ 肝素引起的血小板减少
□ 下肢石膏或支具固定	□ 未列出的先天或后天血栓形成
□ 中心静脉置管	□ 抗心磷脂抗体阳性
□ 其他高危因素	□ 凝血酶原基因 20210A 阳性
	□ 因子 V Leiden 阳性
	□ 狼疮抗凝物阳性
	□ 血清同型半胱氨酸酶升高
A2：仅针对女性（每项 1 分）	**D：每个危险因素 5 分**
□ 口服避孕药或激素替代治疗	□ 脑卒中（1 个月内）
□ 妊娠期或产后（1 个月）	□ 急性脊髓损伤（瘫痪）（1 个月内）

续表

A2：仅针对女性（每项1分）	D：每个危险因素5分
□ 原因不明的死胎史，复发性自然流产（≥3次） □ 由于毒血症或发育受限原因早产	□ 选择性下肢关节置换术 □ 髋关节、骨盆或下肢骨折 □ 多发性创伤（1个月内） □ 大手术（超过3h）

注：0分，很危险，尽早活动、宣传教育。1分以上，宣传教育、通知医生，悬挂预警标志，并进一步根据不同种类手术确定危险分层。

Caprini 风险评估模型是由美国学者 Caprini 等于 20 世纪 80 年代末开发并应用于临床的工具，原始数据来源于普外科、泌尿科、骨科、妇科等科室的患者，通过临床实践的不断更新和验证而形成。2005 年风险评估模型正式形成，包含了患者的年龄、BMI、现病史、手术史、实验室检查、女性特有项目等 40 个条目，每个条目为 1~5 分不等。总评分 0~1 分为低危风险；2~3 分为中危风险；4 分为高危风险；≥ 5 分为极高危（表 7-28）。该模型同时推荐了不同级别风险患者的预防措施。2010 年 Caprini 等对该评估模型进行了修订，新版本对患者手术时间、BMI 进行了细化。

表 7-28 VTE 的预防方案（Caprini 评分）

危险因素总分	DVT 发生风险	风险等级	预防措施
0~1 分	<10%	低危	尽早活动，物理预防
2 分	10%~20%	中危	药物预防或物理预防
3~4 分	20%~40%	高危	药物预防和物理预防
≥5 分	40%~80%，死亡率 1%~5%	极高危	药物预防和物理预防

经过多年的临床实践，Caprini 风险评估模型已被翻译为 12 种语言，广泛应用于各国临床。2012 年 ACCP 第 9 版指南将 Caprini 风险评估模型作为非骨科手术患者 VTE 风险评估工具。

2. Autar 风险评估量表 Autar 风险评估量表是由英国学者 Autar 等基于创伤患者数据开发的，于 1996 年正式应用。目前它有 7 个子模块 16 个评分项目，分别是年龄、体重指数、活动程度、创伤部位、手术干预（手术时间和部位）、特殊风险（口服避孕药、激素替代疗法、妊娠/产后、易栓症）和现存高风险疾病（溃疡性结肠炎、静脉曲张、慢性心脏病、急性心肌梗死、恶性肿瘤、卒中等）。每个子模块采用等级评分制（0~7分），根据总分分为低危（≤10分）、中危（11~14分）、高危（≥15分）3个风险水平，针对不同的风险水平提供了相应的预防措施。该量表在英国手术患者中已经得到应用和推广，显示较好的信度和效度，在德国和我国的初步应用中也有较好的效果。该量表特色是将外科患者多有的创伤作为一个重要的评估模块，更细致地体现了创伤部位对 VTE 发生的影响。

3. 静脉血栓形成危险度评分（the risk assessment profile for thromboembolism, RAPT）风险评估模型 RAPT 风险评估模型是由创伤和血管专家于 1997 年开发而来，主要应用于创伤患者。该工具包括病史、创伤程度、医源性损伤及年龄四部分，共 16 个因素。每一部分可细分出多个具体危险因素，并赋分为 2~4 分。RAPT ＜ 5 分为低风险，5~14 分为中等风险，＞ 14 分为高风险。RAPT 主要用于评估创伤患者 DVT 的风险，为国内《创伤骨科患者深静脉血栓形成筛查与治疗的专家共识》所推荐。

4. Wells 评分量表 Wells 风险评估模型由加拿大学者 Wells 等设计，是目前临床上应用比较普遍的风险评估工具，包括 Wells DVT 及 Wells PE 两个模型。

Wells DVT 模型于 1995 年被开发，它将 DVT 的临床征象、危险因素与患者临床诊断三方面相结合，通过评分将患者分为低、中、高三个风险级别。模型中 1 分的因素有 9 个：肿瘤活跃期、瘫痪或近期下肢石膏固定、近期卧床 ＞ 3d 或大手术后 12 周内、沿静脉走行的局部压痛、整个下肢水肿、与健侧相比小腿肿胀 ＞ 3cm、既往有 DVT 病史、凹陷性水肿、有浅静脉的侧支循环（非静脉曲张）；2 分的因素有 1 个：其他诊断（baker 囊肿破裂、浅表静脉炎、蜂窝织炎、腓肠肌损伤）。总分 ≤ 0 分为低危，1~2 分为中危，≥ 3 分为高危。2003 年 Wells 对该模型进行了改良，突出既往 DVT 病史的影响，同时将风险分为不太可能和很有可能 2 个风险分层。

Wells PE 模型是 Wells 等 1998 年研发的。1 分的条目为癌症活动、咯血；1.5 分的条目为卧床不起或 4 周内有过大手术、既往有 DVT 或 PE 史、心率> 100 次 / 分；3 分的条目为临床有 DVT 的症状和体征、除 PE 外其他诊断可能性小。总分< 2 分为低度可能性；2~6 分为中度可能性；> 6 分为高度可能性。2000 年又将 Wells PE 简化为"≤ 4 分，不太可能"和"> 4 分，很可能"2 个风险分层。Wells 仅需要病史、症状与体征，而不需要相应的辅助检查就可以进行危险分层，但是 Wells PE 中"除 PE 外其他诊断可能性小"这一变量的估计具有一定的主观性，需要足够经验来判断。

表 7-29　下肢 DVT 的临床特征评分（Wells 评分）

病史及临床表现	评分
0~1 分	< 10%
肿瘤	1
瘫痪或近期下肢石膏固定	1
近期卧床> 3 天或近 4 周内大手术	1
沿深静脉走行的局部压痛	1
全下肢水肿	1
与健侧相比，小腿肿胀> 3cm	1
既往 DVT 病史	1
凹陷性水肿（症状侧下肢）	1
有浅静脉的侧支循环（非静脉曲张）	1
类似或与下肢 DVT 相近的诊断	-2

临床可能性	评分
低度	≤ 0 分
中度	1~2 分
高度	≥ 3 分

注：若双下肢均有症状，以症状严重的一侧为准。

Wells DVT 模型和 Wells PE 模型对有症状的 VTE 具有较高的诊断意义，Wells DVT 模型已被国内《深静脉血栓形成的诊断和治疗指南》所推荐，Wells PE 模型也被纳入《疑似急性肺栓塞患者评估：美国医师协会临床指南委员会最佳实践建议》和国内的《急性肺栓塞诊断与治疗中国专家共识》。Wells 还常与相关实验室指标相结合应用于 DVT、PE 的筛查和诊断。

栓塞症的风险评估工具在 20 世纪 90 年代开始研发，以欧美国家居多，部分评估工具经过多次修正，逐渐得到认可和广泛使用。在以上评估工具中，部分风险评估模型被国内外指南推荐，作为 VTE 风险评估的工具。综合文献结果，Wells 量表更适用对 VTE 形成的诊断评估；Autar 量表更适用于骨科患者；Caprini 量表更适用于肿瘤、非骨科的手术患者；RAPT 量表更适用于创伤后骨科患者。由于目前高质量的证据多来源于国外，因此各评估工具在国内的适用情况还需国内学者不断探索。

参考文献

[1] Engelman RM, Rousou JA, FlackIII, *et al*. Fast-track recovery of the coronary bypass patient[J]. Ann Thorac Surg, 1994, 58(6) : 1742-1746.

[2] Bardram L, Funch-Jensen P, Jensen P, *et al*. Recovery after laparoscopic colonic surgery with epidural analgesia, and early oral nutrition and mobilisation[J]. Lancet, 1995, 345(8952) : 763-764.

[3] Kehlet H, Mogensen T. Hospital stay of 2 days after open sigmoidectomy with a multimodal rehabilitation programme[J]. Br J Surg, 1999, 86(2) : 227-230.

[4] Lassen K, Coolsen MM, Slim K, *et al*. Guidelines for perioperative care for pancreaticoduodenectomy : Enhanced Recovery After Surgery(ERAS) Society recommendations[J]. Clin Nutr, 2012, 31(6) : 817-830.

[5] Mortensen K, Nilsson M, Slim K, *et al*. Consensus guidelines for enhanced recovery after gastrectomy : Enhanced Recovery After Surgery(ERAS) Society recommendations[J]. Br J Surg, 2014, 101(10) : 1209-1229.

[6] Gustafsson U, Scott MJ, Schwenk W, *et al*. Guidelines for perioperative care in elective colonic surgery : Enhanced Recovery After Surgery(ERAS) Society recommendations[J]. Clin Nutr, 2012, 31(6) : 783-800.

[7] Nygren J, Thacker J, Carli F, *et al*. Guidelines for perioperative care in elective rectal/pelvic surgery: Enhanced Recovery After Surgery(ERAS) Society recommendations[J]. Clin Nutr, 2012, 31(6) : 801-816.

［8］Melloul E, Hübner M, Scott M, *et al*. Guidelines for Perioperative Care for Liver Surgery: Enhanced Recovery After Surgery(ERAS) Society Recommendations[J]. World J Surg, 2016, 40(10) : 2425–2440.

［9］Bai X, Zhang X, Lu F, *et al*. The implementation of an enhanced recovery after surgery(ERAS) program following pancreatic surgery in an academic medical center of China[J]. Pancreatology, 2016, 16(4) : 665–670.

［10］江志伟, 黎介寿. 加速康复外科的现状和展望 [J]. 中华外科杂志, 2016, 54(1) : 6–8.

［11］黎介寿, 江志伟. 加速康复外科的临床意义不仅仅是缩短住院日 [J]. 中华消化外科杂志, 2015, 14(1) : 22–24.

［12］周宗科, 翁习生, 裴福兴, 等. 中国髋、膝关节置换术加速康复——围术期管理策略专家共识 [J]. 中华骨与关节外科杂志, 2016, 9(1) : 1–9.

［13］Martindale RG, McClave SA, Taylor B, *et al*. Perioperative nutrition : what is the current landscape[J]. JPEN J Parenteral Enteral Nutr, 2013, 37(5)(suppl) : 5S–20S.

［14］Enomoto TM, Larson D, Martindale RG. Patients requiring perioperative nutritional support[J]. Med Clin North Am, 2013, 97(6) : 1181–1200.

［15］Bozzetti F, Mariani L. Perioperative nutritional support of patients undergoing pancreatic surgery in the age of ERAS[J]. Nutrition, 2014, 30(11–12) : 1267–1271.

［16］Bourne MH. Analgesics for orthopedic postoperative pain[J]. Am J Orthop(Belle Mead NJ), 2004, 33(3) : 128–135.

［17］Luo ZY, Li LL, Wang D, *et al*. Preoperative sleep quality affects postoperative pain and function after total joint arthroplasty: a prospective cohort study[J]. Orthop Surg Res, 2019, 14(1) : 378.

［18］Tedesco D, Gori D, Desai KR, *et al*. Drug–free interventions to reduce pain or opioid consumption after total knee arthroplasty: A systematic review and meta–analysis[J]. JAMA Surg, 2017, 152(10) : e172872.

［19］张茜, 仵晓蓉, 刘红梅. 我国加速康复外科护理的发展现状及前景 [J]. 护理

研究, 2018, 12(32) : 32-33.

[20] 中华医学会外科学分会, 中华医学会麻醉学分会. 加速康复外科中国专家共识及路径管理指南 (2018 版)[J]. 中国实用外科杂志, 2018, 038(001) : 1-20.

[21] 中华医学会骨质疏松和骨矿盐疾病分会, 中华医学会骨科学分会骨质疏松学组. 骨质疏松性骨折患者抗骨质疏松治疗与管理专家共识 [J]. 中华骨质疏松和骨矿盐疾病杂志, 2015, 8(3) : 189-195.

[22] Amer MA, Smith MD, Herbison GP, *et al*. Network meta analysis of the effect of preoperative carbohydrate loadingon recovery after elective surgery[J]. Br J Surg, 2017, 104(3) : 187-197.

[23] American Society of Anesthesiologists. Practice guidelines for preoperative fasting and the use of pharmacologic agents to reduce the risk of pulmonary aspiration : application to healthy patients undergoing elective procedures : an updated report by the American Society of Anesthesiologists Task Force on preoperative fasting and the use of pharmacologic agents to reduce the risk of pulmonary aspiration[J]. Anesthesiology, 2017, 126(3) : 376-393.

[24] 中国医疗保健国际交流促进会加速康复外科学分会创伤骨科学组. 创伤骨科围术期禁食水管理专家共识 [J]. 中华创伤骨科杂志, 2018, 20(9) : 737-742.

[25] 张林. 快速康复外科理念在髋膝关节置换术中的应用研究进展 [J]. 护士进修杂志, 2015, 30(4) : 303-306.

[26] 李庭, 周雁, 孙旭, 等. 缩短创伤骨科择期手术患者围手术期禁食水时间的前瞻性队列研究 [J]. 中华创伤骨科杂志, 2018, 20(4) : 312-316.

[27] 中华医学会麻醉学分会. 成人手术后疼痛处理专家共识 [J]. 临床麻醉学杂志, 2017, 33(9) : 911-917.

[28] 孙志坚, 孙旭, 孙伟桐, 等. 我国创伤骨科医生围手术期饮食管理现状调查 [J]. 中华创伤骨科杂志, 2018, 20(8) : 683- 688.

[29] Zonca P, Stigler J, Maly T, *et al*. Do we really apply fast-tracksurgery [J]. Bratisl Lek Listy, 2008, 109(2) : 61-65.

［30］Stambough JB, Nunley RM, Curry MC, *et al*. Rapid recovery protocols for primary total hip arthroplasty can safely reduce length of stay without increasing readmissions[J]. J Arthroplasty, 2015, 30(4): 521–526.

［31］Wainwright TW, Immins T, Middleton RG. Enhanced recovery after surgery (ERAS) and its applicability for major spine surgery[J]. Best Pract Res Clin Anaesthesiol, 2016, 30(1): 91–102.

［32］Wick EC, Grant MC, Wu CL. Postoperative multimodal analgesia pain management with nonopioid analgesics and techniques: A review[J]. JAMA Surg, 2017, 152(7): 691–697.

［33］Tile M, Helfet DL, Kellam JF. Fractures of the pelvis and acetabulum, 3rd edn[M]. Philadelphia, Lippincott Williams and Wilkins, 2003.

［34］Letournel E, Judet R. Fractures of the acetabulum, 2nd edn[M]. London, Springer-Verlag, 1993.

［35］Ertel W, Eid K, Keel M, *et al*. Therapeutical strategies and outcome of polytraumatized patients with pelvic injuries a six-year experience[J]. Eur J Trauma, 2000, 26(6): 278–286.

［36］Collicott, PE, Hughes I. Training in advanced trauma life support[J]. JAMA, 1980, 243(11): 1156–1159.

［37］Trentz O, Buhren V, Friedl HP. Pelvic injuries[J]. Chirurg, 1989, 60(10): 639–648.

［38］Suzuki T, Smith WR, Moore EE. Pelvic packing or angiography: competitive or complementary[J]. Injury, 2009, 40(4): 343–353.

［39］Cothren CC, Osborn PM, Moore EE, *et al*. Preperirtoneal pelvic packing for hemodynamically unstable pelvic fractures: a paradigm shift[J]. J Trauma, 2007, 62(4): 834–839.

［40］Rowlands M, Walt GV, Bradley J, *et al*. Femoral nerve block intervention in neck of femur fracture(FINOF): a randomised controlled trial[J]. BMJ Open, 2018, 8(4): e19650.

［41］McDonald S, Page MJ, Beringer K, *et al*. Preoperative education for hip or knee replacement[J]. Cochrane Database Syst Rev, 2014(5) : D3526.

［42］中华医学会外科学分会, 中华医学会麻醉学分会. 加速康复外科中国专家共识暨路径管理指南 (2018) [J]. 中华麻醉学杂志, 2018, 38(1) : 8-13.

［43］Enomoto TM, Larson D, Martindale RG. Patients requiring perioperative nutritional support[J]. Med Clin North Am, 2013, 97(6) : 1181-1200.

［44］杨剑, 许静涌, 康维明, 等. 营养风险及营养风险筛查工具营养风险筛查 2002 临床应用专家共识 (2018 版) [J]. 中华临床营养杂志 , 2018, 26(3) : 131-135.

［45］Kristensen SD, Knuuti J, Saraste A, *et al.* 2014 ESC/ESA Guidelines on non-cardiac surgery: cardiovascular assessment and management : The Joint Task Force on non. cardiac surgery: cardiovascular assessment and management of the European Society of Cardiology(ESC) and the European Society of Anaesthesiology(ESA)[J]. Eur Heart J, 2014, 35(35) : 2383-2431.

［46］白求恩·骨科加速康复联盟, 白求恩公益基金会创伤骨科专业委员会, 白求恩公益基金会关节外科专业委员会, 中国医疗保健国际交流促进会加速康复外科学分会创伤骨科学组. 加速康复外科理念下骨盆骨折诊疗规范的专家共识 [J]. 中华创伤骨科杂志, 2019(12) : 1013-1023.

［47］Umpierrez GE, Hellman R, Korytkowski MT, *et al*. Management of hyperglycemia in hospitalized patients in non—critical care setting : an endocrine society clinical practice guideline[J]. J Clin Endocrinol Metab, 2012, 97(1) : 16-38.

［48］中国医师协会内分泌代谢科医师分会, 中国住院患者血糖管理专家组. 中国住院患者血糖管理专家共识 [J]. 中华内分泌代谢杂志, 2017, 33(1) : 1-10.

［49］Saint S, Trautner BW, Fowler KE, *et al*. A muhicenter study of patient-reported infectious and noninfectious complications associated with indwelling urethral catheters[J]. JAMA Intern Med, 2018, 178(8) : 1078.

［50］白求恩·骨科加速康复联盟, 白求恩公益基金会创伤骨科专业委员会, 白求恩公益基金会关节外科专业委员会, 中国医疗保健国际交流促进会加速康复外科学分会创伤骨科学组. 加速康复外科理念下髋臼骨折诊疗规范的专

家共识 [J]. 中华创伤骨科杂志, 2019(11) : 929–938.

[51] Soreide E, Ljungqvist O. Modern preoperative fasting guidelines : a summary of the present recommendations and remaining questions[J]. Best Pract Res ClinAnaesthesiol, 2006, 20(3) : 483–491.

[52] 吴新宝, 余斌. 创伤骨科围术期禁食水管理专家共识 [J]. 中华创伤骨科杂志, 2018, 20(9) : 1–6.

[53] Bernabeu. Wittel M, Romero M, Ollero. Baturone M, *et al*. Ferric carboxymahose with or without erythropoietin in anemic patients with hip fracture : a randomized clinical trim[J]. Transfusion, 2016, 56(9) : 2199–2211.

[54] Spitler CA, Row ER, Gardner WN, *et al*. Tranexamic acid use in open reduction and internal fixation of fractures of the pelvis, acetabulum, and proximal femur : a randomized controlled trial[J]. J Orthop Trauma, 2019, 33(8) : 371–376.

[55] Desai N, Schofield N, Richards T. Perioperative patient blood management to improve outcomes[J]. Anesth Analg, 2018, 127(5) : 1211–1220.

[56] Scott AV, Stonemetz JL, Wasey JO, *et al*. Compliance with surgical care improvement project for body temperature management(SCIP Inf–10) is associated with improved clinical outcomes[J]1. Anesthesi ology, 2015, 123(1) : 116–125.

[57] Sagi HC, Coniglione FM, Stanford JH. Examination under anesthetic for occult pelvic ring instability[J]. J Orthop Trauma, 2011, 25(9) : 529–536.

[58] Scheinfeld MH, Dym AA, Spektor M, *et al*. Acetabular fractures : what radiologists should know and how 3D CT can aid classification[J]. Radiographics, 2015, 35(2) : 555–577.

[59] Hak DJ, Olson SA, Matta JM. Diagnosis and management of closed internal degloving injuries associated with pelvic and acetabular fractures : the Morel-Lavallee lesion[J]. J Trauma, 1977, 42(6) : 1046–1051.

[60] Flint L, B abikina G, Anders M, *et al*. Definitive control of mortality from severe pelvic fracture[J]. Ann Surg, 1990, 211(6) : 703–706.

［61］Weimann A, Braga M, Carli F, et al. ESPEN guideline : Clinical nutrition in surgery[J]. Clin Nutr, 2017, 36(3) : 623-650.

［62］Bozimowski G. A review of nonsteroidal anti-inflammatory drugs[J]. AANA J, 2015, 83(6) : 425-433.

［63］Apfel CC, Laara E, Koivuranta M, et al. A simplified risk score for predicting postoperative nausea and vomiting : conclusions fromcross · validations between two centem[J]. Anesthesiology, 1999, 91(3) : 693-700.

［64］中华医学会麻醉学分会. 成人手术后疼痛处理专家共识[J]. 临床麻醉学杂志, 2017, 33(9) : 911-917.

［65］吴新民, 罗爱伦, 田玉科, 等. 术后恶心呕吐防治专家意见 (2012)[J]. 临床麻醉学杂志, 2012, 28(4) : 413-416.

［66］吴啸波, 张奇, 宋连新, 等. 早期康复对髋臼后壁粉碎骨折术后功能的影响 [J]. 中国组织工程研究与临床康复, 2010, 14(4) : 732-735.

［67］Borrelli J Jr, Goldfarb C, Ricci W, et al. Functional outcome after isolated acetabular fractures[J]. J Orthop Trauma, 2002, 16(2) : 73-78.

［68］Judet R, Judet J, Letournel E. Fractures of the acetabulurn: c1assification and surgical approaches for open reduction. Preliminary report[J]. J Bone Joint Surg Am, 1967, 46 : 1615-1646.

［69］Halvorson JJ, Lamothe J, Martin CR, et al. Combined acetabulum and pelvic ring injuries[J]. J Am Acad Orthop Surg, 2014, 22(5) : 304-314.

［70］Rowlands M, Walt GV, Bradley J, et al. Femoral nerve block inter. vention in neck of femur fracture(FINOF) : a randomised controlled trial[J]. BMJ Open, 2018, 8(4) : e19650.

［71］McDonald S, Page MJ, Beringer K, et al. Preoperative education for hip or knee replacement[J]. Cochrane Database Syst Rev, 2014(5) : D3526.

［72］Bozzetti F, Mariani L. Perioperative nutritional support of patients undergoing pancreatic surgery in the age of ERAS[J]. Nutrition, 2014, 30(11-12) : 1267-1271.

［73］杨剑，许静涌，康维明，等. 营养风险及营养风险筛查工具营养风险筛查 2002 临床应用专家共识 (2018 版)[J]. 中华临床营养杂志，2018, 26(3)：131-135.

［74］Fleisher LA, Fleischmann KE, Auerbach AD, *et al*. 2014 ACC/AHA guideline on perioperative cardiovascular evaluation and management of patients undergoing noncardiac surgery：a report of the American College of Cardiology/American Heart Association Task Force on Practice Guidelines[J]. Circulation, 2014, 130(24)：278-333.

［75］Chung F, Memtsoudis SG, Ramachandran SK, *et al*. Society of anesthesia and sleep medicine guidelines on preoperative screening and assessment of adult patients with obstructive sleep apnea[J]. Anesth Analg, 2016, 123(2)：452-473.

［76］Saint S, Trautner BW, Fowler KE, *et al*. A muhicenter study of patient-reported infectious and noninfectious complications associated with indwelling urethral catheters[J]. JAMA Intern Med, 2018, 178(8)：1078.

［77］Tornetta P. Displaced acetabular fractures：Indications for operative and nonoperative management[J]. J Am Acad Orthop Surg, 2001, 9：18-28.

［78］Mears DC, Rubash HE：Extensile exposure of the pelvis, Contemp Orthop 1983, 6：21-31.

［79］李庭，周雁，孙旭，等. 缩短创伤骨科择期手术患者围手术期禁食水时间的前瞻性队列研究 [J]. 中华创伤骨科杂志，2018, 20(4)：312-317.

［80］李乐之，路潜. 外科护理学 [M]. 6 版. 北京：人民卫生出版社，2017.

［81］Barr J, Fraser GL, Puntillo K, *et al*. Clinical practice guidelines for the management of pain agitation, and delirium in adult patients in the intensive care unit[J]. Crit Care Med, 2013, 41(1)：263-306.

［82］Faucett SC, Genuario JW, Tosteson ANA, *et al*. Is prophylactic fixation a cost-effective method to prevent a future contralateral fragility hip fracture[J]. Journal of orthopaedic trauma, 2010, 24(2)：65-74.

［83］ Brox WT, Roberts KC, Taksali S, *et al.* The American Academy of Orthopaedic Surgeons Evidence−Based Guideline on Management of Hip Fractures in the Elderly[J]. Journal of Bone and Joint Surgery, 2015, 97(14) : 1196−1199.

［84］ Wade DT. The Barthel ADL Index : standard measure of physical disability[J]. Int Disabil Studies, 1988, 10(2) : 64−67.

［85］ Morse JM, BlackC, Oberle K, *et al.* A prospective study to identify the fall−prone patient[J]. Social Science and Medicine, 1989, 28(1) : 81−86.

［86］ Teng EL, Chui HC, Schneider LS, *et al.* Alzheimer's dementia: Performance on the Mini−Mental State Examination[J]. Journal of Consulting and Clinical Psychology, 1987, 55(1) : 96−100.

［87］ Kroenke K, Spitzer RL, Williams JBW. The patient health questionnaire−2 : validity of a two−item depression screener[J]. Medical Care, 2003, 41(11) : 1284−1292.

［88］ Laurila JV, Pitkala KH, Strandberg TE, *et al.* Confusion assessment method in the diagnostics of delirium among aged hospital patients : Would it serve better in screening than as a diagnostic instrument[J]. International journal of geriatric psychiatry, 2002, 17(12) : 1112−1119.

［89］ Revenig, Louis M, Report of a Simplified Frailty Score Predictive of Short−Term Postoperative Morbidity and Mortality[J]. Journal of the American College of Surgeons, 2015, 220(5) : 904−911.

［90］ Morley JE, MalmstromTK, Miller DK. A simple frailty questionnaire(FRAIL) predicts outcomes in middle aged African Americans[J]. J Nutr Health Aging, 2012, 16 : 601−608.

［91］ 中华医学会老年医学分会, 解放军总医院老年医学教研室. 老年患者术前评估中国专家建议 (2015)[J]. 中华老年医学杂志, 2015, 034(011): 1273−1280.

［92］ Yoon RS, Nellans KW, Geller JA, *et al.* Patient education before hip or knee arthroplasty lowers length of stay[J]. J Arthroplasty, 2010, 25(4) : 547−551.

［93］ Moucha CS, Weiser MC, Levin EJ. Current Strategies in Anesthesia and Analgesia for Total Knee Arthroplasty[J]. Journal of the american academy of orthopaedic surgeons, 2016, 24(2) : 60.

[94] Spahn DR. Anemia and patient blood management in hip and knee surgery : a systematic review of the literature[J]. Anesthesiology, 2010, 113(2) : 482–495.

[95] Wu JZ, Liu PC, Ge W, et al. A prospective study about the preoperative total blood loss in older people with hip fracture[J]. Clin Interv Aging, 2016, 11 : 1539–1543.

[96] 周宗科, 翁习生, 向兵, 等. 中国髋、膝关节置换术加速康复——围术期贫血诊治专家共识[J]. 中华骨与关节外科杂志, 2016, 9(1) : 10–15.

[97] 中华医学会肠外肠内营养学分会老年营养支持学组. 老年患者肠外肠内营养支持中国专家共识[J]. 中华老年医学杂志, 2013, 032(009) : 913–929.

[98] 中华医学会外科学分会. 外科患者围手术期液体治疗专家共识(2015)[J]. 中国实用外科杂志, 2015, 035(009) : 960–966.

[99] 周宗科, 翁习生, 曲铁兵, 等. 中国髋、膝关节置换术加速康复——围术期管理策略专家共识[J]. 中华骨与关节外科杂志, 2016, 9(1) : 10–15.

[100] Jamsen E, Furnes O, Engesater LB, et al. Prevention of deep infectionin joint replacement surgery. Acta Orthop, 2010, 81(6) : 660–666.

[101] 中华医学会骨科学分会. 中国骨科大手术静脉血栓栓塞症预防指南[J]. 中华骨科杂志, 2016, 000(002) : 65–71.

[102] Caldwell K, Prior S J, Kampmann M, et al. Upper body exercise increases lower extremity venous blood flow in deep venous thrombosis[J]. Journal of Vascular Surgery : Venous and Lymphatic Disorders, 2013, 1(2) : 126–133.

[103] 中国康复技术转化及发展促进会, 中国研究型医院学会关节外科学专业委员会, 中国医疗保健国际交流促进会关节疾病防治分会. 中国骨科手术加速康复围手术期氨甲环酸与抗凝血药应用的专家共识[J]. 中华骨与关节外科杂志, 2019, 012(002) : 81–88.

[104] Fujii, Yoshitaka. Current Review of Ramosetron in the Prevention of Postoperative Nausea and Vomiting[J]. Current Drug Safety, 2011, 6(2) : 122–127.

［105］中华医学会老年医学分会.老年患者术后谵妄防治中国专家共识[J].中华老年医学杂志,2016,35(12):1257-1262.

［106］刘晓虹.护理心理学[M].3版.上海:上海科学技术出版社,2015.

［107］孙学礼.医学心理学[M].北京:高等教育出版社,2013.

［108］中华医学会骨科学分会.中国骨科大手术静脉血栓栓塞症预防指南[J].中华骨科杂志,2016,36(2):60-71.

［109］罗艳丽.静脉输液治疗手册[M].北京:科学出版社,2015.

［110］罗卓荆,贾瑛,张大伟.骨科加速康复手册[M].西安:第四军医大学出版社,2019.

［111］丁淑贞,丁全峰.骨科临床护理[M].北京:中国协和医科大学出版社,2015.

［112］赵玉沛,梁廷波,白雪莉.加速康复外科理论与实践[M].北京:人民卫生出版社,2018.

附录 1　中国骨科手术加速康复围手术期疼痛管理指南（节选）

学术组织：中国康复技术转化及发展促进会中国研究型医院学会

中国医疗保健国际交流促进会白求恩公益基金会

执笔者：周宗科　廖　刃　唐佩福　曹　力　屠重棋　吴新宝　王浩洋　李　庭

王光林　沈慧勇　孙天胜　王　飞　刘　浩　赵劲民　翁习生　杨惠林

姜保国　邱贵兴　裴福兴

骨科手术围手术期疼痛控制直接影响患者术后康复效果与医疗质量。应用已证实有效的方法降低围手术期疼痛可减少疼痛的相关并发症，加速患者术后康复，提高患者满意度。通过查阅文献，数据库大样本数据分析，遵循循证医学原则，经全国专家反复讨论和通讯修改，针对骨科围手术期疼痛管理形成本指南。本指南主要内容包括骨科手术期疼痛管理的目的、原则、疼痛分类及评估方法，根据不同患者术前、术中、术后的疼痛特点归纳了一系列镇痛措施，并强调了氨甲环酸和糖皮质激素在围手术期抑制炎症反应、减轻疼痛中的作用。

疼痛是骨科手术患者术前的心理恐惧和术后的重要主诉。加速康复围手术期疼痛管理的核心理念是应用已证实有效的方法减少手术应激，减轻或消除围手术期疼痛，加速患者功能康复，提高患者满意度，减少疼痛相关并发症的发生率。

一、骨科手术围手术期疼痛管理总则

（一）围手术期疼痛管理的目的

缓解手术或创伤所致疼痛；减轻手术伤害性疼痛；抑制炎症性疼痛，加速术后康复，降低并发症；预防急性疼痛转为慢性疼痛。

中国骨科手术加速康复围手术期疼痛管理指南（节选）

（二）围手术期疼痛管理原则

围手术期疼痛的分类：根据疼痛的持续时间，可分为急性疼痛和慢性疼痛。根据疼痛的病理学机制，可分为伤害感受性疼痛、神经病理性疼痛和混合性疼痛。

定时疼痛评估，实时药物调整：根据评估结果实时调整用药方案，预防性镇痛期间需定时定量给药，维持镇痛药物的有效血药浓度。VAS 评分 0~3 分时可继续维持用药方案，4~6 分时需调整镇痛药物或增加其他镇痛途径；疼痛评估时应排除感染、血肿、内植物移位等原因后加用弱阿片类药物，避免急性疼痛转为慢性疼痛。

关注患者睡眠和情绪变化：可通过术前宣教和催眠或抗焦虑药物进行干预。

减少伤害性疼痛：术中应注意微创操作，减少手术伤害性刺激，降低术后疼痛。

抑制纤溶亢进和炎症反应：围手术期应用氨甲环酸可有效抑制手术造成的纤溶亢进和炎症反应，减轻术后疼痛。糖皮质激素也可以通过抑制炎症反应，减轻术后疼痛。

预防性镇痛：是以口服 NSAIDs 或选择性 COX-2 抑制剂为主，辅以多种药物的多模式措施，从术前开始，贯穿在术中、术后的不同阶段的镇痛管理。

多模式镇痛和个体化镇痛：多模式镇痛将不同作用机制的药物和镇痛方法组合在一起，提高镇痛效果，降低单一用药的用药剂量，减少药物不良反应。个体化镇痛是指患者对疼痛的感知和镇痛药物的反应存在个体差异，实施镇痛方案后应及时评估，因人而异进行镇痛管理。

控制运动疼痛：骨科患者术后需要尽早进行功能锻炼，术后镇痛应重点关注运动疼痛，将运动疼痛的 VAS 评分控制在 3 分左右，不影响功能锻炼为评价标准。

注意镇痛禁忌和不良反应。

二、患者围手术期术前疼痛管理

骨科患者术前疼痛管理的主要目的是控制原有疾病或创伤后疼痛。术前疼痛管理要求在接触患者的第一时间即对患者使用 VAS 或 NRS 量表进行疼痛评估，在排除可能影响镇痛的因素或禁忌证后尽早开始镇痛。术前疼痛管理应采用以 NSAIDs 类药物为基础的多模式镇痛方案，减少阿片类药物用量，并注意预防和及时处理并发症。

（一）患者教育

【推荐】　术前采用视频、宣传册、座谈会等途径对患者进行医疗、心理和社会因素等多方面的教育，评估患者心理状态，减少患者对手术的焦虑，指导患者准确评估自身疼痛水平，提出镇痛需求，有助于制定个性化的围手术期镇痛方案。

（二）术前预防镇痛

【推荐】 术前可使用选择性 COX-2 抑制剂为主的 NSAIDs 药物联合或不联合阿片类药物或镇静催眠、抗焦虑药进行预防性镇痛。

（三）创伤骨科患者急性疼痛管理

【推荐】 创伤骨科患者明确诊断且排除颅脑、胸腹部内脏器官损伤和骨筋膜室综合征，依据患者疼痛程度选择用药方案，患者非急诊手术，轻中度疼痛可口服对乙酰氨基酚及 NSAIDs 药物；中重度疼痛首选阿片类药物。等待急诊手术患者可选择肌内/皮下注射、静脉注射镇痛药。用药后需反复评估患者病情，及时调整用药方案，同时尽早对骨折进行复位、固定等处理。

【推荐】 心理疏导和肌肉松弛剂、抗焦虑药物可作为伤后急性疼痛控制的辅助方案。

（四）骨科择期手术术前慢性疼痛管理

【推荐】 根据患者疾病和疼痛程度，首选 COX-2 抑制剂控制，术前已有慢性疼痛，可联合阿片类药物、镇静抗焦虑药物等。

三、骨科手术患者术中疼痛管理

术中疼痛管理的原则是微创操作减少手术伤害性刺激和纤溶亢进引起的炎症反应，药物阻断疼痛信号的产生和传导，达到控制术后早期疼痛的目的。

（一）手术微创化操作技术

【推荐】 以微创理念的操作技术进行骨科手术，可有效减轻手术的伤害性刺激，减轻炎症反应，有利于术后疼痛控制。

（二）手术切口周围浸润镇痛

【推荐】 手术切口周围浸润镇痛是骨科围手术期多模式镇痛中的有效方法之一，"鸡尾酒"药物配方首选 0.2%~0.5% 的罗哌卡因，可加入酮咯酸、吗啡、肾上腺素、糖皮质激素等药物对需要缝合的组织和手术操作干扰的组织周围进行多点、逐层浸润。配方中酮咯酸和吗啡使用后应密切观察，加入肾上腺素时禁止对皮下组织进行浸润。

（二）关节腔内镇痛

【推荐】 关节手术向关节腔内注射药物可减轻术后疼痛，多种药物联合使用镇痛效果更好。

（三）周围神经阻滞

周围神经阻滞可有效降低骨科手术术后疼痛，减少阿片类药物用量。

中国骨科手术加速康复围手术期疼痛管理指南（节选）

【推荐】 单次神经阻滞和持续神经阻滞均可获得良好的术后短期镇痛效果，不同支配区域的周围神经阻滞可联合使用，建议使用浓度为 0.20%~0.75% 的罗哌卡因作为主要阻滞药物，可联合或不联合肾上腺素、吗啡等药物。

四、骨科手术患者术后疼痛管理

患者术后疼痛管理的目的是通过多模式预防性镇痛，达到静息状态下基本无痛，不影响睡眠，活动时疼痛可耐受，不影响关节功能恢复，避免急性疼痛转为慢性疼痛。术后镇痛评估标准：静息痛 VAS 评分 0~1 分，活动痛 3 分以内。术后疼痛管理的具体措施包括冷疗、电疗等非药物手段；使用氨甲环酸、糖皮质激素减轻炎症反应；以口服传统 NSAIDs 类药物或选择性 COX-2 抑制剂预防性镇痛为主，同时也可静脉或肌内注射镇痛药物。镇痛时对患者进行定时评估，当 VAS 疼痛评分超过 4 分时应加用不同作用机制的药物进行多模式镇痛，当疼痛超过 6 分时需联合阿片类药物个体化镇痛。患者有睡眠障碍和焦虑时可加用催眠药或抗焦虑药。同时通过宣教减轻患者心理负担，指导患者加强手术肢体的肌力锻炼、早期下地活动。

（一）术后口服或注射药物镇痛

【推荐】 术后镇痛药物首选口服 NSAIDs 或选择性 COX-2 抑制剂药物，必要时静脉给药。中重度疼痛患者应联合阿片类药物，必要时辅以镇静催眠抗焦虑药物。外用药物可作为术后用药的备选和补充方案。镇痛药物疗程应覆盖术后康复期，根据患者康复情况逐步调整药物用量。

（二）患者自控镇痛

【推荐】 患者自控镇痛是骨科手术围手术期镇痛可选方案，使用过程中需加强患者护理，及时处理不良反应和并发症。

（三）幻肢痛处理

【推荐】 截肢患者围手术期幻肢疼痛管理应遵循多模式镇痛原则，术前做好患者教育和保护镇痛，术后发生幻肢痛后首选药物治疗，治疗过程中应重视患者心理和情绪变化，药物治疗与无创和有创治疗方案可联合应用。

（四）非药物镇痛辅助手段

【推荐】 冷疗、电疗、针灸等方法可作为骨科围手术期疼痛管理的辅助措施，但对于有内植物的手术，围手术期选择针灸等有创治疗需谨慎。

五、骨科围手术期糖皮质激素和氨甲环酸的应用

（一）围手术期糖皮质激素的应用

【推荐】 骨科手术前或术后 72h 内限时、限量使用糖皮质激素（地塞米松 30mg）可有效减轻术后疼痛，减少阿片类药物用量和恶心、呕吐等副作用，有利于术后患者加速康复。

（二）围手术期氨甲环酸的应用

【推荐】 骨科手术围手术期氨甲环酸多次静脉注射或口服可减轻术后炎症和疼痛的产生。

六、结语

骨科手术加速康复围手术期疼痛管理可有效降低围手术期疼痛，减少镇痛相关并发症，促进患者术后康复，提高患者满意度。在实施过程中重视患者和家属的宣教与沟通，遵循个体化、预防性和多模式镇痛的原则，运用微创化操作技术减轻手术伤害性疼痛，使用药物抑制纤溶亢进和炎症反应，减轻疼痛产生，并采用以预防性镇痛为主的多模式镇痛方案，从不同位点阻断疼痛信号产生和传导，定时评估镇痛效果，调整镇痛方案，预防或缓解疼痛，减少疼痛对患者术后康复的干扰，达到促进患者加速康复的目的。骨科手术种类多，患者年龄跨度大，在实施围手术期疼痛管理时应把握加速康复的大方向，同时注意各种手术的特殊性，使用预防性镇痛为主的多模式镇痛方案，对不同手术遵循个体化镇痛原则，以患者为中心制定个体化镇痛方案，各种方法灵活应用，减少手术创伤，缓解围手术期疼痛。

引自：中国康复技术转化及发展促进会，吴新宝，王浩洋，等. 中国骨科手术加速康复围手术期疼痛管理指南 [J]. 中国骨与关节外科，2019，012（012）：929–938.

　中国骨科手术加速康复围手术期氨甲环酸与抗凝血药应用的专家共识（节选）

学术组织：中国康复技术转化及发展促进会

中国研究型医院学会关节外科学专业委员会

中国医疗保健国际交流促进会关节疾病防治分会

国家卫生计生委公益性科研专项《关节置换术安全性与效果评价》项目组

执 笔 者：周宗科　黄泽宇　杨惠林　翁习生　李　庭　王光林　张志强　刘　涛

陈允震　沈慧勇　吴新宝　孙天胜　唐佩福　邱贵兴　裴福兴

骨科手术出血量大，异体输血率高，极大增加了患者围手术期并发症和经济负担。氨甲环酸是一种抗纤溶药物，大量研究均已证实其能有效减少骨科手术围手术期的失血量、降低输血率和并发症发生率。同时骨科大手术患者是静脉血栓栓塞症的高危人群，应用抗凝血药物能有效降低 VTE 的发生率。

一、关节外科围手术期的氨甲环酸应用

（一）髋关节置换术围手术期的氨甲环酸应用

静脉应用推荐：①单次给药法，髋关节置换术切开皮肤前 5~10min，氨甲环酸 10~50mg/kg 或 1~3g 静脉滴注完毕；②多次给药法，首次给药同单次给药法，术后 24h 内每间隔 3~6h 给药 1 次（每次 10mg/kg 或 1g）。

局部应用推荐：髋关节置换术中氨甲环酸 1~3g 局部应用。

静脉和局部联合应用推荐：静脉方法同单纯静脉应用，联合关闭切口前氨甲环酸 1~2g 局部应用。

（二）膝关节置换术围手术期的氨甲环酸应用

静脉应用推荐：①单次给药法。膝关节置换术切开皮肤前（不应用止血带者）或松止

血带前 5~10min，氨甲环酸 20~60mg/kg 或 1~5g 静脉滴注完毕。②多次给药法。首次给药同单次给药法，术后 24h 内每间隔 3~4h 给药 1 次（每次 10mg/kg 或 1g），同时在多次给药的情况下推荐不应用止血带。

局部应用推荐：膝关节置换术关闭切口前后氨甲环酸≥2g 或浓度≥20mg/ml 局部应用，由于膝关节腔内容量相对较小，优先推荐应用 10% 氨甲环酸。

静脉和局部联合应用推荐：膝关节置换术切开皮肤前（不应用止血带者）或松止血带前 5~10min，氨甲环酸 20~60mg/kg 或 1~5g 静脉滴注完毕，术后 24h 内每间隔 3~4h 给药 1 次（每次 10mg/kg 或 1g），联合关闭切口前氨甲环酸 1~2g 局部应用。

（三）膝关节置换术围手术期氨甲环酸与抗凝血药应用的平衡

【推荐】 髋、膝关节置换术加速康复围手术期应用氨甲环酸后抗凝血药推荐：①术后 6~8h 或出血停止者开始应用抗凝血药；②术后 8h 仍有出血倾向者，抗凝血药可延迟到术后 12h；③个别患者术后 12h 仍有出血者，抗凝血药可延迟到术后 24h；④一般抗凝血药物应用 10~14d，个别患者术后 VTE 风险仍高可延长至 15~35d。

二、创伤骨科围手术期的氨甲环酸应用

（一）静脉应用

【推荐】 ①单次给药法：切开皮肤前 15~30min 给予氨甲环酸 10~20mg/kg 或 1~2g 静脉滴注；②多次给药法：首次给药同单次给药法，3h 后或关闭切口前追加 1 次（每次 10~20mg/kg 或 1~2g）。

（二）局部应用

【推荐】 闭合骨折手术关闭切口前氨甲环酸 2~3g 局部应用，于骨折断端周围筋膜下及肌肉内注射。

（三）静脉和局部联合应用

【推荐】 切开皮肤前 10min 氨甲环酸 1g 静脉滴注，联合关闭切口前氨甲环酸 3g 筋膜下及肌内注射。

（四）创伤骨科围手术期氨甲环酸与抗凝血药应用的平衡

【推荐】 创伤骨科加速康复围手术期应用氨甲环酸后抗凝血药推荐：①高危或以上，即 Caprini 评分≥3 分或 Autar 评分≥15 分的患者，术后 8h 出血停止者开始应用抗凝血药，一般抗凝血药应用 10~14d，术后 VTE 风险仍高的患者抗凝血药物可延长至 15~35d；②中危，即 Caprini 评分 =2 分或 Autar 评分 11~14 分的患者，术后 12h 出血停止者开始应用抗凝血药，一般抗凝血药应用 10~14d，个别患者术后 VTE 风险仍高抗凝血药物可延长至 15~35d；

中国骨科手术加速康复围手术期氨甲环酸与抗凝血药应用的专家共识(节选)

③低危，即 Caprini 评分 0~1 分或 Autar 评分 ≤ 10 分的患者，可仅应用一般预防和物理预防措施。

三、纤溶指标的检测与评价

纤溶是隐性失血的主要原因，术后抗纤溶药的应用能适度减缓或适度抑制纤溶，从而达到减少失血的目的。通常情况下术后 24h 氨甲环酸多次静脉应用适度抑制纤溶是安全的，需要氨甲环酸大量静脉应用时可检测纤溶指标，如 D- 二聚体和纤维蛋白（原）降解产物，并注意抗凝药物的应用，达到止血与抗凝的平衡，既能减少失血又不增加血栓的风险。

引自：中国康复技术转化及发展促进会，中国研究型医院学会关节外科学专业委员会，中国医疗保健国际交流促进会关节疾病防治分会，等 . 中国骨科手术加速康复围手术期氨甲环酸与抗凝血药应用的专家共识 [J]. 中华骨与关节外科杂志，2019，12（002）：81–88.

附录3　骨科手术围手术期禁食禁饮管理指南（节选）

学术组织：白求恩·骨科加速康复联盟白求恩公益基金会创伤骨科专业委员会

　　　　　白求恩公益基金会关节外科专业委员会

　　　　　中国医疗保健国际交流促进会加速康复外科学分会创伤骨科学组

执　笔　者：李　庭　孙志坚　周　雁　米　萌　肖鸿鹄　孙　旭　赵　霞　李开南

　　　　　王爱国　刘利民　胡三保　史宗新　张建政　庄　岩　林　朋　东靖明

一、指南制定流程

使用证据推荐分级的评估、制订与评价（GRADE）方法对证据的质量和推荐意见的强度分为以下4级：强烈推荐（干预措施获益远大于危害）、一般推荐（干预措施获益可能大于危害）、一般不推荐（干预措施获益与危害关系不明确或者危害可能大于获益）、强烈不推荐（干预措施危害远大于获益）。

二、术前饮食管理

（一）术前禁食及禁饮时间

Lambert等对2006—2012年国际上19项术前禁食、禁饮指南进行了系统分析，得出了以下结论：术前禁食、禁饮时间应尽量缩短，从午夜开始让大多数患者禁食、禁饮是没有必要的。患者可在麻醉开始前2h饮用清饮料（高级别推荐）。不应取消或延迟手术（低级别推荐，值得更多研究）。

在实际执行的过程中，医护人员应向患者宣教禁食、禁饮的原因，根据患者的实际情况（第一台手术还是接台手术）进行指导，关注患者实际发生的禁食、禁饮的时间，并且做好与手术医生、麻醉医生的沟通，尽量缩短患者的禁食、禁饮时间。同时应结合各科室

骨科手术围手术期禁食禁饮管理指南（节选）

患者的特点，根据手术实际开始时间和患者的生活习惯制定个体化的、明确的禁食、禁饮时间，尽量使术前实际禁食、禁饮时间与标准时间接近。对于不能按医嘱时间准时手术造成过度禁食、禁饮的患者，可经静脉补充适量的水和葡萄糖。

（二）儿童术前禁食、禁饮问题

目前各大国外指南和专家均推荐母乳的最短禁食时间为 4h，配方奶粉最短为 6h。

【推荐】 对于不同类型的液体、固体食物，骨科手术麻醉前建议禁食时间见附表 3-1。
（推荐等级：强烈推荐）

附表 3-1 不同类型的液体、固体食物，骨科手术麻醉前建议禁食时间

食物种类	最短禁食时间
清饮料	2h
母乳	4h
婴儿配方奶粉	6h
牛奶等液体乳制品	6h
淀粉类固体食物	6h
油炸、脂肪及肉类食物	可能需要更长时间，应该 8h

对该推荐的几点说明：

1. 适用人群 上述推荐意见适用于在麻醉或镇静下接受择期手术的所有年龄段的健康患者。

2. 禁忌人群 ①骨科急诊手术患者；②各种形式的胃肠道梗阻患者；③上消化道肿瘤患者；④继发性肥胖患者；⑤妊娠期女性患者；⑥胃食管反流及胃排空障碍患者；⑦糖尿病患者（视为相对禁忌）；⑧困难气道患者；⑨其他无法经口进食患者。

3. 清饮料 包括清水、糖水、无渣果汁、碳酸类饮料、清茶及黑咖啡（不加奶），但不包括含酒精类饮品。除了对饮料种类有限制以外，对饮料摄入的量也有要求，麻醉前 2h 可饮用的清饮料量应 ≤ 5ml/kg 或总量 ≤ 400ml。

4. 牛奶等乳制品 胃排空时间与固体食物相当。

5. 淀粉类固体食物 主要指面粉和谷类食物，其在胃内的排空时间明显短于脂肪类食物，其中淀粉类食物的排空时间短于蛋白类食物。

6. 脂肪类固体食物 主要指肉类和油炸类食物，其在胃内的排空时间也较长。

（三）术前葡萄糖预处理

【推荐】 对无经口进食禁忌患者，推荐术前给予糖负荷，成人患者可于术前夜间、手术前2h分别给予800ml和400ml含糖饮品。对有经口进食禁忌者，推荐经静脉给予糖负荷。（推荐等级：强烈推荐）

三、术后恢复饮食推荐意见

【推荐】 对于绝大多数骨科患者，术后一旦清醒即可进食清饮料，如无不良反应，1~2h后即可进行正常饮食；一般术后第2天应停止静脉补液。（推荐等级：一般推荐）

四、骨科急诊手术患者的术前禁食禁饮管理

【推荐】 对非吸入性肺炎高风险患者，骨科急诊手术前的禁食禁饮时间要求同择期手术。对无法满足术前禁食禁饮时间要求或存在吸入性肺炎高风险的患者，急诊手术麻醉应按照饱腹状态处理。（推荐等级：一般推荐）

引自：白求恩·骨科加速康复联盟，白求恩公益基金会创伤骨科专业委员会，白求恩公益基金会关节外科专业委员会，等.骨科手术围手术期禁食禁饮管理指南[J].中华创伤骨科杂志，2019，21（10）：829-834.

附录4　中国骨科手术加速康复切口管理指南（节选）

学术组织：中国研究型医院学会关节外科学专业委员会伤口管理研究学组

中国医疗保健国际交流促进会关节疾病防治分会伤口管理学组

执 笔 者：康　焱　周宗科　杨惠林　曹　力　吴新宝　唐佩福　孙天胜　严世贵

付中国　高　鹏　屠重棋　胡懿郃　廖威明　吴　军　邱贵兴　裴福兴

骨科手术常见切口并发症包括切口渗液、出血、肿胀、水疱、瘀斑、感染、愈合不良、瘢痕等，切口并发症是影响患者术后加速康复以及非计划再手术的主要原因。因此，加强骨科手术切口管理是实施加速康复的重要环节。

一、骨科手术切口并发症危险因素评估

并存疾病：例如患者合并原发性高血压病、糖尿病、营养不良、类风湿性疾病、结缔组织疾病及其他免疫缺陷疾病、血友病、患肢血管疾病、银屑病、放射性损伤、坏疽、遗传性疾病、痛风、肥胖等疾病。

不良生活习性：长期吸烟、饮酒等。

手术技术因素：手术部位多次手术、止血带时间过长、手术时间过长以及手术操作粗暴等。局部因素与无菌操作技术、缝合材料选择及术中缝合技术等有关。

药物使用：了解患者是否有皮质激素类药物、抗凝药物、免疫抑制剂、局部药物注射等药物使用史，并针对药物使用对相关疾病的病变程度做出评估和相应处理。

因此，术前危险因素的评估非常重要，在术前进行优化可控因素，并采取相对应的措施，以达到减少切口并发症目的。

二、骨科手术切口缝合技术

为了达到理想的加速康复效果，手术切口的科学管理是非常重要的因素，正确选择手术切口的缝合技术和缝合材料对手术切口良好愈合至关重要。

1.缝合方式的选择　骨科手术切口缝合方式遵循无菌、微创和恢复患者解剖结构以及保证血供良好的原则。

2.缝合材料的选择　目前的缝合材料分为可吸收和不可吸收两大类，在骨科手术切口除了肌腱、韧带的修复应选择惰性很强的不可吸收材料外，基本推荐选择含抗菌剂的可吸收缝线，以减少植入物（缝线）造成的感染和丝线造成的异物反应。选择可吸收缝线必须了解最关键的两个要素：张力支撑时间和吸收时间。

3.特殊类型切口的缝合

类风湿疾病患者膝关节手术切口的缝合：类风湿患者膝关节手术切口的缝合，建议先用2-0可吸收缝线较密的单纯间断缝合皮下浅筋膜，注意切口边缘对合整齐，然后再采用连续水平褥式缝合方式进行皮内缝合，确保皮缘对合平整。

高张力切口的缝合：如患者切口缝合时张力过高，应先从切口两端边缘张力最低部位开始缝合。可选择单纯间断或内"8"字缝合。如皮肤张力过高，可选择减张缝线采用宽边距单纯间断缝合或垂直褥式缝合。

皮肤松弛切口的缝合：对于皮肤松弛的患者，缝合皮下和皮肤时，切记打结时不要过度牵拉，以免皮缘重叠。可采用连续水平褥式的方式做皮内缝合，松紧适度，做到皮缘对合平整。

三、骨科手术常见切口并发症及防治

大多骨科择期手术切口是Ⅰ类切口，绝大多数切口可以达到甲级愈合，但由于骨科手术患者存在并存疾病或其他危险因素，手术切口可发生渗液、渗血、瘀斑、水疱、感染、愈合不良等并发症，影响切口愈合，应加强切口并发症的预防和处理，加速切口愈合，促进加速康复。

1.切口渗液

预防及处理：①微创技术的合理应用；②清除皮下脂肪颗粒，使切口边缘呈渗血良好的纤维间隔，以利于切口愈合；③提高缝合技术，有条件时使用合适的缝合材料和新技术，减少对软组织的过度牵拉，并可以紧密闭合组织，尽量减少空隙或者无效腔；④使用氨甲环酸减少切口内出血，同时抑制炎症反应；⑤抗凝剂合理使用，根据具体情况进行调整；

⑥有条件时选择具备吸收渗液能力的敷料及预防性负压切口治疗技术，有效管理渗液；⑦术前对一般情况差（如贫血、营养不良、低蛋白血症）的患者改善全身情况，积极治疗原发病，并针对术前因原发病服药进行相应调整，待患者原发病得到合理控制、体质增强后再行手术；⑧术后出现低蛋白血症应予积极治疗；⑨持续出现切口渗液，必要时进行伤口清创。

2. 切口出血

预防及处理：①在关闭切口前恰当处理每个可能存在的出血点（如有止血带可放松止血带对出血点进行止血）；②肢体手术术后可对患肢行弹力绷带加压包扎法；③术中发现有出血倾向，应选择放置引流管观察术后引流情况；④术后预防深静脉血栓形成的时间应根据患者个人身体状况、既往病史、术中情况选择合适的药物及使用时机；⑤监测出凝血时间、凝血酶原和国际标准化比率；⑥术后形成的出血外渗通常需要 24h 内加强缝合或加压包扎；⑦局限性浅层血肿通常不需行手术清除便可自行吸收。必要时拆线引流、清除血肿后再缝合伤口；⑧深部血肿引起的关节肿胀、活动受限、疼痛剧烈、持续性的出血以及渗液等并发症则常需行血肿清除术，如明确有较大动静脉损伤，需急诊探查手术治疗。

3. 切口周围肿胀

预防与处理：①合理的微创技术应用，手术操作轻柔，减少止血带使用时间、缩短手术时间；②如无使用禁忌证，氨甲环酸切皮前和术后静脉应用有利于减少术后出血及组织炎症、肿胀；③根据术中情况可以放置引流管，视术后引流量决定拔管时间，应尽量早期拔除（术后 24h 以内），针对高风险的患者可以使用预防性负压伤口治疗技术；④术后麻醉苏醒后即嘱患者行踝泵功能锻炼；⑤有条件时使用免打结线进行切口的缝合，特别是深筋膜层（关节囊、肌肉筋膜层）；⑥在临床治疗上减轻术后切口肿胀的通常方法有适当抬高患肢、冷敷疗法、弹力绷带应用、使用有利于患者关节活动的高顺应性拉伸性的敷料进行早期功能锻炼以及物理治疗等。

4. 切口周围水疱

预防与处理：①对有胶布过敏史的患者应该改用其他固定敷料的方式；②预防切口周围水疱，切口敷料可选择高顺应性和拉伸性敷料，不损害切口周围皮肤，特别是关节部位活动时敷料伸缩具有高顺应性拉伸性，可减少水疱的发生；③采用具有良好顺应性和易贴易揭的敷料并且有良好的渗液吸收能力和防护能力，可减少更换敷料频率，有利于观察切口、更换敷料以及患者术后主动活动关节；④有条件时使用新型带网片的皮肤胶，可以在伤口表面保持温和湿润的环境，减少可能由切口敷料与皮肤的摩擦造成的伤口愈合不良。

5. 切口周围瘀斑

预防与处理：①术前评估患者药物服用史，尤其是抗凝或抗血小板药物的使用、血小板减少、凝血功能异常的患者，要尽量纠正或等待凝血功能正常才进行手术。术中避免使用止血带或缩短使用时间。手术操作轻柔，减少手术时间。②骨科大手术后患者如若接受过度抗凝，会增加隐性失血、肢体肿胀、皮下瘀斑及伤口血肿发生的概率，因此应引起重视。③建议术后预防血栓药物的使用原则为：VTE 高危三结合综合预防，高出血风险慎用药物预防；应考虑 VTE 预防和出血风险平衡；抗凝药的最小化应用。

6. 骨科手术切口感染（浅层和深层）

术前预防措施：①评估患者营养状况和感染防御力，全面细致的术前检查，术前对一般情况差（如贫血、低蛋白血症）的患者改善全身情况，积极治疗原发病，待患者体质增强后再行手术；②术前筛查并存的感染灶，治疗体内的潜在感染灶；③评估手术区域是否有瘢痕、手术史、皮肤牛皮癣斑块以及血管疾病等；④术前皮肤的准备，淋浴是比较好的临床实践，并不推荐氯己定沐浴，也不推荐剃毛发；⑤尽量缩短患者术前、术后住院时间，减少院内感染的发生率。

术后预防措施：①观察术后切口情况，减少血肿产生，早期切口少量渗液可以采用合适的敷料包扎；②改善术后营养和纠正贫血，增强人体抗感染能力；③正确应用抗菌药预防感染。

处理建议：切口表浅部位的感染通过使用抗菌药物治疗、切口定期消毒更换敷料等处理可以获得痊愈；深部感染按照具体情况进行药物治疗、清创保留内植物或内植物取出，分期手术。

7. 软组织坏死

预防及处理：①早期给予药物改善循环；②坏死的表皮尽可能保持完整，坏死组织分界清楚应予清除，如果是湿性坏死应立即去除，以免形成局部感染。③建议使用免打结缝线缝合，无须打结，减少线结反应，减少对软组织的牵拉。

8. 切口裂开

预防与处理：①仅仅是真皮层缝合对合不好引起的局部裂开通过更换敷料保守治疗；②急性切口裂开者，应急诊清创缝合；③慢性切口裂开者，要保持切口干洁，每日更换敷料，预防感染，待新生肉芽长出后，考虑做二期缝合；④缝合方法，深筋膜层作为承担张力的主要层次要紧密闭合，建议使用免打结缝线进行缝合，张力可靠；皮下缝合时充分减张，真皮层建议使用倒刺线皮内缝合，使切口对合良好减少切口位移的产生；⑤有条件时可使用预防性负压伤口治疗系统。

9. 切口瘢痕

预防与处理：高危人群为既往有增生性瘢痕或瘢痕疙瘩病史。瘢痕的预防：①推荐早期应用硅酮胶类敷料，可能会减少增生性瘢痕形成；②对严重病例，可同时局部注射激素；③对于严重影响关节活动功能的瘢痕，可以考虑手术切除或去瘢痕治疗并早期使用硅酮胶敷料；④根据具体情况选择压力治疗、带网片皮肤胶切口减张、光电技术等，或咨询伤口中心或瘢痕治疗中心；⑤半年内禁烟酒、禁食刺激性食物。

引自：康焱，周宗科，杨惠林，等.中国骨科手术加速康复切口管理指南 [J]. 中华骨与关节外科杂志，2018，11（01）：3-10.

附录 5　加速康复外科理念下肱骨近端骨折诊疗规范的专家共识（节选）

学术组织：白求恩·骨科加速康复联盟白求恩公益基金会创伤骨科专业委员会

　　　　　白求恩公益基金会关节外科专业委员会

　　　　　中国医疗保健国际交流促进会加速康复外科学分会创伤骨科学组

　　　　　中国研究型医院学会加速康复外科专业委员会骨外科学组

　　　　　中国康复技术转化及发展促进会骨外科学与康复技术转化委员会

执 笔 者：黄　强　张玉富　李　庭　孙志坚　米　萌　周　雁　王　岩　肖鸿鹄

　　　　　孙　旭　王　京　王　倩　翟建坡　李　蕾　东靖明　周　方　王　蕾

　　　　　付中国　向　明　李开南　王光林　庄　岩　张建政　刘黎军　彭贵凌

　　　　　高　鹏　郭险峰　张　堃　柴益民

　　肱骨近端骨折是创伤骨科最常见的骨折之一，国外文献报道其发生率占全身骨折的 4%~5%，国内文献报道约占 2.5%。随着人口结构的老龄化，其发病率呈快速上升趋势，在近 30 年移位骨折占所有肱骨近端骨折的比例上升了 50%。该共识适用于择期手术治疗的成年新鲜肱骨近端骨折受伤至手术时间 ≤ 3 周患者。

一、急诊骨折的复位与固定

　　【推荐】　肩关节脱位合并肱骨大结节骨折时，急诊复位肩关节脱位前，强烈建议行 CT 检查排除外科颈骨折，尤其是老年患者，建议急诊在麻醉下进行复位，创伤肩支具制动（推荐率：100.0%，强烈推荐率：76.2%）。

二、术前急性疼痛控制

　　【推荐】　肱骨近端骨折患者术前镇痛首选口服对乙酰氨基酚或 NSAIDs 类药物，效

加速康复外科理念下肱骨近端骨折诊疗规范的专家共识（节选）

果不佳时可以加用口服阿片类药物（推荐率：100.0%，强烈推荐率：73.8%）。

三、术前宣教

良好的术前宣教可以缓解患者术前焦虑和抑郁症状，增强信心，增加依从性，缩短住院时间，降低手术并发症发生率，提高患者满意度。推荐：采用多元化、多模式的方式进行术前宣教（推荐率：100.0%，强烈推荐率：83.8%）。

四、术前营养评估及支持治疗

【推荐】 在入院24h内完成营养筛查，并对有营养风险的患者进行营养干预（推荐率：98.5%，强烈推荐率：55.9%）。术前营养评估采用NRS2002进行营养风险筛查，由护师(士)、营养师、药师与临床医师合作完成。NRS2002评分＞3分的患者应给予营养支持治疗。当合并下述任一情况时应视为存在严重营养风险：6个月内体重下降＞10%，NRS评分＞5分，BMI＜18.5kg/㎡，血清白蛋白浓度＜30g/L。对有营养风险且需要营养干预的患者，应根据病情制定最适宜患者的营养支持方案，优先选择胃肠道途径营养，包括口服营养补充和肠内营养。

五、糖尿病患者围手术期血糖评估与调控

【推荐】 择期手术患者术前血糖控制标准为：空腹血糖4.4~7.8mmol/L，餐后2h血糖4.4~10.0mmol/L；术中血糖5.0~11.0mmol/L；术后需要重症监护或机械通气的患者，建议将血糖控制在7.8~10.0mmol/L，其他患者术后血糖控制目标同术前。建议将血糖控制在7.8~10.0mmol/L。在血糖调控方面，应根据患者糖尿病类型、目前治疗方案、血糖控制情况、外科手术性质和级别进行个体化治疗。建议将胰岛素治疗作为所有糖尿病或高血糖住院患者控制血糖的优选方法。

六、围手术期软组织肿胀处理

【推荐】 对于肱骨近端骨折择期手术患者，围手术期给予多种物理方法进行消肿处理（推荐率：98.5%，强烈推荐率：80.9%）。

七、术前饮食管理

【推荐】 择期手术患者可于术前2h进食清饮料，术前6h进食淀粉类食物或乳制品（推荐率：100.0%，强烈推荐率：76.5%）。缩短术前禁食、禁水时间不适用于以下人群：①急诊手术患者；②各种形式胃肠道梗阻患者；③上消化道肿瘤患者；④继发性肥胖患者；

⑤妊娠期女性；⑥胃食管反流及胃排空障碍者；⑦糖尿病患者为相对禁忌；⑧困难气道患者；⑨其他无法经口进食的患者。对于无法经口进食的患者，可予静脉滴注含葡萄糖液体。

八、围手术期尿管管理

【推荐】 肱骨近端骨折手术不推荐术前常规导尿（推荐率：100.0%，强烈推荐率：78.6%）。

九、围手术期抗生素的预防性应用

【推荐】 对于需置入内置物或关节置换的肱骨近端骨折患者，建议围手术期预防性使用第一、二代头孢预防感染（推荐率：97.1%，强烈推荐率：73.5%）。

十、麻醉方式的选择

【推荐】 麻醉推荐采取区域阻滞联合全身麻醉的方法，选择避免加重老年患者全身脏器功能障碍的药物，并注意加强监护（推荐率：100.0%，强烈推荐率：71.4%）。

十一、术中血压控制

【推荐】 肱骨近端骨折应注意适度降低血压，以减少术中出血，但老年患者多合并内科疾病，应注意维持血流动力学稳定，以避免组织器官灌注不足（推荐率：100.0%，强烈推荐率：61.9%）。

十二、术中容量管理

【推荐】 实施目标导向性液体管理策略，全身麻醉期间可预防性给予血管活性药物，以防止液体过负荷（推荐率：100.0%，强烈推荐率：69.1%）。

十三、术中血液管理

【推荐】 肱骨近端骨折，尤其是老年患者不建议术中控制性降压过低，可以应用术中血液回输及氨甲环酸。术中血红蛋白＜80g/L时建议输异体血（推荐率100.0%，强烈推荐率：73.8%）。

十四、预防术中低体温

【推荐】 肱骨近端骨折患者应加强术中体温监测，并采取多种措施维持核心温度在36℃以上（推荐率：100.0%，强烈推荐率：76.2%）。

加速康复外科理念下肱骨近端骨折诊疗规范的专家共识（节选）

十五、手术方式的选择

（一）肱骨近端骨折分型

目前临床最常用的分型为 Neer 分型，Neer 分型中移位的肱骨近端骨折根据所涉及的解剖部位及是否合并肩关节脱位，可分成两部分骨折 / 骨折脱位、三部分骨折 / 骨折脱位、四部分骨折 / 骨折脱位，肩关节脱位又包括前脱位和后脱位。15% ~20% 的肱骨近端骨折为移位骨折，需要手术治疗。手术适应证：①大结节骨折向上、向后移位＞5mm；②小结节骨折内侧移位＞5mm；③外科颈骨折移位超过骨干直径的 50%；④肩胛骨正位，颈干角变化＞30°（135°为标准，颈干角＜105°，或＞165°）；⑤肩胛骨侧位，向前成角＞45°；⑥肱骨近端骨折合并肩关节脱位；⑦肱骨头关节面塌陷或劈裂。

（二）手术方式

【推荐】 肱骨近端骨折分型建议采用 Neer 分型（推荐率：100.0%，强烈推荐率：83.3%）。内固定材料可根据骨折类型、骨质情况等选择钢板或髓内钉；对于难以复位或固定的老年骨质疏松性骨折患者，如四部分骨折（及骨折脱位）、存在严重骨质疏松的三部分骨折、劈裂型骨折和解剖颈骨折患者选择人工肩关节置换术；若合并肩袖损伤，则建议采用反式肩关节置换术治疗（推荐率：100.0%，强烈推荐率：71.4%）。

十六、伤口引流管的留置

如留置引流管，应在出血趋于停止（引流管无明显出血，24h＜50ml）时尽早拔除。不安置引流管的指征（推荐）：①采用微创操作技术（微创经皮钢板内固定及髓内钉）；②出血少。安置引流管的指征：①经胸肌三角肌入路，锁定钢板固定或肩关节置换；②创面渗血明显（推荐率：100.0%，强烈推荐率：71.4%）。

十七、伤口闭合

【推荐】 手术切口采用单纯间断、逐层缝合（推荐率：100.0%，强烈推荐率：76.2%）。

十八、术后恢复饮食

【推荐】 患者术后一旦清醒即可经口摄入无渣饮品，如无不良反应，1~2h 后即可恢复正常饮食（推荐率：100.0%，强烈推荐率：76.7%）。

十九、术后体位选择及早期活动

【推荐】 患者术后无须去枕平卧，可采取半卧位，术后清醒即可下地活动（推荐率：100.0%，强烈推荐率：77.9%）。

二十、术后镇痛措施

【推荐】 肱骨近端骨折患者的术后镇痛推荐使用区域阻滞联合规律"背景剂量"的NSAIDs用静脉自控镇痛泵或外周神经阻滞自控镇痛泵（推荐率：100.0%，强烈推荐率：78.6%）。

二十一、PONV 的预防

【推荐】 所有患者均应在手术结束前 30min 给予预防性止吐药物（推荐率：97.0%，强烈推荐率：47.8%）。

二十二、功能康复

【推荐】 肱骨近端骨折固定稳定的患者术后应尽早开始康复锻炼。康复锻炼有助于更好地恢复上肢功能（推荐率：100.0%，强烈推荐率：92.9%）。术后康复需要康复治疗师和医生进行沟通，综合考虑患者情况、骨折类型、手术方式及固定稳定性等情况后，制定个性化的康复方案。内固定稳定的患者应尽早开始康复治疗，术后早期可进行以下训练。①肩关节制动：佩戴创伤肩支具，除康复锻炼外不可摘除；②相邻关节主动活动：手、腕关节屈伸、前臂旋转、肘关节屈伸等主动活动；③肩关节被动活动度训练：肩关节前屈、外展、体侧位外旋、外展位外旋、外展位内旋；④钟摆练习；⑤三角肌等长收缩训练；⑥肩胛骨的主动活动：耸肩、降肩、扩胸；⑦冰敷，消除肿胀。

二十三、出院标准及随访

【推荐】 制定切实可行的出院标准，并对患者进行至少 6 个月的规律随访（推荐率：100.0%，强烈推荐率：83.3%）。

引自： 白求恩·骨科加速康复联盟，白求恩公益基金会创伤骨科专业委员会，白求恩公益基金会关节外科专业委员会，等 . 加速康复外科理念下肱骨近端骨折诊疗规范的专家共识 [J]. 中华创伤骨科杂志，2020，22（3）：187-196.

附录 6 加速康复外科理念下肱骨髁间骨折诊疗规范专家共识（节选）

学术组织：白求恩公益基金会创伤骨科专业委员会

白求恩公益基金会关节外科专业委员会

中国医疗保健国际交流促进会加速康复外科学分会创伤骨科学组

中国研究型医院学会关节外科学专业委员会肘关节外科研究学组

中国医师协会骨科分会上肢创伤专业委员会

执笔者：李　庭　孙志坚　陈　辰　花克涵　公茂琪　查晔军　刘　刚　孙　旭

周　雁　赵　霞　米　萌　肖鸿鹄　王　京　翟建坡　王　倩　李　旭

高志强　王爱国　刘利民　胡三保　王　剑　芮云峰　吴新宝　蒋协远

余　斌　柴益民　张　堃　高　鹏

肱骨髁间骨折是一类常见且复杂的骨折，治疗难度大，并发症多。目前对于此类骨折的治疗获得了较大的进展，但仍存在很多不规范的地方，尤其在围手术期处理方面。在 ERAS 理念的指导下，对围手术期处理流程进行全面优化可以进一步提高治疗效果。本共识适用于采用手术治疗的新鲜、闭合肱骨髁间骨折（受伤至手术时间 < 3 周）患者。

一、骨折的复位及临时固定

【推荐】　大部分肱骨髁间骨折首选手术治疗，对于需要手术治疗的患者建议急诊予以石膏或者支具临时固定（专家推荐率：98.6%，强烈推荐率：79.5%）。

二、术前骨折部位疼痛的控制策略

【推荐】　肱骨髁间骨折患者术前镇痛首选口服对乙酰氨基酚或 NSAIDs 类药物，镇痛效果差时可加用口服阿片类药物（专家推荐率：100%，强烈推荐率：72.6%）。

三、术前宣教

【推荐】 采用多元化、多模式的宣教体系进行术前宣教，充分告知术前注意事项、围手术期风险、术后并发症应对措施及术后康复策略（专家推荐率：100%；强烈推荐率：84.9%）。

四、术前饮食管理

【推荐】 择期手术患者可于术前2h进食清饮料，术前6h进食淀粉类食物或乳制品（专家推荐率：98.6%，强烈推荐率：76.7%）。

需要注意，缩短术前禁食、禁水时间对以下人群不适用：①急诊手术患者；②各种形式的胃肠道梗阻患者；③上消化道肿瘤患者；④继发性肥胖患者；⑤妊娠期女性；⑥胃食管反流及胃排空障碍患者；⑦糖尿病患者（视为相对禁忌）；⑧困难气道患者；⑨其他无法经口进食患者。上述患者胃排空时间较正常人延迟或存在进食禁忌。对于无法经口进食患者，可予以静脉滴注含葡萄糖液体。

五、手术时机

肱骨髁间骨折是较为复杂的完全关节内骨折，通常需要切开复位内固定手术进行治疗，以达到解剖复位、稳定固定，促进早期活动。

【推荐】 闭合肱骨髁间骨折应在受伤后尽早进行手术治疗，最好在伤后1周内完成（专家推荐率：98.6%，强烈推荐率：68.5%）。

六、手术方式的选择

【推荐】 肱骨髁间骨折的首选手术方式为切开复位内固定术；对于老年患者，严重骨质疏松或骨折呈粉碎性，以及内固定失败或骨折不愈合的情况下，可选择全肘关节置换术（专家推荐率：98.6%，强烈推荐率：67.1%）。

七、围手术期抗菌药物的使用

【推荐】 围手术期预防性使用第一、二代头孢菌素预防感染（专家推荐率：98.6%，强烈推荐率：75.3%）。

八、麻醉方式的选择

【推荐】 肱骨髁间骨折手术推荐使用臂丛神经阻滞麻醉，可同期联合使用镇静麻醉或全身麻醉（专家推荐率：98.6%，强烈推荐率：71.2%）。

加速康复外科理念下肱骨髁间骨折诊疗规范专家共识（节选）

九、术中止血带的使用

【推荐】 肱骨髁间骨折手术可使用气压止血带，但止血带压力不应设置过高，1 次止血带充气时间不能超过 1.5h（专家推荐率：98.6%，强烈推荐率：58.9%）。

十、手术切口及入路的选择

【推荐】 根据骨折类型、术者经验和技术综合决定手术入路的选择，对于复杂、粉碎性肱骨髁间骨折，建议采用尺骨鹰嘴截骨入路（专家推荐率：100%，强烈推荐率：83.6%）。

十一、内固定物的选择

【推荐】 应根据骨折形态特点决定内固定构型，主要采用平行或垂直双接骨板两种类型。建议对于复杂、粉碎性的肱骨髁间骨折采用解剖锁定接骨板（专家推荐率：100%，强烈推荐率：86.3%）。

十二、特殊类型肱骨髁间骨折的处理方式

【推荐】 注意针对不同类型的肱骨髁间骨折，采取不同的治疗方案（专家推荐率：100%，强烈推荐率：83.6%）。

十三、尺神经处理方式

【推荐】 对于术前存在尺神经症状或术中发现尺神经损伤的患者，应予以尺神经前置；术前无尺神经症状的患者，可根据术者经验、习惯及手术技术综合决定尺神经处理方式，应尽量避免尺神经与内固定物直接接触，否则可考虑尺神经前置（专家推荐率：100%，强烈推荐率：74.0%）。

十四、手术切口的闭合

【推荐】 根据手术切口的张力选择合适的缝合方式，对后正中切口的深部组织应谨慎处理，减少术后切口相关并发症（专家推荐率：100%，强烈推荐率：68.5%）。

十五、术后恢复饮食

【推荐】 患者术后清醒即可经口摄入无渣饮料，如无不适反应，1~2h 后即可恢复正常饮食（专家推荐率：100%，强烈推荐率：76.7%）。

十六、抗异位骨化药物或放射疗法的应用

【推荐】 肱骨髁间骨折不常规口服吲哚美辛或放射疗法预防异位骨化，但对于肘关节僵硬的高危患者，术后可口服低剂量、短疗程吲哚美辛（专家推荐率：98.6%，强烈推荐率：71.2%）。

十七、术后镇痛

【推荐】 建议术后给"背景剂量"的 NSAIDs 药物，必要时可行臂丛留置麻醉，以营造术后无痛锻炼环境（专家推荐率：98.6%，强烈推荐率：71.2%）。

十八、术后康复方案

【推荐】 术后不建议制动，制定规范、合理、适度、有效的康复训练方案，注重患侧及健侧上肢整体功能恢复（专家推荐率：100%，强烈推荐率：83.6%）。

康复过程中应注意：①肱骨髁间骨折后容易出现肘关节僵硬等问题。如果康复过程中，出现肘关节的持续肿胀、疼痛加剧、关节活动范围渐进性减小、手指持续过电式麻木等异常情况，请随时来医院复查。②康复训练要遵循个体化、渐进性、全面性的原则，应根据患者个体情况调整、指导或纠正康复训练方式及策略，逐渐过渡到以日常生活及拮抗阻力训练为主的功能锻炼，切忌暴力被动锻炼。③患者因疼痛而无法活动，必要时可以给予镇痛（理疗、药物）和辅助训练。④应注意患侧及健侧上肢整体功能恢复，除肘关节外，应注重肩、腕、掌指关节等对于恢复良好生活能力的重要作用。

十九、出院标准及随访

【推荐】 采取可行性高、可量化的出院标准，建议于术后 1、2、3、6、12 个月进行随访，评估骨折愈合情况、功能恢复状况及相关并发症（专家推荐率：100%，强烈推荐率：82.2%）。

引自：李庭，孙志坚，陈辰，等. 加速康复外科理念下肱骨髁间骨折诊疗规范专家共识[J]. 中华骨与关节外科杂志，2019，12（10）：737-746.

附录7 加速康复外科理念下桡骨远端骨折诊疗方案优化的专家共识（节选）

学术组织：白求恩公益基金会创伤骨科专业委员会

中国医疗保健国际交流促进会加速康复外科学分会创伤骨科学组

执笔者：李 庭 孙志坚 高志强 孙 旭 周 雁 赵 霞 米 萌 肖鸿鹄

翟建坡 王 倩 黄 强 李 旭 姜 耀 王爱国 刘利民 胡三保

王 剑 芮云峰

ERAS理念的引入，对于桡骨远端骨折的诊治提供了更全面的平台，以患者为中心全面优化围手术期的各个环节，并形成完整路径，也为诊疗方法的选择和优化提供了更为明确的导向和标准。该共识适用于行择期手术治疗的成年新鲜桡骨远端骨折（手术距伤后3周内）患者。

一、急诊骨折的复位和固定

ERAS理念下，推荐对桡骨远端骨折患者进行麻醉下闭合复位，不仅能缓解患者被复位时的痛苦，同时能创造更好的肌松环境，进而提高复位成功率。

【推荐】 对移位的桡骨远端骨折推荐急诊进行麻醉下复位、固定（专家推荐率：98.5%，强烈推荐率：72.1%）。

二、术前急性疼痛控制

【推荐】 桡骨远端骨折患者术前镇痛首选口服对乙酰氨基酚或NSAIDs类药物，效果不佳时可以加用口服阿片类药物（专家推荐率：95.6%，强烈推荐率：69.1%）。

三、术前宣教

良好的术前宣教可以缓解患者的术前焦虑和抑郁症状，增强信心，增加依从性，获得患者更好的配合，缩短住院时间，降低手术并发症发生率，并提高患者满意。

【推荐】 采用多元化、多模式的方式进行术前宣教（专家推荐率：100%，强烈推荐率：83.8%）。

四、术前营养评估及支持治疗

【推荐】 在入院24h内对患者完成营养筛查，并对有营养风险的患者进行营养干预（专家推荐率：98.5%，强烈推荐：55.9%）。

五、糖尿病患者围手术期血糖评估与调控

合并糖尿病的桡骨远端骨折患者在临床中很常见。围手术期血糖评估与调控方案同肱骨近端骨折。

六、围手术期软组织肿胀处理

【推荐】 对于桡骨骨远端骨折择期手术患者，围手术期给予多种物理方法进行消肿处理（专家推荐率：98.5%，强烈推荐率：80.9%）。

七、骨折部位水疱的处理

水疱的常见处理方法包括：①期待疗法，即保持水疱完整，观察水疱，待疱液吸收；②无菌条件下去除水疱皮，磺胺嘧啶银软膏覆盖基底，敷料覆盖；③针吸疱液，不去除水疱。

【推荐】 根据水疱严重程度和手术时机，选择水疱处理方式（专家推荐率：98.5%，强烈推荐率：75.0%）。

八、术前饮食管理

【推荐】 择期手术患者可于术前2h进食清饮料，术前6h进食淀粉类食物或乳制品（专家推荐率：100%，强烈推荐率：76.5%）。

需要注意情况同肱骨近端骨折。

九、围手术期尿管管理

【推荐】 桡骨远端骨折手术不推荐术前常规导尿（专家推荐率：98.5%，强烈推荐率：86.8%）。

十、围手术期抗菌药物的预防性应用

【推荐】 对于需置入内植物的桡骨远端骨折患者，建议围手术期预防性使用第一、

加速康复外科理念下桡骨远端骨折诊疗方案优化的专家共识（节选）

二代头孢菌素预防感染（专家推荐率：97.1%，强烈推荐率：73.5%）。静脉输注应在皮肤切开前 0.5~1.0h 内或麻醉开始时给药，在输注完毕后开始手术。抗菌药物的有效覆盖时间应包括整个手术过程。手术时间较短（＜2h）的手术术前给药 1 次即可。如手术时间超过 3h 或超过所用药物半衰期的 2 倍以上，或出血量超过 1500ml，术中应追加 1 次。清洁手术的预防用药时间不超过 24h，过度延长用药时间并不能进一步提高预防效果，且预防用药时间超过48h，耐药菌感染机会增加。

十一、术中止血带的使用

【推荐】　桡骨远端骨折手术可使用气压止血带，但止血带压力不应设置过高，一次止血带时间不能超过 1h（专家推荐率：95.6%，强烈推荐率：64.7%）。

十二、麻醉方式的选择

【推荐】　桡骨远端骨折手术推荐在臂丛神经阻滞麻醉下完成，亦可以辅以术中镇静或复合全身麻醉（专家推荐率：98.5%，强烈推荐率：73.5%）。

十三、术中血压控制

【推荐】　术中维持患者血压在术前基础血压的 70%~80% 以降低止血带压力、减少术中出血（专家推荐率：97.1%，强烈推荐率：60.3%）。

十四、术中容量管理

【推荐】　桡骨远端骨折患者的容量管理推荐尽可能缩短围手术期禁食、禁水时间，术中避免容量负荷过重（专家推荐率：97.1%，强烈推荐率：75.0%）。

十五、预防术中低体温

【推荐】　术中常规监测体温，采取必要保温措施，防止发生术中低体温（专家推荐率：98.5%，强烈推荐率：69.1%）。

十六、手术方式的选择

桡骨远端骨折的手术方式相对成熟。在 ERAS 理念下，应更加注重术中的微创操作、软组织保护、精确复位，并在保证固定效果的前提下合理使用内固定物。

【推荐】　采用桡侧腕屈肌入路或扩大的桡侧腕屈肌入路、单枚掌侧钢板固定治疗绝大部分桡骨远端骨折（专家推荐率：98.5%，强烈推荐率：75.0%）。

十七、伤口引流管的留置

【推荐】 关闭伤口前，松止血带严格止血，不建议常规放置引流装置（专家推荐率：97.1%；强烈推荐率：64.7%）。

十八、术后恢复饮食

桡骨远端骨折患者，手术未涉及胃肠道。

【推荐】 患者术后一旦清醒即可经口摄入无渣饮品，如无不良反应，1~2h 后即可恢复正常饮食（专家推荐率：95.6%，强烈推荐率：72.1%）。

十九、术后体位选择及早期活动

【推荐】 患者术后无须去枕平卧，可采取半卧位；术后清醒即可下地活动（专家推荐率：100%，强烈推荐率：77.9%）。

二十、术后镇痛措施

【推荐】 桡骨远端骨折患者的术后镇痛推荐使用臂丛神经阻滞联合规律"背景剂量"的 NSAIDs 类药物，必要时可使用静脉自控镇痛泵或外周神经阻滞自控镇痛泵（专家推荐率：98.5%，强烈推荐率：75.0%）。

二十一、PONV 的预防

【推荐】 所有患者均应在手术结束前 30min 给予预防性止吐药物（专家推荐率：83.8%，强烈推荐率：30.9%）。

二十二、功能康复

【推荐】 桡骨远端骨折固定稳定的患者术后应尽早开始康复锻炼，有助于功能和骨折的恢复（专家推荐率：100%，强烈推荐率：89.7%）。训练措施：①抬高患肢，促进消肿；②待麻醉药效消退，尽早进行掌指关节及指间关节运动，用力重复做握拳、张开动作，促进远端血液循环，促进消肿；③相邻关节的活动度和肌力训练：肘关节屈伸、肩关节屈伸、内收、外展、旋转，以减少因制动而发生关节纤维化的危险；④无痛或者微痛范围下，缓慢轻柔地练习腕关节主被动屈伸活动度（早期暂不做桡偏、尺偏活动），防止关节粘连；⑤无痛或者微痛范围下，缓慢轻柔地练习前臂旋前、旋后活动度，防止粘连；⑥冷敷，1d 多次，每次 20min，促进消肿，减轻疼痛。

功能锻炼注意事项：①早期离床活动时予吊带悬吊患肢于胸前，防止肿胀、疼痛；

②早期被动训练时力量要轻柔均匀，不可使用暴力，否则会有内固定松动、骨折再移位风险；③患者常因疼痛不配合活动，必要时可给予镇痛（理疗、药物）和辅助训练；④康复训练需循序渐进。

二十三、出院标准及随访

【推荐】 制定切实可行的出院标准，并对患者进行至少 6 个月规律随访（专家推荐率：98.5%，强烈推荐率：86.8%）。

引自：白求恩公益基金会创伤骨科专业委员会，中国医疗保健国际交流促进会加速康复外科学分会创伤骨科学组．加速康复外科理念下桡骨远端骨折诊疗方案优化的专家共识[J]．中华创伤骨科杂志，2019，21（2）：93–101.

附录 8　加速康复外科理念下骨盆骨折诊疗规范的专家共识（节选）

学术组织：白求恩·骨科加速康复联盟白求恩公益基金会创伤骨科专业委员会

白求恩公益基金会关节外科专业委员会

中国医疗保健国际交流促进会加速康复外科学分会创伤骨科学组

执 笔 者：曹奇勇　李宇能　李　庭　孙志坚　周　雁　杨明辉　孙　旭　米　萌

肖鸿鹄　郑少强　赵　霞　程　洋　王　倩　翟建坡　东靖明

ERAS 理念的引入为骨盆骨折的诊治提供了更全面的平台——以患者为中心，全面优化围手术期的各个环节，并形成完整路径；也为诊疗方法的选择和优化提供了更为明确的导向和标准。该共识适用于行择期手术的成年新鲜（受伤至手术时间 ≤ 3 周）骨盆骨折患者。

一、骨盆骨折的急诊处理

（一）血流动力学评估

【推荐】　对于血流动力学不稳或怀疑不稳的骨盆损伤，进行生命体征、血气动态监测（推荐率：98.6%，强烈推荐率：73.2%）。

（二）急诊液体抗休克治疗

【推荐】　对于血流动力学不稳定的骨盆损伤，应开通上肢或颈部大静脉通道，尽早输血，输血治疗时注意补充血浆或凝血因子，并早期应用氨甲环酸（推荐率：100.0%，强烈推荐率：80.3%）。

（三）急诊止血抗休克治疗

【推荐】　止血治疗首选前方外固定支架，有条件时可由介入科造影栓塞进一步加强止血，紧急情况下应果断进手术室行骨盆填塞术（推荐率：98.6%，强烈推荐率：80.3%）。

加速康复外科理念下骨盆骨折诊疗规范的专家共识（节选）

（四）急诊骨折的临时复位及制动

【推荐】 "开书样"损伤采用布单或骨盆带固定，其余有移位的骨盆骨采用骨牵引制动（推荐率：100.0%，强烈推荐率：73.2%）。

二、术前急性疼痛控制

骨折的临时复位及制动对疼痛的控制至关重要，因此术前应采用骨牵引或骨盆带治疗。

【推荐】 骨盆骨折患者术前镇痛首选口服 NSAIDs，效果不佳时可加用阿片类药物（推荐率：100.0%，强烈推荐率：60.6%）。

三、术前宣教

【推荐】 采用多元化、多模式的方法进行术前宣教（推荐率：100.0%，强烈推荐率：71.8%）。

四、术前营养评估及支持治疗

【推荐】 在入院 24h 内对患者完成营养筛查，并对有营养风险的患者积极采用营养干预（推荐率：98.6%，强烈推荐率：57.8%）。

五、术前心、肺功能评估

【推荐】 术前完成患者一般状况、基础疾病及心肺等主要脏器功能的基本评估，必要时进一步完善检查并及时处理（推荐率：100.0%，强烈推荐率：77.5%）。

六、血糖的围术期控制

【推荐】 对多数择期手术的糖尿病患者推荐血糖控制目标为 7.8~10.0mmol/L（推荐率：97.2%，强烈推荐率：67.6%）。

七、围手术期下肢深静脉血栓形成的预防

【推荐】 排除活动性出血或凝血功能障碍后，所有骨盆骨折患者围手术期推荐常规使用药物预防深静脉血栓形成（推荐率：100.0%，强烈推荐率：81.7%）。

八、围手术期抗生素的预防性使用

【推荐】 对于需要手术治疗的骨盆骨折患者，建议围手术期预防使用第一、二代头孢菌素预防感染（推荐率：95.8%，强烈推荐率：74.7%）。

九、围手术期的尿路管理

【推荐】 骨盆损伤患者围手术期常需留置尿管，术后根据合并伤情况，尽早拔除（推荐率：100.0%，强烈推荐率：71.8%）。

十、围术期血液管理

【推荐】 术前对贫血进行治疗，术中减少出血，使用自体血回吸收技术，术后优化患者对贫血的耐受能力，严格掌握输血指征。

十一、术前肠道准备

【推荐】 对于骨盆骨折需要手术的患者，建议常规灌肠（推荐率：95.8%，强烈推荐率：59.2%）。

十二、术前饮食管理

【推荐】 择期手术患者可于术前2h进食清饮料，淀粉类食物或乳制品禁食6h以上（推荐率：97.2%，强烈推荐率：69.0%）。

十三、麻醉方式的选择

【推荐】 骨盆骨折手术建议采用全身麻醉，术中控制性降压，并注意补充不同的血液制品和采用保温措施（推荐率：100.0%，强烈推荐率：78.9%）。

十四、手术方式的选择

（一）固定原则

【推荐】 A型损伤通常不建议手术；B型损伤根据术后功能锻炼要求可单独固定前、后环或前后环同时固定；C型损伤建议前后环均固定（推荐率：100.0%，强烈推荐率：76.1%）。

（二）耻骨联合分离

【推荐】 对于耻骨联合分离，推荐首选切开复位钢板、螺钉内固定术。当全身情况不允许切开复位或局部软组织条件存在高感染风险时，推荐使用经髂前下棘的前方型外固定支架固定（推荐率：100.0%，强烈推荐率：67.6%）。

（三）耻骨支骨折

【推荐】 对于需要手术治疗的耻骨支骨折，I型骨折推荐采用Phannestiel入路钢板、螺钉内固定术，II、III型骨折推荐经皮骨盆内支架或长螺钉固定（推荐率：97.2%，强烈

加速康复外科理念下骨盆骨折诊疗规范的专家共识（节选）

推荐率：50.7%）。

（四）骶髂关节脱位

【推荐】 骶髂关节脱位首选闭合复位经皮骶髂关节螺钉固定，当存在骶髂通道螺钉高神经损伤风险时，推荐采用前路骶髂钢板固定（推荐率：97.2%，强烈推荐率：69.0%）。

（五）经骶骨翼的骶髂关节骨折脱位或骶骨翼骨折

【推荐】 I 型新月形骨折脱位及髂骨翼骨折，推荐采用前方髂窝入路钢板固定；II 型损伤根据软组织条件，体位对前环、合并伤及麻醉等影响的考虑，可选择前路或后路切开钢板固定；III 型损伤推荐骶髂关节螺钉或前方髂窝入路钢板固定（推荐率：98.6%，强烈推荐率：67.6%）。

（六）骶骨骨折

【推荐】 对于 Dennis 型骶骨骨折，推荐首选闭合复位经皮骶髂关节螺钉固定。对于严重粉碎的骶骨骨折或合并 L_5/S_1 不稳定时，可以考虑采用三角固定。对于 Roy-Camille 分型的 U 形骶骨骨折，建议采用双侧腰髂固定，伴腰骶丛受压表现时建议同时减压（推荐率：98.6%，强烈推荐率：69.0%）。

十五、引流管的留置及切口闭合

【推荐】 对于手术剥离广泛、渗血明显的骨盆骨折患者，建议留置 24~48h 引流管（推荐率：100.0%，强烈推荐率：53.5%）。

十六、术后恢复饮食

【推荐】 骨盆骨折术后麻醉清醒即可经口摄入无渣饮品，如无不良反应，1~2h 后即可恢复正常饮食（推荐率：100%，强烈推荐率：57.8%）。

十七、术后镇痛措施

【推荐】 骨盆骨折患者术后镇痛推荐使用静脉自控镇痛泵或椎管内阻滞自控镇痛泵，并联合规律"背景剂量"的 NSAIDs，必要时可加用阿片类药物（推荐率：100%，强烈推荐率：69.0%）。

十八、PONV 的预防

【推荐】 注意使用多模式处理方式预防 PONV 的发生（推荐率：94.4%，强烈推荐率：47.9%）。

十九、术后康复锻炼

骨盆骨折的手术目的为在维持骨盆环稳定的前提下，保证患者术后早期进行功能锻炼，因此建议术后尽早进行以下训练：①抬高患肢，消肿；②踝、趾全范围屈伸活动，股四头肌收缩训练，促进远端血液循环和消肿，并预防DVT的发生；③骨盆手术部位无痛或微痛下的膝、髋关节及脊柱的活动度及肌力训练；④尽早下床活动，预防卧床并发症，根据固定强度决定是否可以部分负重；⑤使用骨盆保护带或腹带，可以减轻功能锻炼及咳嗽等活动对切口造成的牵拉痛。

骨盆骨折功能锻炼中需注意：①骨盆骨折患者多有失血性贫血，早期下地活动时注意保护；②患者负重锻炼取决于手术固定的可靠程度，康复师与手术医师应积极沟通，否则有内固定失效、骨折再移位的风险；③对于合并有腰骶丛神经损伤的患者，根据周围神经或内脏神经损伤程度，进行相应康复训练；④功能锻炼可与镇痛治疗（理疗、药物）相配合；⑤康复训练需循序渐进。

【推荐】 骨盆骨折固定稳定的患者术后应尽早开始进行康复锻炼，有助于功能的恢复（推荐率：100.0%，强烈推荐率：78.9%）。

二十、出院标准及随访

患者生命体征平稳、常规检验指标正常、已恢复正常饮食、可拄拐下地活动、伤口无感染迹象、疼痛可控制、X线片示复位固定满意、无其他需住院处理的并发症或合并疾病，且患者同意出院时，可允许出院。骨盆骨折患者一般术后3~5d即可出院。

出院后应对患者进行规律随访，指导用药和功能锻炼，观察伤口情况，复查X线片随访骨折愈合情况，对患者功能状态进行评估，及时处理出现的并发症。由于骨折的愈合周期通常较长，ERAS要求的随访时间一般为6~12个月。

【推荐】 制定切实可行的出院标准，并对患者进行6~12个月的规律随访（推荐率：100.0%，强烈推荐率：76.1%）。

引自：白求恩公益基金会创伤骨科专业委员会，中国医疗保健国际交流促进会加速康复外科学分会创伤骨科学组.加速康复外科理念下骨盆骨折诊疗规范的专家共识.中华创伤骨科杂志，2019，21（12）：1013-1023.

附录 9　加速康复外科理念下髋臼骨折诊疗规范的专家共识（节选）

学术组织：白求恩·骨科加速康复联盟白求恩公益基金会创伤骨科专业委员会

白求恩公益基金会关节外科专业委员会

中国医疗保健国际交流促进会加速康复外科学分会创伤骨科学组

执 笔 者：曹奇勇　孙　旭　李　庭　孙志坚　周　雁　杨明辉　米　萌　肖鸿鹄

郑少强　赵　霞　程　洋　王　倩　翟建坡　东靖明

ERAS 理念的引入为髋臼骨折的诊治提供了更全面的平台——以患者为中心，全面优化围手术期的各个环节，形成完整路径，也为诊疗方法的选择和优化提供了更为明确的导向和标准。该共识适用于行择期手术的成年新鲜髋臼骨折（最终手术距受伤时间在 3 周内）患者。

一、髋臼骨折的急诊处理

【推荐】　髋臼骨折急诊需排除坐骨神经运动及感觉损伤，股骨头后脱位建议急诊复位，对于移位明显的所有髋臼骨折，建议常规骨牵引制动（推荐率：97.0%，强烈推荐率：89.6%）。

二、术前急性疼痛控制

脱位的纠正及骨折的临时制动对于疼痛的控制至关重要，因此术前应及时复位髋脱位并骨牵引制动。

【推荐】　髋臼骨折患者术前镇痛首选 NSAIDs 药物，效果不佳时可加用短效阿片类药物（推荐率：100%，强烈推荐率：73.1%）。

三、术前宣教

【推荐】 采用多元化、多模式的方法进行术前宣教（推荐率：100%，强烈推荐率：70.2%）。

四、术前营养评估及支持治疗

【推荐】 在入院24h内对患者完成营养筛查，并对有营养风险的患者积极采用营养干预（推荐率：98.5%，强烈推荐率：73.1%）。

五、术前心肺功能评估

【推荐】 术前完成患者一般状况、基础疾病及心肺等主要脏器功能的基本评估，必要时进一步完善检查并及时处理（推荐率：100%，强烈推荐率：73.1%）。

六、血糖的围术期控制

【推荐】 对多数择期手术的糖尿病患者推荐血糖控制目标为7.8~10.0mmol/L（推荐率：100%，强烈推荐率：76.1%）。

七、围手术期下肢DVT的预防

【推荐】 髋臼骨折患者围手术期推荐常规使用药物预防DVT（推荐率：100%，强烈推荐率：86.6%）。

八、围手术期抗菌药物的预防性使用

应根据手术切口类别、手术创伤大小、可能污染细菌的种类、感染发生的后果严重程度、抗菌药物预防效果的循证医学证据，对细菌耐药性的影响和经济学评估等因素，综合考虑是否预防用抗菌药物。在手术切皮前0.5~1.0h或麻醉诱导时开始给药，抗菌药物的有效覆盖时间应包括整个手术过程。手术时间较短（＜2h）或经皮微创手术时术前给药1次即可。在切开复位患者中，若手术时间超过3h（或所用药物半衰期的2倍以上）或术中出血量超过1500ml时，术中应追加1次。清洁手术的预防用药时间不超过24h，过度延长用药时间并不能进一步提高预防效果，且预防用药时间超过48h，耐药菌感染机会增加。

【推荐】 建议围手术期预防使用第一、二代头孢菌素预防感染（推荐率：100%，强烈推荐率：74.6%）。

加速康复外科理念下髋臼骨折诊疗规范的专家共识（节选）

九、围手术期的尿路管理

【推荐】 建议术中留置尿管，术前及术后不推荐常规留置（推荐率：98.5%，强烈推荐率：71.6%）。

十、术前肠道准备

【推荐】 髋臼骨折需要手术的患者，建议常规术前灌肠（推荐率：95.5%，强烈推荐率：62.7%）。

十一、术前饮食管理

首先推荐使用含 12.5% 麦芽糖糊精的含糖饮品，可于手术前 1 天晚 10 点饮用 800ml，手术前 2h 饮用 400ml；在缺少此类含糖饮品时，可选择无渣果汁类饮料。对于淀粉类食物和乳制品、术前需禁食 6h，而油炸、高脂类食物需要禁食 8h 以上。

【推荐】 择期手术患者可于术前 2h 进食清饮料，术前 6h 进食淀粉类食物或乳制品（推荐率：100%，强烈推荐率：74.6%）。

十二、围术期血液管理

【推荐】 术前对贫血进行治疗，术中减少出血，使用自体血液回吸收技术，围术期优化患者对贫血耐受能力，采取限制性输血策略，严格掌握输血指征。

十三、麻醉管理

【推荐】 髋臼骨折手术建议全身麻醉，控制性降压及使用氨甲环酸减少出血量，并采用保温措施（推荐率：100%，强烈推荐率：86.6%）。

十四、手术方式的选择

（一）术前准备

【推荐】 髋臼骨折手术前应常规三维 CT 检查、必要的器械及内固定物准备，并确认术中透视的完整采集（推荐率：100%，强烈推荐率：92.5%）。

（二）手术入路的选择

【推荐】 选择 K-L 入路时，当后方骨折涉及顶部、合并移位股骨头骨折、肥胖患者时，建议采用大转子二腹肌截骨；前方髂腹股沟、Stoppa 及腹直肌旁入路间的区别尚缺乏前瞻性的对照证据，可根据术者的熟练程度做出选择（推荐率：100%，强烈推荐率：68.7%）。

（三）老年髋臼骨折的治疗

【推荐】 对于能耐受手术的老年髋臼骨折，建议尽早切开复位内固定，当骨折严重粉碎或压缩、合并股骨头损伤、单一入路不能完成手术时，可考虑一期全髋关节置换（推荐率：100%，强烈推荐率：53.7%）。

十五、伤口引流管的留置及切口闭合

【推荐】 建议对手术剥离广泛、渗血明显的病例留置 24~48h 引流管（推荐率：100%，强烈推荐率：71.6%）。

十六、异位骨化的预防

【推荐】 异位骨化的预防首先注意术中软组织的保护，在后方软组织损伤明显、无合并长管状骨骨折时，可口服吲哚美辛预防异位骨化（推荐率：100%，强烈推荐率：59.7%）。

十七、术后恢复饮食

【推荐】 髋臼骨折术后麻醉清醒即可经口摄入无渣饮品，如无不良反应，1~2h 后即可恢复正常饮食（推荐率：100%，强烈推荐率：67.2%）。

十八、术后镇痛措施

【推荐】 髋臼骨折术后镇痛推荐使用静脉自控镇痛泵或椎管内阻滞自控镇痛泵，并联合规律"背景剂量"的 NSAIDs 类药物，必要时可加用阿片类药物（推荐率：100%，强烈推荐率：68.7%）。

十九、PONV 的预防

【推荐】 所有患者均应在手术结束前 30min 给予预防性止吐药物（推荐率：97.0%，强烈推荐率：47.8%）。

二十、术后康复锻炼

髋臼骨折功能锻炼中要注意：①髋臼骨折患者多有一定程度失血性贫血，早期下地活动时注意保护；②髋关节活动范围、负重锻炼时机取决于骨折固定的可靠程度及关节的稳定性，康复师与手术医师应积极沟通，否则有内固定失效、骨折再移位、关节脱位风险；③对于合并有坐骨神经损伤的患者，根据神经损伤程度，作相应康复指导训练；④功能锻炼可与

加速康复外科理念下髋臼骨折诊疗规范的专家共识（节选）

镇痛治疗（理疗、药物）相互配合；⑤康复训练需循序渐进。

【推荐】 髋臼骨折固定稳定的患者术后应尽早开始康复锻炼，有助于功能的恢复（推荐率：100%，强烈推荐率：86.6%）。

二十一、出院标准及随访

【推荐】 制定切实可行的出院标准，并对患者进行 6~12 个月的规律随访（推荐率：100%，强烈推荐率：80.6%）。

引自：白求恩·骨科加速康复联盟，白求恩公益基金会创伤骨科专业委员会，白求恩公益基金会关节外科专业委员会，等. 加速康复外科理念下髋臼骨折诊疗规范的专家共识. 中华创伤骨科杂志，2019，21（11）：929-938.

附录 10　老年股骨转子间骨折诊疗指南（节选）

学术组织：中国脆性骨折联盟中国老年医学学会骨与关节分会创伤骨科学术工作委员会

白求恩·骨科加速康复联盟白求恩公益基金会创伤骨科专业委员会

白求恩公益基金会关节外科专业委员会

中国医疗保健国际交流促进会加速康复外科学分会创伤骨科学组

执笔者：杨明辉　朱仕文　李　庭　孙志坚　张　萍　周　雁　胡岩君　张　伟

宋　哲　董　强　黄　强　米　萌　肖鸿鹄　孙　旭　赵　霞　程洋洋

王　倩　翟建坡　王　庚　张　堃　柴益民　王满宜

老年股骨转子间骨折是一种常见且严重的骨质疏松性髋部骨折，致死、致残率高。ERAS 理念的引入进一步提高了治疗效果。本指南仅适用于 ≥ 65 岁低能量损伤造成的新鲜非病理性股骨转子间骨折患者。

一、概述

股骨转子间骨折对老年人的影响巨大，一方面骨折后病死率增加，另一方面骨折后活动能力和生活质量下降，不能回到受伤前的生活环境，需要更高的看护级别。虽然近年来在手术治疗和康复等方面取得了很大进步，但在很多方面仍有争议，很多问题急需改善。

二、诊断和早期处理

1.临床表现　患者多数会有明确外伤史，通常为低能量创伤，多主诉髋关节疼痛，部分患者主诉膝关节疼痛。移位性骨折疼痛严重，不能活动，并伴有肢体畸形。无移位骨折可能疼痛轻，甚至能够负重，要避免漏诊。

2.影像学检查　正、侧位 X 线是首选检查。CT 扫描有助于全面了解骨折形态。对于临床怀疑骨折但 X 线片示阴性者，推荐首选磁共振成像检查，如果没有条件可以选择核素扫描或复查 X 线，不推荐把 CT 扫描作为首选。

3.分型 股骨转子间骨折分型方法众多，可以简单地分为顺转子间骨折、反转子间骨折和转子下骨折。2018 年 AO/OTA 分型将股骨转子间骨折分为：①简单的顺转子间骨折（31A1型）：包括单纯大转子骨折或小转子骨折，两部分顺转子间骨折，外侧壁完整的粉碎顺转子间骨折；②外侧壁不完整的粉碎顺转子间骨折（31A2 型）；③反转子间骨折（31A3 型）。

4.早期处理 对老年股骨转子间骨折患者在急诊室应尽早评估，尽快安排收入院治疗。

三、治疗

（一）治疗原则

在选择手术或非手术治疗时，需要依据每个患者的情况进行个体化分析，尤其要考虑内科合并疾病的严重程度，以及医生的治疗经验。对存在严重内科合并疾病的患者，常常需要医生评估手术和非手术治疗各自的风险和获益，并跟患者和家属深入沟通。

（二）手术时机

老年股骨转子间骨折手术应尽早进行，推荐在入院 48h 内手术，这时手术效果更好，包括减轻疼痛、减少并发症、缩短住院时间，而延迟手术会增加病死率。

要达到尽早手术的目标，需要医院管理部门制定相应的流程和路径，并协调相关科室。建议在治疗过程中有老年科专业医生参与。很多研究表明，骨科和老年科共同管理患者的模式优于传统的骨科病房收治会诊模式。

（三）术前准备

老年股骨转子间骨折患者常常合并有多种内科疾病，围手术期病死风险高，建议参考《中国老年患者围术期麻醉管理指导意见（2014）》尽快进行系统、全面的评估。

对患者存在的一些状况，要尽快进行调整，以利于手术的实施，这包括循环容量不足、电解质紊乱、心力衰竭、严重血糖异常、贫血、低氧血症等。但对一些患者长期存在的情况或短期内无法改善的情况，不应为了不切实际的目标而延迟手术。比如肺部感染，在患者髋部骨折卧床的情况下很难治疗，此时不建议为彻底治愈肺部感染而长时间推迟手术。

很多老年患者会因为不同的原因服用抗凝、抗栓药物，在术前准备时要考虑所用药物的类别和原因，兼顾这些药物带来的围手术期出血风险和停用这些药物带来的栓塞风险。

（四）手术方案

对老年股骨转子间骨折，复位固定是治疗的首选，关节置换的适应证非常有限，这包括肿瘤导致的病理性骨折、严重骨质疏松（如肾性骨病）、伤前已存在严重髋关节关节炎等。

老年股骨转子间骨折手术的目标是允许患者术后即可坐起活动,且允许患肢完全负重。这就对手术提出了较高的要求,包括骨折复位的标准、内固定的选择和置入位置,而优良复位是达到稳定固定的前提。

(五)麻醉与围手术期处理

老年股骨转子间骨折手术的麻醉,建议由对老年人麻醉有经验的麻醉医生实施或在其指导下进行。椎管内麻醉和全身麻醉是最常采用的麻醉方式,除非存在禁忌,应首先考虑椎管内麻醉。对服用抗凝抗栓药的患者,要进行针对性分析。外周神经阻滞更多是一种镇痛手段,可以作为全身麻醉的辅助,也可以作为术后多模式镇痛的一部分。

术中注意预防患者低体温,术中体温管理应包括常规体温监测并采用必要的保温、升温措施,如使用暖风机、覆盖保温毯、输血输液加温装置等方式来进行体温管理。PONV 会延迟患者术后康复,推荐采用多模式的方式预防 PONV,并根据患者具体情况选择不同的预防止吐药物。

术后建议将患者转监护条件好的麻醉恢复室观察,重症患者直接转 ICU 治疗。对存在低氧血症的患者要进行吸氧和监护。注意水、电解质平衡,建议术后尽早恢复口服补液。建议无症状患者输血指征为血红蛋白 < 80g/L,对存在心源性胸痛、充血性心力衰竭、无法解释的心动过速、低血压且在输液治疗后不见好转的患者,可以适当放宽输血指征。要注意术后疼痛的评估和处理,推荐采用包括神经阻滞在内的多模式镇痛。建议预防性应用抗生素,以降低感染的风险。

四、康复与并发症预防

积极合理的康复对避免卧床并发症、恢复患者功能、预防再骨折均非常重要。建议术后 24h 内开始在康复医生指导下进行床上活动和康复,建议尽早开始下床活动,且允许患肢完全负重。

要注意预防卧床并发症,包括压疮、肺部感染、尿路感染等。自患者就诊时起,包括整个住院和康复过程,都应该进行压疮风险的评估。对足跟、骶尾部等压疮的高危部位,可用软垫进行保护。对压疮的高危患者,建议选用可调节压力的充气床垫。鼓励患者坐起活动,进行呼吸训练,以预防肺部感染。老年患者易发生吞咽困难而导致吸入性肺炎,应加强护理。除非必要,应尽量避免应用导尿管。谵妄在老年股骨转子间骨折患者手术前后很常见,要注意预防、评估和处理。骨折后便秘较为常见,要注意预防和治疗。

静脉血栓栓塞症的预防:老年股骨转子间骨折是静脉血栓的高危人群,建议常规预防。预防措施包括基本预防、物理预防和药物预防。

五、再骨折的预防

老年股骨转子间骨折患者，将来再发生骨折的风险与无骨折者相比明显增加，建议进行系统性预防，这包括对骨质疏松的评估和治疗，以及跌倒的评估和预防。

骨质疏松评估目的是鉴别继发性骨质疏松，判断骨质疏松的严重程度及骨转化情况。评估方法包括实验室检查和骨密度检查，腰椎与髋部双能 X 线吸收法是检测骨密度的首选。骨质疏松的药物治疗包括基础用药和抗骨质疏松药物。

跌倒的原因很多，包括环境因素、生理因素和神经骨骼肌肉系统因素等。因此跌倒评估需要多学科联合，针对多个因素进行评估，包括跌倒的过程、肌肉力量和平衡能力、视力状况、认知能力和神经系统状况、小便失禁情况、合并疾病情况、居住环境等。相应的治疗需要个体化进行，如力量和平衡能力训练、视力评估后的治疗、服用药物的调整、居住环境安全性的评估和处理等。

说明：本指南作为学术性指导意见，主要是基于文献的结果和专家的观点，具体实施时需要根据本地区、医院及患者的实际情况而定。

引自：中国脆性骨折联盟，中国老年医学学会骨与关节分会创伤骨科学术工作委员会，白求恩·骨科加速康复联盟，等.老年股骨转子间骨折诊疗指南 [J].中华创伤骨科杂志，2020，22（2）：93-99.

附录 11 中国慢性踝关节外侧不稳定术后康复专家共识（节选）

学术组织：中华医学会骨科学分会足踝外科学组

中国医师协会骨科医师分会足踝外科专业委员会

中国中西医结合学会骨伤科分会足踝专家委员会

中国老年医学学会骨与关节分会足踝外科学术工作委员会

执 笔 者：施忠民　陈　城　马燕红　姜迎萍　郭秦炜　华英汇　魏世隽　桂鉴超

朱永展　杨云峰　王　旭　张　晖　陈　凯　洪建军　曾宪铁　史冬泉

黄崇侠　刘国辉　陶　旭　高　鹏　苏佳灿　洪劲松　江少华　徐海林

武　勇　马　昕　胡跃林　王正义　徐向阳　张建中　俞光荣　唐康来

姜保国

踝关节扭伤是常见的运动损伤。美国踝关节扭伤发病率高达每年 2.15 次 /1000 人。其中，踝关节外侧韧带损伤占所有踝关节扭伤的 85% 以上。相当一部分踝关节扭伤患者会发展到慢性踝关节外侧不稳定（chronic lateral ankle instability，CLAI）阶段。CLAI 的定义包括有严重踝关节扭伤病史；初次扭伤至少 1 年；踝关节反复扭伤；有"打软腿"（踝关节不稳感）、疼痛、肿胀等症状。目前手术治疗 CLAI 的方式主要有解剖修复、解剖重建和非解剖重建。术后康复与手术同等重要。不重视术后康复往往导致踝关节活动度受限，肌力、本体感觉和平衡觉减退，步态协调性丧失等诸多问题。研究表明，CLAI 术后早期康复有利于避免上述问题。近来，ERAS 理念在骨科领域的引入取得了显著成效，其旨在采用有循证医学证据的一系列围手术期优化处理措施，减少手术患者的生理和心理应激，从而提高疗效、快速康复、缩短住院时间。考虑到足踝的特殊性和重要性，必须重视 CLAI 术后的康复训练，细化康复计划。经国内相关领域专家反复讨论，根据既往的临床经验和公开发表的国内外相关资料，现总结形成本共识，供骨科医师、康复医师和治疗师、护理人员等在临床工作中参考和应用。

本共识仅为学术性指导意见，所涉及的术后康复方案仅针对 CLAI，临床实施方案必须依据临床具体情况而制定。

一、患者宣教

患者宣教常在入院等待手术期间进行，也可在患者等待入院期间进行，使患者有更多时间接受与理解宣教内容。宣教的形式多种多样，可以采用文字、解说、图片、视频等，进行集体性、个体化或者互联网形式的宣教与互动。宣教的内容包括介绍疾病特点、手术方法与意义、术后恢复的基本过程、术后康复要点与随访计划、常见问题的自我处理方法等。

二、软组织肿胀处理

软组织肿胀会导致疼痛、肢体不适，严重者影响切口愈合，最终影响踝关节功能，需要引起足够的重视。POLICE 原则（Protection——保护、Optimal Loading——适当负重、Ice——冰敷、Compression——加压包扎、Elevation——抬高患肢）应用于急性踝关节扭伤已得到公认，同样也可应用到 CLAI 的术后处理。术后早期通过加压包扎、抬高患肢、支具制动、患者教育、适当负荷来减轻患肢肿胀、缓解疼痛、促进伤口愈合，为随后的康复训练奠定基础。此外，间歇性脉冲气压足泵、低温镇痛冲击也有益处。必要时静脉应用甘露醇等消肿脱水药物。建议术后处理措施至少持续 48h，有助于最大限度地减少术后并发症。如怀疑 DVT 需要紧急处理。

三、疼痛管理

控制术后疼痛有助于减少患者住院时间，提高康复训练的依从性。目前提倡预防性、多模式、个体化镇痛及在疼痛评估基础上进行阶梯化疼痛管理。对于可预见的术后严重疼痛，可在术前或术中加用长效局部麻醉药行腘窝或踝关节处神经阻滞。术后早期通过加压包扎、冰敷、支具制动、抬高患肢可有效减轻患肢肿胀疼痛。术后常规预防性镇痛，如无胃肠道并发症患者术后口服非甾体抗炎药；若 VAS ≥ 3 分，则立刻转为疼痛治疗，补充使用弱阿片类药物治疗轻中度疼痛，强效阿片类药物治疗中重度疼痛。根据需要选择患者自控式镇痛泵，在自控镇痛模式下，患者可调整镇痛药物的剂量，具有给药准确性高、维持血药浓度稳定、使用方便且及时的特点，可加快踝关节功能早期恢复，缩短住院时间。镇静催眠药和抗焦虑药可改善睡眠、缓解焦虑、提高镇痛药的效果。术后康复过程中也会伴随疼痛。疼痛是对康复方案的反馈，此时要进行仔细评估：热身时疼痛或热身后开始训练时疼痛需要退回上一康复阶段；热身结束后发生疼痛需要暂缓进入下一阶段；强度提高后第 2 日疼痛（非肌肉酸痛）需要重新降低强度。避免单纯依赖止痛药，要在仔细评估疼痛位置、疼痛发生时间及所处康复阶段后，及时调整方案和进度。

四、支具保护和负重训练

建议术后 0~6 周硬质护踝保护下早期部分负重，术后 7 周起更换为软质护踝，以避免再次受伤。必须通过特定的测试来评估功能性稳定指标（稳定肌激活的时序性和本体感觉），以确定何时开始撤去软质护踝。术后 12 周开始建议仅在运动中佩戴软质护踝保护，之后可在评估康复情况后酌情撤去护具。对于合并距骨骨软骨损伤的 CLAI 患者，行距骨骨软骨清理或微骨折术后，适当早活动、步行靴保护下晚负重更为合适。负重训练需注意循序渐进增加负荷和运动量。局部疼痛、肿胀、皮温的观察和评定有助于判断局部对负重的耐受情况。负重训练后出现疼痛肿胀加重、皮温增高，需要适当降低运动量（运动的强度、运动持续时间和频次）和改变负重训练方式。在撤去支具保护到负重运动恢复的过渡阶段，可以应用肌内效贴扎技术，其具有促进局部组织液回流和局部支持、提高踝关节稳定性的作用。

五、肌力训练

力量训练时应遵守适应性原则和超负荷原则。术后早期（术后 0~2 周）嘱患者训练膝关节、髋关节及足趾相关肌肉的力量，整个下肢的力量通过蹬腿、直腿抬高、俯卧屈膝和活动足趾等训练来加强，这样可以保持全身的适应状态，为下地负重储备足够的肌力；同时嘱患者间歇撤去硬质护踝，通过足趾抓握毛巾来增强足内肌力。

腓侧肌力在步态周期的支撑相和摆动相维持后足力线方面发挥一定的作用。有效的腓骨肌群加强计划应该联合功能性负重和目的性力量训练。按等长→等张→离心抗阻→向心抗阻的顺序，建议术后第 3 日起嘱患者进行腓骨肌群等长收缩训练，术后 2 周开始进行腓骨肌群等张收缩训练，逐渐过渡到借助皮筋进行抗阻训练，以逐步提高韧带 – 骨交界面的应力。建议术后 6~10 周行踝周肌群力量训练，包括胫前肌、胫后肌、腓骨长短肌、腓肠肌、比目鱼肌和足内在肌群。行走支具保护下逐步负重亦可增加踝周肌群力量。踝周肌群力量训练亦遵守等长→等张→抗阻训练的原则。术后 8~10 周，患者恢复正常步态后，可在软质护踝保护下走 "4" 字、"Z" 字，以加强踝周肌群的向心和离心训练。

除下肢肌力的训练外，还需关注躯干核心肌群的训练。稳定的躯干为下肢运动提供稳定的平台，有助于提高下肢运动能力。躯干核心肌群训练可从术前开始。

六、本体感觉和平衡觉训练

本体感受器训练已公认是 CLAI 术后康复方案不可缺少的重要部分。恢复感受器回路敏感度旨在减少功能性不稳、"打软腿"症状，降低再次扭伤地风险，并改善姿势控制。基于后足功能性解剖的不稳定支撑（后足不稳，前足固定），可以训练踝关节本体感觉，但应在术后 6 周开始。

平衡觉训练是一种改善不稳定的有效方法，可提高关节本体感觉和单腿站立能力。先行静态平衡错误评分系统和动态星形偏移平衡测试评估，再根据静态和动态平衡觉能力评估的结果进行相应的平衡能力训练。静态单脚平衡训练时，使用特殊的后足不稳设备进行针对本体感觉的移动训练，可在一定程度上促进恢复正确的腓骨肌群预激活，这对于正常的行走、奔跑和起跳运动非常重要，有助于使脚在着地前处于更好的位置；动态平衡能力训练时，患者双手叉腰，健足站在"Y"字形交点，患肢尽量向前方、后内方、后外方伸出，之后平稳地回到中心，患者也可站在不稳的表面通过接抛球、增加偏移距离来提高训练难度，并逐渐延长训练时间。

术后 6 周开始，经评估后进行针对性的本体感受和平衡觉训练，建议逐渐增加难度：坐位→站立→行走、双腿→单腿、睁眼状态→闭眼状态、静态平衡→动态平衡。术后 6~8 周坐位状态下进行后足 10°~15° 内外翻，术后 8~12 周在不稳定的支撑上进行单腿站立/行走。

七、关节活动范围训练

踝关节扭伤后的背伸活动度下降是导致功能性不稳的重要因素。增加踝关节背伸活动度是解决 CLAI 的关键之一。而术后长期制动会进一步加剧踝关节的紧张和僵硬。建议术后早期进行踝关节活动度训练。

术后第 3 日起可进行有限的被动跖屈和背伸踝关节训练。术后 0~2 周在非负重前提下进行有限的踝关节跖屈和背伸运动，但应避免内、外翻。术后 3~6 周可行主动关节活动训练，仍应避免内翻动作。术后 6 周开始增加关节活动，允许内翻。6~10 周进行动感单车、踝关节各平面的主动活动度训练，有助于恢复活动范围。

八、关节松动训练

关节松动术可明显改善踝关节背伸活动度和睁眼状态的单侧肢体姿势控制，甚至对神经肌肉功能产生影响。关节松动术可改善关节源性的踝关节背伸受限，但对软组织源性（比如瘢痕）关节受限的作用有限。

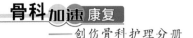

关节松动训练的指征包括站立时症状加重；夜晚症状加重；舟骨下沉（负重相比非负重相）大于 5mm；下胫腓关节不稳定。当存在以上任意 3 种指征时，施行关节松动的成功率高达 95%。

关节松动术最好由有经验的物理治疗师来实施，解剖修复术后 2 周起可行关节松动术。关节松动术应在无痛范围内进行，进行 3 组，每组 10 次，每组间隔 1 分钟。在负重期先评估患者的动态平衡能力后方可进行，以避免患者发生再次扭伤。

九、基本功能恢复训练和运动专项训练

经过术后 0~6 周的硬质护踝保护下负重训练、腓骨肌群训练、关节活动范围训练及关节松动训练，患者应能达到佩戴软质护踝时无疼痛地完全负重。术后 7 周开始便可撤去硬质护踝更换为软质护踝，并进行基本功能恢复训练：逐渐从直线行走过渡到"Z"字、"4"字行走的步态训练以恢复步态协调性。"4"字行走时，患者会用到脚尖、脚跟、足底内侧和外侧行走，有助于增强踝关节的力量和动态稳定性。基本功能恢复训练持续至术后 12 周。

患者能无疼痛地变向慢跑是运动专项训练的前提。运动专项训练阶段需在术后 12 周开始，且务必进行仔细评估，评估标准包括踝关节全范围活动无疼痛；患肢肌力恢复至健肢的 95%并通过运动专项测试；慢跑时可以变向，且无疼痛。运动专项训练应遵守循序渐进的原则，其中跑步应遵循直线→变向、低速→加速以及总运动量逐渐增加的原则。患者应从小步单脚跳开始，并逐步提高肌肉拉伸强度，之后开始低速慢跑。当患者能够无痛地直线慢跑，即可开始正常跑步训练。术后 16 周左右，通过高阶的功能评估（例如：楼梯/斜坡跑、星形偏移平衡测试、八字训练以及往返跑）后即可进阶至运动相关的敏捷训练。运动过程中酌情佩戴软质护踝以避免再次受伤；同时应注意运动强度，一旦患者感到疼痛或明显的不适感，应暂停运动、适当休息，必要时进行疼痛评估。

十、出院随访管理

术后定期随访有利于了解患者的恢复情况并及时调整康复方案。随访除评价肌力、本体感觉、关节活动范围、步态协调性及疼痛程度外，应注意指导患者正确使用康复器具及进行正确的康复锻炼。建议在每个康复阶段至少进行 1 次随访以便及时调整康复方案。建议随访时间点至少为术后 2 周、术后 6 周、术后 12 周、术后 6 个月、术后 1 年，具体时间可随康复方案调整。

中国慢性踝关节外侧不稳定术后康复专家共识（节选）

十一、结语

基于既往的临床经验，以国内外循证医学证据为依据，经过全国专家反复讨论，对 CLAI 术后康复达成以上共识，现总结如下：

第 I 期（术后 0~2 周）：硬质护踝保护下的部分负重行走；膝和髋周肌力加强、术后第 3 日起即可进行腓骨肌等长收缩训练；关节活动范围训练仅允许非负重模式下有限的踝关节跖屈（0°~20°）和背伸（0°~10°），避免内外翻。

第 II 期（术后 3~6 周）：硬质护踝保护下的部分负重行走逐渐过渡到全负重；加强本体感觉及肌力训练，进行腓骨肌等张及抗阻收缩训练；主动关节活动范围练习，避免内翻；必要时进行关节松动训练。

第 III 期（术后 7~12 周）：更换硬质护踝为软质护踝、全负重行走；加强踝周肌力训练；进一步增加关节活动范围，允许内翻；本体感觉和平衡觉训练；必要时进行关节松动训练；基本功能恢复训练。

第 IV 期（术后 13 周开始）：运动中软质护踝保护，评估康复情况后酌情撤去软质护踝；本体感觉和平衡觉训练；踝关节无痛的全范围活动，无疼痛的变向慢跑，开始运动专项训练。整个术后康复过程需定期了解患者的康复水平，以便及时调整康复训练计划。

本共识在实施过程中应考虑到患者病情程度的不同、个体差异及医院实际条件。

引自：中华医学会骨科学分会足踝外科学组，中国医师协会骨科医师分会足踝外科专业委员会，中国中西医结合学会骨伤科分会足踝专家委员会，等. 中国慢性踝关节外侧不稳定术后康复专家共识 [J]. 中华骨与关节外科杂志，2019，12（10）：747–753.

附录 12　ERAS 理念下踝关节骨折诊疗方案优化的专家共识（节选）

学术组织：白求恩公益基金会创伤骨科专业委员会

中国医疗保健国际交流促进会加速康复外科学分会创伤骨科学组

执 笔 者：李　庭　孙志坚　柴益民　张　堃　东靖明　孙　旭　周　雁　赵　霞

米　萌　肖鸿鹄　王　京　翟建坡　王　倩　李　旭　高志强　彭贵凌

王爱国　刘利民　胡三保　王　剑　芮云峰　吴新宝　余　斌　裴福兴

田　伟　高　鹏　刘　瑶　姜保国　唐佩福　王满宜　李　宁　张英泽

邱贵兴

踝关节骨折是创伤骨科最常见的骨折之一，该共识适用于行择期手术治疗的成年新鲜踝关节骨折（手术距伤后 3 周内）患者。

一、急诊骨折的复位和固定

【推荐】　对需要手术的踝关节骨折急诊麻醉下进行必要的复位、临时固定（专家推荐率：88.2%；强烈推荐率：52.9%）。

二、术前急性疼痛控制

【推荐】　踝关节骨折患者术前镇痛首选口服对乙酰氨基酚或 NSAIDs 类药物，效果不佳时可以加用口服阿片类药物（专家推荐率：95.6%；强烈推荐率：69.1%）。

三、术前宣教

【推荐】　采用多元化、多模式的方式进行术前宣教（专家推荐率：100%；强烈推荐率：83.8%）。

ERAS 理念下踝关节骨折诊疗方案优化的专家共识（节选）

四、术前营养评估及支持治疗

【推荐】 在入院 24h 内对患者完成营养筛查，对有营养风险的患者进行营养干预（专家推荐率：98.5%；强烈推荐率：55.9%）。

五、糖尿病患者围手术期血糖评估与调控

【推荐】 对多数择期手术的糖尿病患者推荐血糖控制目标为 7.8~10.0mmol/L。

六、围手术期软组织肿胀处理

【推荐】 对于踝关节骨折择期手术患者,围手术期给予多种物理方法进行消肿处理(专家推荐率：98.5%；强烈推荐率：80.9%。

七、骨折部位水疱的处理

【推荐】 根据水疱严重程度和手术时机，选择水疱处理方式（专家推荐率：98.5%；强烈推荐率：75.0%）。

八、围手术期下肢 DVT 的预防

【推荐】 踝关节骨折患者围手术期不推荐常规使用药物预防 DVT，对于高危患者可采用药物预防（专家推荐率：86.8%；强烈推荐率：50.0%）。

九、术前饮食管理

【推荐】 择期手术患者可于术前 2h 进食清饮料,术前 6h 进食淀粉类食物或乳制品（专家推荐率：100%；强烈推荐率：76.5%）。

十、围手术期尿管管理

【推荐】 踝关节骨折手术不推荐术前常规导尿（专家推荐率：95.6%；强烈推荐率：70.6%）。

十一、围手术期抗菌药物的预防性应用

【推荐】 对于需置入内植物的踝关节骨折患者，建议围手术期预防性使用第一、二代头孢菌素预防感染（专家推荐率：97.1%；强烈推荐率：73.5%）。

十二、术中止血带的使用

【推荐】 踝关节骨折手术可使用气压止血带，但止血带压力不应设置过高，一次止血带时间不超过1.5h（专家推荐率：94.1%；强烈推荐率：66.2%）。

十三、麻醉方式的选择

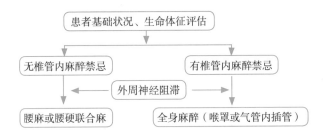

附图12-1 踝关节骨折麻醉方式的选择

非全身麻醉患者，根据情况可给予患者适当的镇静药物，使其处于轻至中度的镇静状态，避免患者受声音刺激而产生焦虑和恐惧，这更符合ERAS的要求。常用的镇静药物包括咪哒唑仑、丙泊酚、右美托咪啶、依托咪酯等。

【推荐】 踝关节骨折手术应常规在区域阻滞麻醉下完成，包括椎管内麻醉及神经阻滞，术中应给予适当的镇静药物，缓解患者焦虑、恐惧情绪（专家推荐率：97.1%；强烈推荐率：75.0%）。

十四、术中血压控制

【推荐】 术中维持患者血压在术前基础血压的70%~80%，以降低止血带压力、减少术中出血（专家推荐率：97.1%；强烈推荐率：60.3%）。

十五、术中容量管理

【推荐】 踝关节骨折患者的容量管理推荐尽可能缩短围手术期禁食禁水时间，术中避免容量负荷过重（专家推荐率：97.1%；强烈推荐率：75.0%）。

十六、预防术中低体温

【推荐】 术中常规监测体温，采取必要保温措施，防止发生术中低体温（专家推荐率：98.5%；强烈推荐率：69.1%）。

十七、手术方式的选择

（一）后踝骨折的处理

【推荐】 综合考虑后踝骨折块大小、移位程度和对踝关节稳定性的影响，决定是否固定后踝骨折。固定方式优先选择螺钉固定（专家推荐率：97.1%；强烈推荐率：72.1%）。

（二）下胫腓损伤的处理

【推荐】 踝关节骨折时应避免不必要的下胫腓螺钉置入，强调术中应力试验验证是否有下胫腓不稳定，如需固定下胫腓，应注意良好复位（专家推荐率：100%；强烈推荐率：85.3%）。

十八、伤口引流管的留置

【推荐】 关闭伤口前，松开止血带严格止血，不建议常规放置引流装置（专家推荐率：97.1%；强烈推荐率：64.7%）。

十九、术后恢复饮食

【推荐】 患者术后一旦清醒即可经口摄入无渣饮品，如无不良反应，1~2h 后即可恢复正常饮食（专家推荐率：95.6%；强烈推荐率：72.1%）。

二十、术后体位选择及早期活动

【推荐】 患者术后无须去枕平卧，可采取半卧位；鼓励患者术后当天或第二天下地进行必要的活动（专家推荐率：98.5%；强烈推荐率：64.7%）。

二十一、术后镇痛措施

【推荐】 踝关节骨折患者的术后镇痛推荐使用神经阻滞联合规律"背景剂量"的NSAIDs 类药物，必要时可使用静脉自控镇痛泵或外周神经阻滞自控镇痛泵（专家推荐率：98.5%；强烈推荐率：75%）。

附表 12-1　踝关节骨折推荐多模式的镇痛方式

角色	术前	术中	术后
手术医师护士	①对患者进行疼痛宣教；②给予患者适量口服镇痛药；③选择合适手术方案，制定手术方案	①减少软组织损伤；②减少手术时间；③精心细致手术；④使用低压力止血带	①局部冷敷等，减少局部肿胀和局部疼痛刺激；②规律给予适量 NSAIDs 类药物；③抗感染；④疼痛控制小组定期随访患者
麻醉医师	必要时实施单次或连续外周神经阻滞，添加适量辅助药	①超前镇痛：提前给予适量镇痛药（以 NSAIDs 为首选）；②控制血压在稳定、适当偏低水平，利于降低止血带压力；③采取多种措施（外周神经阻滞、椎管内阿片药、静脉足量阿片药等），减少外周损伤对疼痛中枢的刺激，避免疼痛中枢敏化	①必要时给予患者静脉自控镇痛泵或外周神经阻滞自控镇痛泵，调整好合适的参数；②疼痛控制小组定期随访患者，需要时给予必要的补救措施（单次坐骨神经阻滞等）
患者	接受宣教，配合医疗	配合医疗	自控镇痛，有问题及时与疼痛控制小组沟通

二十二、PONV 的预防

【推荐】　所有患者应在手术结束前 30min 给予预防性止吐药物（专家推荐率：83.8%；强烈推荐率：30.9%）。

二十三、功能康复

踝关节骨折术后应尽早开始康复锻炼，患者术后的康复训练，建议由康复医师参与完成。

对固定稳定的患者，建议术后尽早进行以下训练措施：①抬高患肢，消肿；②全范围背伸跖屈足趾，促进远端血液循环，促进消肿；③相邻关节的活动度和肌力训练：髋膝关节屈伸练习、直腿抬高练习股四头肌、外展髋关节练习臀中肌、屈膝后伸髋关节练习臀大肌；④无痛或者微痛范围下，缓慢轻柔地练习踝关节主、被动屈伸活动度（早期暂不做内外翻活动），防止关节粘连；⑤早期下床无负重活动，预防卧床并发症；⑥冷敷，可有效降低组织耗氧量，从而减轻局部炎症反应，提高局部痛觉阈值，降低痛觉信号传导，减轻疼痛，同时能增加患者的运动范围、复原进度与承受能力。

功能锻炼注意事项：①力量训练要主动进行；②早期被动训练时力量要轻柔均匀，不可使用暴力，否则会有内固定松动、骨折再移位风险；③锻炼可以与镇痛治疗（理疗、药物）

ERAS 理念下踝关节骨折诊疗方案优化的专家共识（节选）

相互配合；④康复训练需循序渐进。

【推荐】 踝关节骨折固定稳定的患者术后应尽早开始康复锻炼，有助于功能和骨折的恢复（专家推荐率：100%；强烈推荐率：89.7%）

二十四、出院标准及随访

【推荐】 制定切实可行的出院标准，并对患者进行至少6个月规律随访（专家推荐率：98.5%；强烈推荐率：86.8%）。

引自：白求恩公益基金会创伤骨科专业委员会，中国医疗保健国际交流促进会加速康复外科学分会创伤骨科学组 . ERAS 理念下踝关节骨折诊疗方案优化的专家共识 [J]. 中华骨与关节外科杂志，2019，12（1）：3-12.

附录 13　加速康复外科理念下跟骨关节内骨折诊疗规范专家共识（节选）

学术组织：白求恩骨科加速康复联盟

　　　　　白求恩公益基金会创伤骨科专业委员会

　　　　　白求恩公益基金会关节外科专业委员会

　　　　　中国医疗保健国际交流促进会加速康复外科学分会创伤骨科学组

　　　　　中国研究型医院学会加速康复外科专业委员会骨外科学组

　　　　　中国康复技术转化及发展促进会骨外科学与康复技术转化委员会

执 笔 者：王金辉　李　庭　孙志坚　杨明辉　周　雁　王　岩　李　莹

　　　　　黄　强　米　萌　肖鸿鹄　龚晓峰　孙　宁　孙　旭　王　京

　　　　　王　倩　彭贵凌　翟建坡　李　旭　赵　霞　东靖明　周　方

　　　　　施忠民　徐海林　李开南　张　晖　庄　岩　张建政　刘黎军

　　　　　高　鹏　吴新宝　裴福兴　余　斌　柴益民　张　堃　武勇严

　　跟骨骨折是最常见的后足骨折，约占全身骨折的2%，预后通常较差，ERAS理念的引入，有助于形成完整的诊疗路径，改善患者的治疗体验和治疗效果。本共识适用于所有闭合新鲜（手术距受伤3周内）跟骨关节内骨折。

一、跟骨骨折的急诊处理及急性疼痛控制

（一）跟骨骨折的急诊处理

【推荐】　对需要手术的跟骨骨折患者不进行复位，可行简单临时固定（专家推荐率：100%；强烈推荐率：76.3%）。

（二）术前急性疼痛控制

【推荐】　跟骨骨折患者术前镇痛首选口服对乙酰氨基酚或NSAIDs，在效果不佳时可

加速康复外科理念下跟骨关节内骨折诊疗规范专家共识（节选）

以加用口服阿片类药物（专家推荐率：95.6%；强烈推荐率：69.1%）。

二、术前宣教

【推荐】 采用多元化、多模式的方式进行术前宣教（专家推荐率：100%；强烈推荐率：83.8%）。

三、术前营养评估及支持治疗

【推荐】 入院 24h 内对患者完成营养筛查，并对有营养风险的患者进行营养干预（专家推荐率：98.5%；强烈推荐率：55.9%）。

四、糖尿病患者围手术期血糖评估与调控

【推荐】 多数择期手术糖尿病患者的血糖控制目标为 7.8~10.0mmol/L。

五、围手术期软组织肿胀及骨折部位水疱的处理

（一）围手术期软组织肿胀的处理

【推荐】 对于跟骨骨折择期手术患者，围手术期采用多种物理方法进行消肿处理（专家推荐率：98.5%；强烈推荐率：80.9%）。

（二）骨折部位水疱的处理

【推荐】 根据水疱严重程度和手术时机选择水疱处理方式（专家推荐率：98.5%；强烈推荐率：75.0%）。

六、围手术期下肢 DVT 的预防

【推荐】 跟骨骨折患者围手术期不常规使用药物预防 DVT，对于高危患者可采用药物预防（专家推荐率：100%；强烈推荐率：55.3%）。

七、术前饮食管理

【推荐】 择期手术患者可于术前 2h 进食无渣饮品，术前 6h 进食淀粉类食物或乳制品（专家推荐率：100%；强烈推荐率：76.5%）。

八、围手术期尿管管理

【推荐】 跟骨骨折手术不常规进行术前导尿（专家推荐率：97.4%；强烈推荐率：79.0%）。

九、围手术期抗菌药物的预防性应用

【推荐】 对于需要置入内植物的跟骨骨折患者，围手术期预防性使用第一、第二代头孢菌素预防感染（专家推荐率 97.1%；强烈推荐率：73.5%）。

十、术中止血带的使用

【推荐】 跟骨骨折手术可使用充气止血带，但止血带压力不应设置过高，单次止血带使用时间不超过 1.5h（专家推荐率：94.1%；强烈推荐率：66.2%）。

十一、麻醉方式的选择

【推荐】 跟骨骨折手术应常规在区域阻滞麻醉下完成，包括椎管内麻醉及神经阻滞麻醉，术中应给予适当的镇静药物，以缓解患者焦虑、恐惧情绪（专家推荐率：100%；强烈推荐率：73.7%）。

十二、术中血压、容量及体温控制

（一）术中血压控制

【推荐】 术中维持患者血压在术前基础血压的 70%~80%，以降低止血带压力、减少术中出血量（专家推荐率：97.1%；强烈推荐率：60.3%）。

（二）术中容量控制

【推荐】 跟骨骨折患者的容量管理尽可能缩短围手术期禁食水时间，术中避免容量负荷过重（专家推荐率：97.1%；强烈推荐率：75.0%）。

（三）预防术中低体温

【推荐】 术中常规监测体温，采取必要的保温措施，防止发生术中低体温（专家推荐率：98.5%；强烈推荐率：69.1%）。

十三、骨折分型

跟骨骨折分型可以分为基于 X 线片和 CT 的两种方法。X 线片分型将跟骨骨折分为舌型和关节塌陷型，此分型依然应用于临床上，可以决定手术方式和判断预后。CT 分型主要应用 Sanders 分型，将跟骨骨折按照粉碎程度分为 4 型：Ⅰ型多保守治疗，预后较好；Ⅱ型相对简单，畸形较轻预后较好；Ⅲ、Ⅳ型骨折粉碎、畸形较重，预后较差。以指导治疗并判断预后。

【推荐】 跟骨骨折沿用基于 X 线片和 CT 的分型（专家推荐率：100%；强烈推荐率：

加速康复外科理念下跟骨关节内骨折诊疗规范专家共识（节选）

79.0%）。

十四、保守治疗

【推荐】 跟骨骨折畸形轻微、未影响后足力线及外侧壁增宽较轻的患者可以采取保守治疗（专家推荐率：100%；强烈推荐率：81.6%）。

十五、手术指征

【推荐】 跟骨骨折的手术指征根据骨折分型和患者软组织条件决定（专家推荐率：97.4%；强烈推荐率：76.3%）。

十六、手术时机

【推荐】 跟骨骨折的手术时间应根据皮肤条件确定（专家推荐率：100%；强烈推荐率：86.8%）。

十七、手术方式选择

（一）扩大的外侧入路

【推荐】 扩大的跟骨外侧入路是治疗严重跟骨骨折的基本方法，需要仔细操作以避免并发症（专家推荐率：100%；强烈推荐率：86.8%）。

（二）撬拨复位

【推荐】 跟骨骨折撬拨复位，手术微创，适用于 X 线片分型为舌型的骨折（专家推荐率：100%；强烈推荐率：81.6%）。

（三）小切口手术

【推荐】 跟骨小切口可以明显降低皮肤坏死风险，对于适宜患者可以更多应用（专家推荐率：100%；强烈推荐率：73.7%）。

十八、内固定物选择

内固定物不是治疗跟骨骨折的决定性因素。从克氏针到螺钉或空心钉，从外固定架到接骨板，只要能在骨折复位后维持复位直至愈合均可选择。但应根据患者的皮肤情况和所选用的术式选择内固定物。

【推荐】 跟骨骨折内固定物需根据术式和骨折严重程度进行选择（专家推荐率：100%；强烈推荐率：81.6%）。

十九、术中植骨

【推荐】 跟骨骨折患者多数不需要植骨，后关节面骨块不能以内固定维持复位者需进行植骨（专家推荐率：100%；强烈推荐率：73.7%）。

二十、术后皮肤缝合

【推荐】 跟骨骨折手术后切口的缝合建议采用逐层缝合的方式（专家推荐率：94.7%；强烈推荐率：73.7%）。

二十一、伤口引流管留置

【推荐】 跟骨骨折手术后常规放置引流管（专家推荐率：100%；强烈推荐率：76.3%）。

二十二、术后制动

【推荐】 跟骨骨折手术后常规石膏固定2周（专家推荐率：89.5%；强烈推荐率：36.8%）。

二十三、术后恢复饮食

【推荐】 患者术后一旦清醒即可经口摄入无渣饮品，如无不良反应，1~2h后即可恢复正常饮食（专家推荐率：95.6%；强烈推荐率：72.1%）。

二十四、术后体位选择及早期活动

【推荐】 患者术后不需要去枕平卧，可采取半卧位；鼓励患者术后当日或第2日下地进行必要的活动（专家推荐率：100%；强烈推荐率：71.1%）。

二十五、术后镇痛措施

【推荐】 跟骨骨折患者的术后镇痛使用神经阻滞麻醉联合规律"背景剂量"的NSAIDs，必要时可使用静脉自控镇痛泵或外周神经阻滞自控镇痛泵（专家推荐率：98.5%；强烈推荐率：75%）。

二十六、PONV的预防

【推荐】 所有患者均应在手术结束前30min给予预防性止吐药物（专家推荐率：97%；强烈推荐率：47.8%）。

加速康复外科理念下跟骨关节内骨折诊疗规范专家共识（节选）

二十七、功能康复

跟骨骨折术后应尽早开始康复锻炼，建议由康复医师参与完成。

对固定稳定的患者，建议术后尽早进行以下训练措施：①抬高患肢，消肿；②全范围背伸跖屈足趾，促进远端血液循环，促进消肿；③相邻关节的活动度和肌力训练：膝关节屈伸练习、直腿抬高练习股四头肌、外展髋关节练习臀中肌、屈膝后伸髋关节练习臀大肌；④无痛或微痛程度下缓慢轻柔地练习踝关节主被动屈伸活动度（早期暂不做内外翻活动），防止关节粘连；⑤早期下床无负重活动，预防卧床并发症；⑥冷敷，可有效降低组织耗氧量，从而减轻局部炎症反应，提高局部痛觉阈值，降低痛觉信号传导，从而减轻疼痛，同时增加患者的运动范围，提高复原进度与承受能力。

功能锻炼注意事项：①主动进行力量训练；②早期被动训练时力量要轻柔均匀，不可使用暴力，否则会有内固定松动、骨折再移位风险；③锻炼可与止痛治疗（理疗、药物）相互配合；④康复训练需循序渐进。

【推荐】 跟骨骨折固定稳定的患者术后应尽早开始康复锻炼，有助于功能恢复和骨折愈合（专家推荐率：100%；强烈推荐率：84.2%）。

二十八、出院标准及随访

【推荐】 制定切实可行的出院标准，并对患者进行至少 6 个月的规律随访（专家推荐率：100%；强烈推荐率：81.6%）。

引自：白求恩·骨科加速康复联盟，白求恩公益基金会创伤骨科专业委员会，白求恩公益基金会关节外科专业委员会，等.加速康复外科理念下跟骨关节内骨折诊疗规范专家共识.中华骨与关节外科杂志，2020，13（2）：97-108.